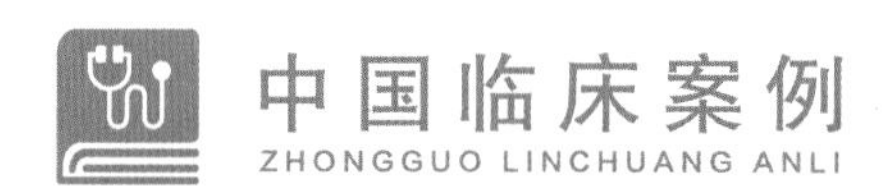

临床实践与教学丛书

心血管及相关疾病规范化诊疗病例选集

主编 吴娜琼 祖凌云 刘 巍

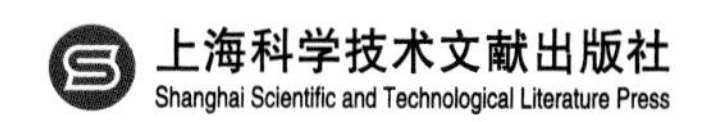

图书在版编目（CIP）数据

心血管及相关疾病规范化诊疗病例选集 / 吴娜琼，祖凌云，刘巍主编 . -- 上海：上海科学技术文献出版社，2024. -- (中国临床案例). -- ISBN 978-7-5439-9148-4

Ⅰ . R54

中国国家版本馆 CIP 数据核字第 2024UF2358 号

策划编辑：张 树
责任编辑：应丽春
封面设计：李 楠

心血管及相关疾病规范化诊疗病例选集
XINXUEGUAN JI XIANGGUAN JIBING GUIFANHUA ZHENLIAO BINGLI XUANJI

主　　编：吴娜琼　祖凌云　刘　巍
出版发行：上海科学技术文献出版社
地　　址：上海市淮海中路 1329 号 4 楼
邮政编码：200031
经　　销：全国新华书店
印　　刷：河北朗祥印刷有限公司
开　　本：787mm × 1092mm　1/16
印　　张：14
版　　次：2024 年 7 月第 1 版　2024 年 7 月第 1 次印刷
书　　号：ISBN 978-7-5439-9148-4
定　　价：208.00 元
http : //www. sstlp. com

《心血管及相关疾病规范化诊疗病例选集》

编委会名单

顾　问

杨跃进　中国医学科学院阜外医院

马长生　首都医科大学附属北京安贞医院

主　编

吴娜琼　中国医学科学院阜外医院

祖凌云　北京大学第三医院

刘　巍　首都医科大学附属北京积水潭医院

副主编

（按姓氏笔画为序）

孙艺红　首都医科大学附属北京安贞医院

李　杰　北京市密云区医院

李　超　首都医科大学附属北京同仁医院

吴文静　中日友好医院

邱　惠　首都医科大学附属北京友谊医院

张　铮　火箭军特色医学中心

陈柯萍　中国医学科学院阜外医院

周　琦　首都医科大学附属北京中医医院

周博达　北京清华长庚医院

夏经钢　首都医科大学宣武医院

常佩芬　北京中医药大学东直门医院

樊晓寒　中国医学科学院阜外医院

编　委

（按姓氏笔画为序）

王　维　中国医学科学院阜外医院

王志勇　北京燕化医院

王俊香　北京市经开区荣华社区卫生服务中心

尤宏钊　中国医学科学院阜外医院

文　雯　火箭军特色医学中心

亢爱春　民航总医院

卢　娟　北京市昌平区龙泽园社区卫生服务中心国风美唐分中心

兰永昊　首都医科大学附属北京积水潭医院

朱　玓　中国医学科学院阜外医院

刘晓曦　北京市昌平区医院

孙振锋　北京市密云区医院

李　婧　北京市昌平区崔村社区卫生服务中心

李　喆　中国医学科学院阜外医院

杨文涛　首都医科大学附属北京积水潭医院

吴　瑛　中国医学科学院阜外医院

张　冰　北京市大兴区中西医结合医院

张　军　北京市昌平区兴寿社区卫生服务中心

张　硕　中国医学科学院阜外医院

张　路　中国医学科学院北京协和医院

张　豪　首都医科大学宣武医院

陈　璐　首都医科大学附属北京同仁医院

陈若菡　中国医学科学院阜外医院

周洪伟　北京市大兴区中西医结合医院

娄　莹　中国医学科学院阜外医院

高世茹　北京市昌平区沙河高教园区社区卫生服务中心

郭晓刚　中国医学科学院阜外医院

郭彩霞　首都医科大学附属北京同仁医院

戴　研　中国医学科学院阜外医院

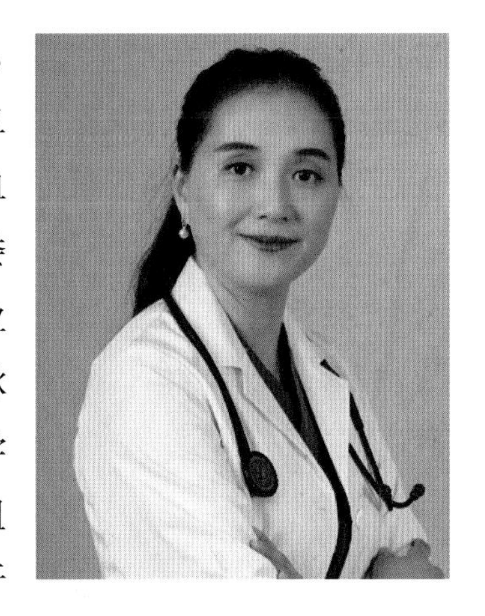

吴娜琼，医学博士，主任医师，硕士研究生导师，现任中国医学科学院阜外医院国家心血管病中心心血管代谢中心病区副主任。兼任北京整合医学学会心血管代谢分会会长，北京医学会心血管病学分会青年委员，中国生物化学与分子生物学会脂质与脂蛋白专业委员会青年委员，中国医疗保健国际交流促进会动脉粥样硬化与血栓分会委员，北京生理科学会血管医学专业委员会副主任委员兼血脂异常与心血管疾病学组组长，海峡两岸医药卫生交流协会常务委员兼副总干事长，海峡两岸医药卫生交流协会老年医学专业委员会青年委员会委员，北京市精准医疗学会会员。

临床熟练掌握心血管专科疾病诊治技能，擅长冠心病、高脂血症等多种心血管疾病的诊治，擅长复杂冠脉介入，研究方向为血脂异常与动脉粥样硬化。

以第一作者或通讯作者身份发表SCI文章及中文核心期刊文章多篇。担任《中国医学前沿杂志（电子版）》《心肺血管病杂志》等杂志编委，担任 *Frontiers in Cardiovascular Medicine*、*BMC Cardiovascular Disorder* 等杂志审稿人。

主编简介

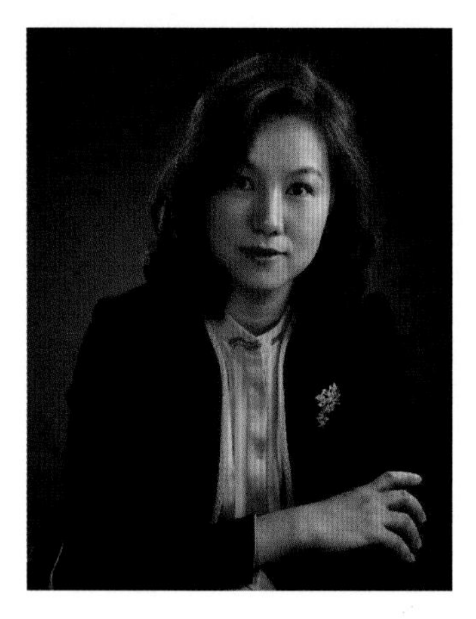

祖凌云，医学博士，主任医师，博士研究生导师，教授，北京大学第三医院心血管内科副主任。兼任国家卫生健康委员会心血管分子生物学与调节肽重点实验室副主任，中华医学会心血管病学分会第九届委员会动脉粥样硬化与冠心病学组秘书，中华医学会心血管病学分会第十届委员会精准医学学组委员，中华医学会心血管病学分会第十一届委员会青年委员，中国医师协会心血管内科医师分会第三届、四届委员会青年医师工作委员会委员，中国医疗保健国际交流促进会心血管分会青年委员，北京医学会心血管病学分会第九届委员会青年委员，北京药理学会心脑血管药理专业委员会第一届青年委员，心血管远程教育学院冠心病学院指导专家，国际心脏研究会中国分会转化医学委员会委员，美国 *FACC*、*AHA* 心肺复苏培训导师。

临床熟练掌握冠心病、高血压、心力衰竭等疾病的治疗，尤其擅长冠脉介入及心血管急危重症的救治。“骨髓腔输液在心脏骤停患者中应用相关研究”获北京市科技计划课题首都特色专项支持；作为通讯作者组织撰写并发表了《中国骨髓腔内输液通路临床应用专家共识》，荣获中华医学会第一届“中青年心血管病学菁英临床技术创新奖”。发表 SCI 及核心文章 70 余篇。多次出镜中央电视台“健康之路”、北京台“养生堂”节目，被授予“阳光长城慢病防治微博科普专家”及 2021 年中国“健康教育网络达人”。

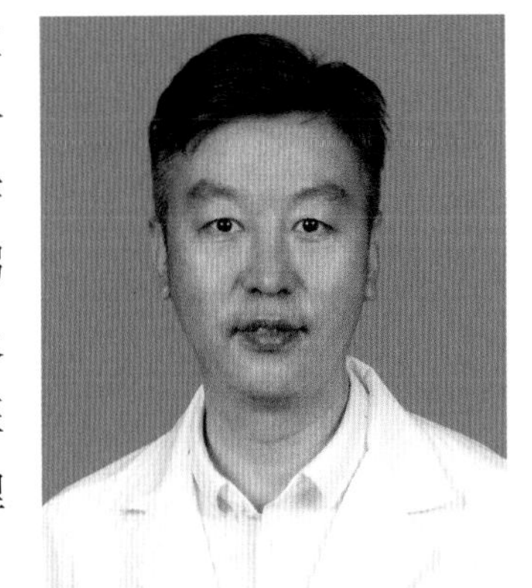

刘巍，医学博士，主任医师，教授，博士研究生导师，首都医科大学附属北京积水潭医院心血管内科主任。目前兼任欧洲心脏病学会委员，美国心脏病学会委员，中华医学会心血管病学分会冠心病与动脉粥样硬化学组委员，北京医学会心血管病学分会理事及青年委员会副主任委员，中国医师协会心血管内科医师分会结构性心脏病学组委员，北京生理科学会理事等。

先后在新加坡国立大学 *Tan Tock Seng* 医院、日本东邦大学大森医院心血管介入中心、美国休斯顿德州医学中心 *Methodist* 医院 *Debacky* 心血管中心及德州大学医学部接受心内科及心血管介入培训。临床擅长冠心病的诊治及结构性心脏介入治疗，在国内首先开展准分子激光治疗复杂冠心病。

序 一

实践出真知。临床医学需要理论指导，更需要临床实践，是理论与实践紧密结合的科学；也是需要各级医生通过临床实践，在解决一个个复杂、疑难和危重病患的临床问题基础上，检验理论并不断积累临床经验，提高解决临床问题能力和水平的实践应用科学。

《心血管及相关疾病规范化诊疗病例选集》是在北京医学会心血管病学分会指导下，由青年学组组织奋战在临床一线的心血管专业和全科专业的中青年骨干医生收集编写而成。选集入选病例全部来自于临床实践过程中的实际病例，临床资料完整，诊疗经过全面，患者转归明确；书写图文并茂，参考文献资料齐全；还特别邀请了相关资深专家对每一病例进行了精彩点评。该病例选集不仅体现了编者团队收集病例的认真、辛勤、规范和严谨的精神，更凝聚了他们对每一例病例在规范诊治中的深入思考和经验总结；代表了临床实践经验的宝贵积累和解决临床疑难、复杂和危重患者问题的规范、能力和高水平。

该病例选集所收录的病例具有较广泛的代表性，既有代表性的心血管复杂、疑难和重症病例，又有常见病病例；均来自北京各级医院，还包括了社区医院，也有广泛的医院和医护团队代表性。相信该病例选集的出版，对各级医院的专家医师、研究生、规培医生和社区医生在心血管复杂、疑难和危重患者的诊治和急救中均能提供临床问题导向的重要的诊治范例和经验参考，为提高临床规范诊治急救能力和水平也定会有所帮助。

北京协和医学院长聘教授，中国医学科学院阜外医院主任医师

杨跃进

2024 年 4 月 5 日于北京

序言作者介绍：

杨跃进，原中国医学科学院阜外医院副院（所）长，原国家心血管病中心副主任。兼任中国老年医学学会心血管病分会主任委员，北京市心血管内科质量控制和改进中心执行主任，中华医学会心血管病学分会第十一届委员会介入心脏病学组组长，北京医学会第二十一届理事会常务理事，《中华心血管病杂志》顾问及编委，《中华医学杂志》等 20 多家杂志的编委。曾任北京医学会心血管病学分会主任委员，海峡两岸医药卫生交流协会心血管专业

委员会主任委员，中国医师协会心血管内科医师分会转化医学专业委员会第二届委员会主任委员，中国医师协会心血管疾病介入诊疗培训项目专家委员会委员，北京市心血管介入质量控制和改进中心主任。2007 年当选亚太介入心脏病学会委员（FAPSIC），2008 年当选美国心脏病学院委员（FACC），2012 年当选欧洲心脏病学会专家委员（FESC）。2000 年起享受国务院政府特殊津贴，2010 年被授予“卫生部有突出贡献中青年专家”称号，2013 年获得吴阶平医药创新奖。

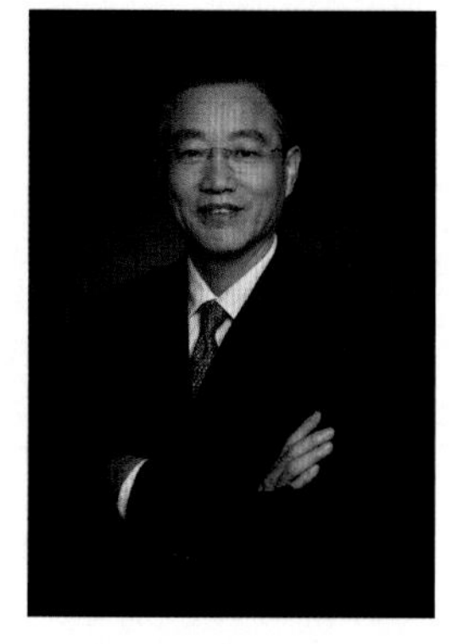

曾获国家科技进步奖一等奖（2019，排名第二）和二等奖（2007，排名第四）各 1 项，中华中医药学会自然科学奖一等奖（2015，排名第一），教育部自然科学奖二等奖（2011 年，排名第一）。在*JAMA*、*Eur Heart J*、*cardiovasc Res*、*Heart* 等国际心血管病专业杂志上发表论文达国际先进水平。主持国家 973、863、自然科学基金、教育部和卫生部等基金项目 20 多项，发表论文 370 余篇，其中 SCI 文章 150 多篇，主编和参编著作多部。荣获国家科技进步一等奖、二等奖各 1 项，省部级科技进步奖 10 项，中国医学科学院科技进步奖、医疗成就奖、全国优秀论文奖多项；曾获美国赛克勒基金青年医师年度奖。申请国家专利 5 项，培养硕士、博士研究生 50 余名。

序 二

《心血管及相关疾病规范化诊疗病例选集》由一批活跃在临床一线、具有较丰富临床经验的中青年专家编写而成，该病例选集重点聚焦心血管领域“疑难危重疾病救治”和“常见疾病规范化诊疗”，病例选择颇具代表性，病例资料完整，图文并茂，逻辑清晰，特别是针对每个临床实际案例进行相关知识点和文献的拓展，从临床病例入手，由浅入深系统梳理这类疾病诊疗知识和进展，每个病例都有专家点评部分，进一步总结归纳该病例特点及从病例中所获得的宝贵临床经验。本书不失为一部颇具临床教学意义的病例精选集，不仅适用于心血管专科医生提高临床水平，还适用于基层全科医生拓宽视野，规范诊疗行为。

马长生

2024 年 3 月 22 日于北京

序言作者介绍：

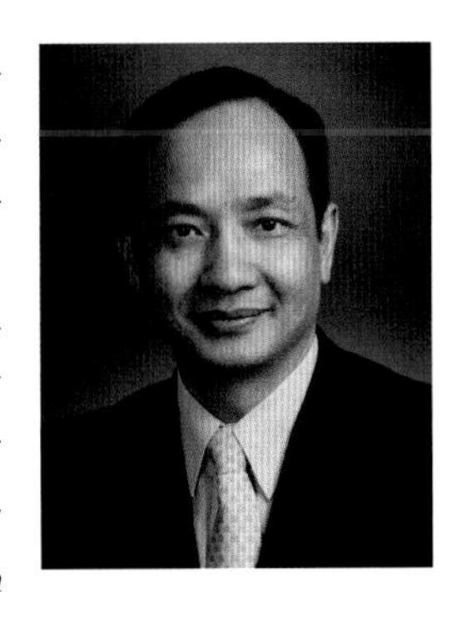

马长生，主任医师，教授，博士研究生导师，国际知名的心血管病专家。现任首都医科大学附属北京安贞医院心脏内科中心主任，国家心血管疾病临床医学研究中心主任。兼任中华医学会心血管病学分会候任主任委员，国家卫生健康委能力建设和继续教育心血管病学专家委员会主任委员，教育部心血管诊疗技术与器械工程中心主任，北京市心血管疾病防治办公室主任，首都医科大学心血管病学系主任。为卫生部“有突出贡献中青年专家”“北京学者”“北京市高层次卫生技术领军人才”，获“吴阶平－保罗·杨森医学药学奖”。担任 *Circulation* 副主编，*PACE* 主编，*Circulation AE*、*Europace*、*CMJ*、*JCE* 等国内外 30 余种学术期刊的编委。目前在 *Circulation*、*JACC*、*European Heart Journal* 和 *Nature Reviews Cardiology* 等杂志发表 SCI 论文近 300 篇。

1998 年完成了国内首例房颤导管消融，开创了我国房颤导管消融事业，并推动其发展至国际领先水平。提出阵发性房颤“单导管”、持续性房颤“2C3L”等一系列国际原创性术式，成为我国该领域主流术式之一。牵头研制成功自主知识产权的磁定位心脏三维电解剖标测系统和国际首套房颤导管消融模拟器。建立中国房颤队列，完成中国房颤流行病学调查；负责国家卫健委房颤综合管理培训项目，建立高效培训及考核认证模式；发起“安全倍增”五年行动，降低我国房颤导管消融并发症发生率。主编《心律失常射频消融图谱》《介入心脏病学》等成为本专业工具书的学术专著多部，三次获得国家科技进步二等奖。主持了国家重点研发计划项目、国家自然科学基金重点项目等多项国家级、省部级课题。

前言

《心血管及相关疾病规范化诊疗病例选集》在北京医学会心血管病学分会领导及青年学组各位专家的大力倡导和支持下，终于与读者见面了。作为本书编撰的召集人和主编，我的初衷是调动临床一线医生总结临床经典病例的积极性，希望通过在病例选集编写的过程中，能够促进大家对病例诊疗的进一步归纳和思考，在总结成文的过程中不断积累经验，在与同行的交流中不断拓展思维，碰撞出思想的火花。

本书分为两部分，第一部分是疑难危重症诊疗的优秀病例，第二部分是来自社区医生提供的常见疾病的规范化诊疗病例。疑难危重病例特点包括：病种少见或罕见，临床表现复杂，诊断困难；或者临床情况危重，采取的治疗手段复杂等。本书收集的疑难危重症诊疗的优秀病例表现在：通过系统全面的检查手段实现了确诊，如系统性轻链型淀粉样变、嗜酸性粒细胞心肌炎、巨细胞心肌炎等；合并多种疾病，存在治疗矛盾时如何权衡利弊，采取恰当的治疗策略，如肺栓塞合并中度贫血、伴心房颤动的急性脑梗死患者静脉溶栓及抗凝治疗等；临床危重情形下如何及时采取有效治疗手段使患者转危为安，如暴发性心肌炎合并电风暴时的成功救治，急性左主干闭塞伴心源性休克的成功救治等。作为心血管疾病的主要危险因素的高血压管理，工作重点在社区医疗机构，因此，社区医生对于像高血压这类常见病、多发病的规范化诊治和管理，在心血管疾病的总体防控中起到非常重要的作用，如社区治疗原发性高血压、高血压合并慢性心力衰竭的治疗等病例，就很好地分享了社区治疗慢性病的流程和经验。

本书的成功出版离不开全体编写专家的辛勤付出，在此对全体编写专家和点评专家致以衷心的感谢。同时，也得到了北京医学会心血管病学分会领导和青年学组专家们的大力支持，以及北京整合医学学会心血管代谢分会的鼎力协助，在此一并表示感谢！

尽管在书稿的编写过程中，力求病例完整准确、图片清晰且重点突出、相关文献拓展内容科学精准，但由于时间仓促，编写人员专业水平仍有待提高，因此难免存在不足甚至有待商榷之处，欢迎读者不吝赐教！

吴娜琼

2024 年 3 月 16 日于北京

目录

第一部分 疑难危重症优秀病例 001

第二部分 常见疾病规范化诊疗病例 157

第一部分
疑难危重症优秀病例

病例1 ECMO联合IABP、CRRT成功救治暴发性心肌炎合并心脏电风暴患者

暴发性心肌炎（fulminant myocarditis，FM）是心肌严重的炎症性损害，以病情凶险、迅速出现严重心力衰竭和恶性心律失常为特征，如未及时救治，早期死亡率可达80%[1]。因此，做到“及早识别、及早诊断、及早预判、及早治疗”非常重要。近日，首都医科大学宣武医院心脏内科通过体外膜氧合（extracorporeal membrane oxygenation，ECMO）联合主动脉内球囊反搏（intra aortic balloon pump，IABP）、连续性肾脏替代治疗（continuous renal replacement therapy，CRRT）成功救治1例暴发性心肌炎合并心脏电风暴患者。

一、病历摘要

（一）病史介绍

主诉：患者女性，65岁。因“头晕，恶心呕吐2天，意识丧失6小时”于2023年5月24日入院。

现病史：患者入院前2天出现头晕、恶心、呕吐，伴四肢乏力，无发热、咳痰、咽痛，无胸闷、胸痛，无反酸、烧心、腹痛、腹泻。就诊于当地医院，急查心电图示：室性心动过速，血压82/53mmHg，予电复律、胺碘酮、利多卡因、去甲肾上腺素等药物治疗，转复窦律后复查心电图可见“Ⅰ、aVL导联T波倒置，Ⅱ、Ⅲ、aVF导联QS波，V_1 ~ V_5导联ST段抬高0.1 ~ 0.4mV”，急查高敏肌钙蛋白I（hs-TnI）26.17ng/ml，N末端脑钠肽前体（NT-proBNP）10117pg/ml，诊断为“急性心肌梗死”，予阿司匹林300mg、氯吡格雷300mg嚼服，低分子肝素抗凝。患者于就诊过程中反复发作室性心动过速并予多次电复律治疗，入院前6小时突发意识丧失，紧急气管插管后转至我院急诊。急查心电图示“室性心动过速、心室颤动”，血压62/40mmHg，hs-TnI 15.4ng/ml，NT-proBNP > 30000pg/ml，考虑急性心肌梗死不能排除，患者反复发作室速、室颤多次，电除颤后紧急开通绿色通道，行经皮冠脉造影检查，左右冠状动脉未见明显狭窄，并予IABP置入。

既往史：既往糖尿病、高脂血症病史1年，未予药物治疗。

（二）体格检查

体温 36.0℃，呼吸 23 次 / 分，心率 161 次 / 分，血压 61/27mmHg，SpO_2 100%（昏迷状态），气管插管连接呼吸机辅助通气（A/C 模式，f 14 次 / 分，Vt 360ml，PEEP 3cmH_2O，FiO_2 100%），双肺呼吸音粗，双肺可闻及湿性啰音。心界扩大，心音低钝，奔马律，各瓣膜区未闻及杂音。腹软，无压痛，肝脾未及，双下肢不肿。

（三）辅助检查

入院后完善检查：

1. 心脏方面 心脏损伤标志物：NT–proBNP > 30000pg/ml，cTnI 35.8ng/ml；心电图提示：宽 QRS 心动过速伴频发室性早搏，非特异性室内传导阻滞（病例 1 图 1）；超声心动图提示：左室射血分数（LVEF）16%，左室舒张早期快速充盈峰值 / 舒张晚期（心房收缩）充盈峰值（E/A）< 1，二尖瓣血流频谱舒张早期峰值速度 / 组织多普勒二尖瓣环舒张早期峰值速度（E/e'）> 14，室壁运动普低（病例 1 图 2）。

2. 感染方面 白细胞计数 17.43×10^9/L，中性粒细胞绝对值 14.13×10^9/L，淋巴细胞绝对值 2.30×10^9/L，淋巴细胞比例 13.2%，降钙素原 0.89ng/ml，超敏 C 反应蛋白 18.59mg/L，白介素 –6 1758.00pg/ml；常规病原学检测结果均阴性。

3. 呼吸系统方面 血气分析：pH 7.07，PCO_2 52.9mmHg，PO_2 33.2mmHg，SaO_2 35.7%，实际碳酸氢根 14.7mmol/L，剩余碱 –15.8mmol/L，乳酸 7.3mmol/L；X 线胸片：两肺纹理增重，心影大，上腔静脉增宽。

4. 肝肾功能方面 总胆红素 22.03 μ mol/L，直接胆红素 11.65 μ mol/L，丙氨酸氨基转移酶 677U/L，天冬氨酸氨基转移酶 1047U/L，白蛋白 26.12g/L，前白蛋白 112mg/L，肌酐 158 μ mol/L，尿素 11.82mmol/L，乳酸脱氢酶 2949U/L，血钾 4.3mmo/L，血钠 136.0mmol/L，空腹血糖 16.26mmol/L，糖化血红蛋白 7.0%。

5. 凝血系统方面 血浆 D– 二聚体 13.62 μ g/ml，抗凝血酶Ⅲ 47%，蛋白 C 39.00%，蛋白 S 11.00%。

6. 自身免疫系统疾病相关抗体检测均阴性。

结合以上病史，患者老年女性，既往有高脂血症及糖尿病病史，2 天前恶心、呕吐伴头晕，6 小时前心悸、胸闷就诊于外院，就诊过程中反复意识丧失并抽搐，心电监护见频发室速、室颤，外院立即心外按压、反复电除颤、气管插管呼吸机辅助通气并应用抗心律失常药物，但效果欠佳，心脏电风暴仍不能终止，并出现心源性休克。我院急诊冠脉造影三支冠脉血流通畅，未见明显病变，心脏电风暴持续进行，超声提示心肌水肿，蠕动样搏动，室壁弥漫性运动减低，心源性休克，合并呼吸衰竭、肝衰竭、肾功能不全，除外急性心肌梗死等诊断之后，临床诊断考虑“暴发性心肌炎、心律失常电风暴、多脏器功能衰竭”。

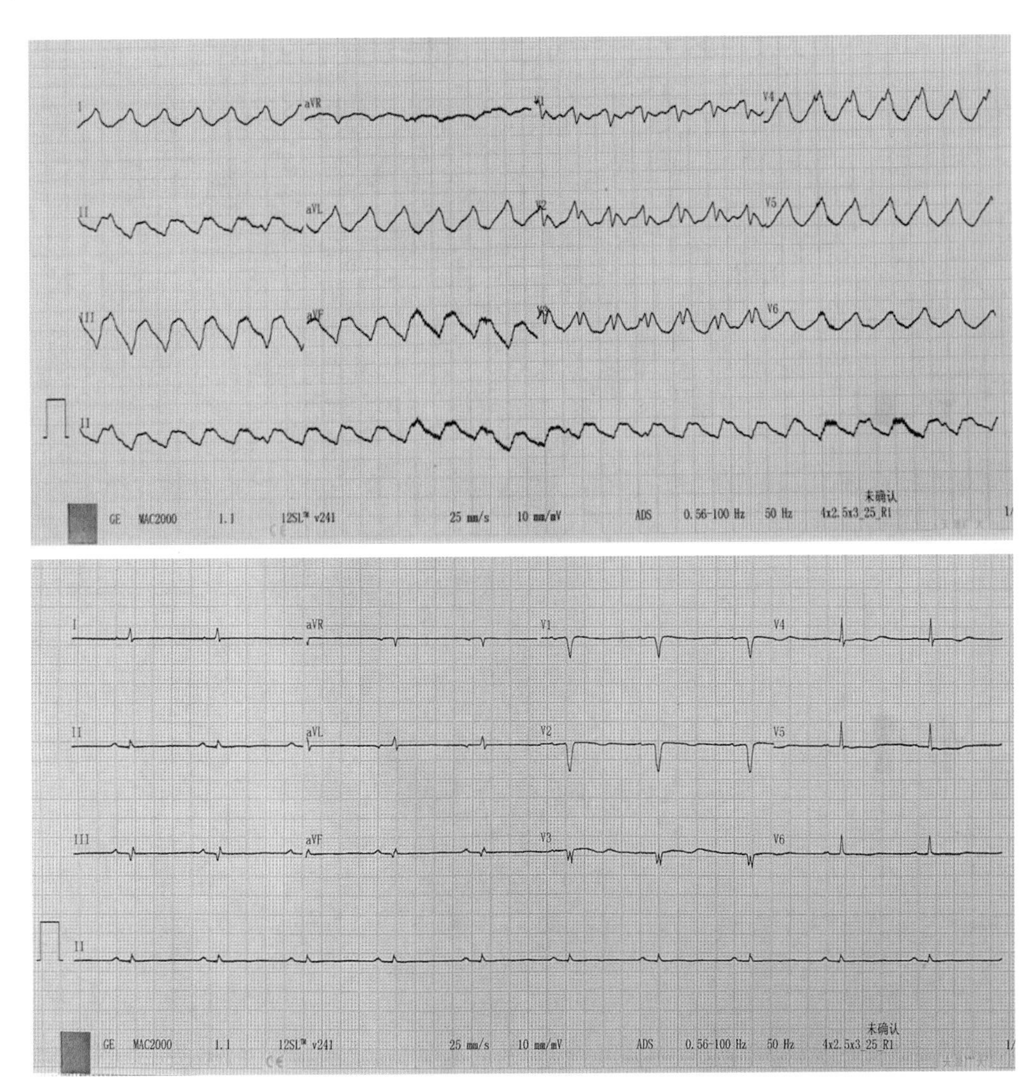

病例1图1　入院后心电图的动态演变过程

A：入心内科监护室心电图；B：入院第6天心电图（ECMO撤机前）

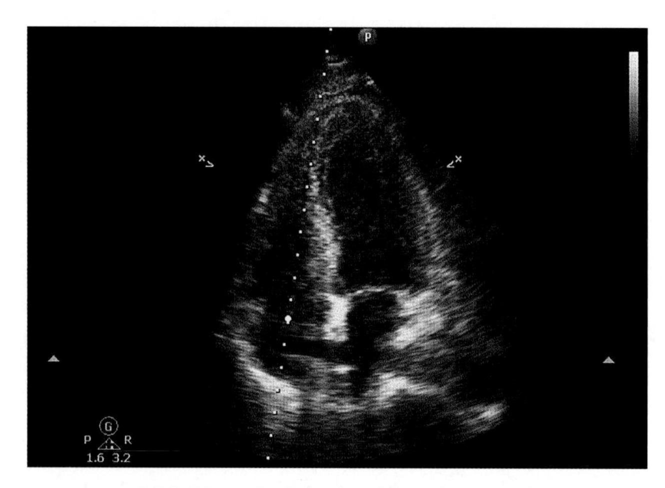

病例1图2　入室超声心动图（05-24）

二、诊治经过

在收入心脏内科监护室后，心脏电风暴仍然继续，表现为反复室速、室颤持续数小时。在IABP及血管活性药物支持下患者仍处于休克状态，心功能严重减低，血压60～70/30～40mmHg。继续予补钾补镁，静脉泵入利多卡因、胺碘酮纠正室性心律失常。由于患者心源性休克短时间内不能纠正，紧急对其进行静脉–动脉体外膜肺氧合（venoarterial extracorporeal membrane oxygenation，VA–ECMO）生命支持（起始参数：转速3600转/分，血流量3.0L/min，气流量2L/min，氧浓度40%）。治疗上加用激素抗炎和丙种球蛋白调节免疫治疗。依据《成人暴发性心肌炎诊断与治疗中国专家共识》[2]推荐，在入院当天予地塞米松20mg静脉推注，入院第2天起予甲泼尼龙琥珀酸钠（甲强龙）200mg、1次/日静脉滴注5天，丙种球蛋白20g应用3天后减量为10g，并继续应用5天。入室第2日心脏电风暴基本中止，复查心脏超声提示左心室收缩功能较前稍好转，但左心房内径较前增大，下腔静脉23mm，并且肾功能进行性恶化，血钾进行性升高，考虑急性肾前性肾衰竭少尿期，予持续性床旁血滤8天后每日间断床旁血滤4～10小时（共进行10天）进行容量控制和电解质稳定管理。

经过上述治疗，入院第6天复查心脏彩超见心脏射血功能较前恢复（病例1图3），LVEF升至65%，cTnI、NT–proBNP逐渐下降（病例1图4），循环趋于平稳，考虑治疗有效，从而进一步佐证了暴发性心肌炎的诊断，并于同日成功撤除ECMO，入院第7天撤除IABP，第15天撤除呼吸机。

后续住院期间间断根据病原学结果和体温及炎症指标变化予注射用头孢哌酮

钠舒巴坦钠（舒普深）、注射用亚胺培南西司他丁钠（泰能）和多黏菌素 B 抗感染，机采血小板、悬浮红细胞和白蛋白输注纠正低血小板血症、贫血和低白蛋白血症并提高胶体渗透压，以及营养支持治疗。患者入院后第 40 天治疗好转出院，出院前完善心脏核磁检查提示心脏收缩功能大致正常，各房室内径和室壁厚度正常，LVEF 52.1%。

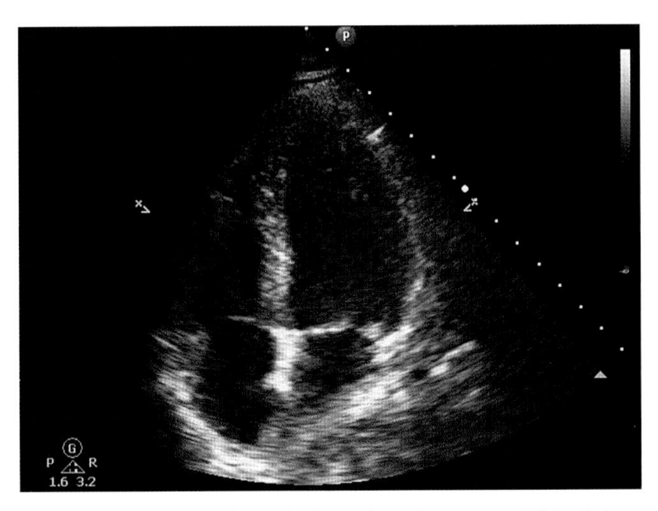

病例1图3　入室第6天超声心动图（05-29，撤机前）

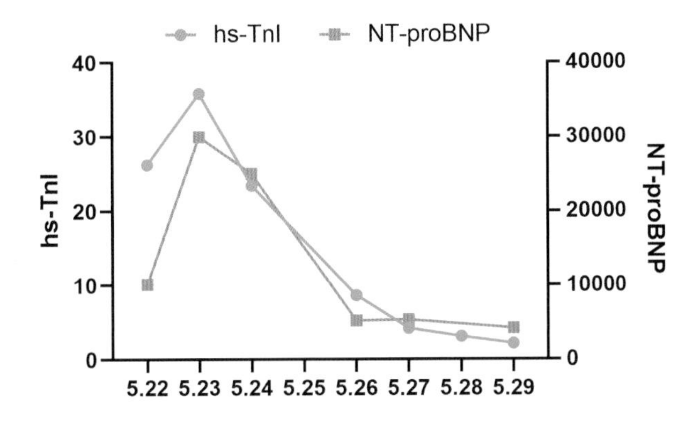

病例1图4　患者起病至ECMO辅助期间心肌损伤标志物动态变化

三、疾病介绍

暴发性心肌炎（FM）定义为急骤发作且伴有严重血液动力学障碍的心肌炎症性疾病，是心肌炎最为严重和特殊的类型，病毒对心肌的直接损伤通常是其主要原因，而且异常的免疫系统激活、过度的巨噬细胞极化和在组织器官中聚集所致的间接损伤是导致患者病情急剧恶化的重要病理生理机制[3]。严格意义上说，这是一种以心脏受累为主要表现的全身性疾病。根据目前的专家共识，所有暴发性心肌炎患者均应尽早给予糖皮质激素治疗[2]。生命支持治疗是暴发性心肌炎各项治疗措施的重中之重。对于血流动力学不稳定的暴发性心肌炎患者尽早使用IABP进行支持治疗。在使用IABP仍然不能纠正或不足以改善循环时应立即启用ECMO或直接ECMO治疗[2]。

暴发性心肌炎本身的临床表现多具非特异性，其诊断和治疗在临床实践中仍充满挑战，尤其是当其表现与急性ST段抬高心肌梗死（ST-elevation myocardial infarction，STEMI）相似时。目前急性心肌梗死发病率呈年轻化趋势及部分患者可能并没有典型的疾病危险因素及临床表现，此外心肌炎已被证明能够表现类似于急性心肌梗死的症状[4，5]，因此暴发性心肌炎有时难以与急性心肌梗死进行鉴别从而导致误诊。在临床诊疗过程中，通常有以下几个原因可能导致误诊：①部分患者前驱病毒感染症状可能并不明显，病原学结果也不能提供明确的线索，这往往会给诊断加大难度。对患者的感染病史未予重视，以及未对疾病危险因素与诱因进行细致问诊，也会使误诊率增高。②急性心肌梗死通常发病更紧急，疾病进展有明显的动态过程，因此没有对患者患病过程进行动态分析或对心电图变化进行全程观察也会导致误诊率增加。而对本例患者而言，有前驱恶心、呕吐消化道症状，消化道病毒感染所致心肌炎不能完全除外。

目前该病仍缺乏便捷、精准的诊断方法，因此正确诊断心肌炎对临床医生是一个挑战。有研究表明心脏磁共振检查对急性心肌炎阳性预测值高达90%以上，Lake Louise标准指出心肌延迟强化（late gadolinium enhancement，LGE）在区分心肌炎和心肌梗死中最具有诊断价值，与心肌梗死相比，心肌炎的LGE主要存在于壁内或心外膜下，多呈灶性分布；并且T_2加权像存在心肌水肿和早期增强图像上发现透壁的或心内膜下的充血征象[6]。但暴发性心肌炎患者病情紧急危重，可能不能完成检查，因此MRI临床诊断意义有限。此外，虽然指南指出心肌活检仍是确诊的客观标准，但其对于心脏的灶状病变的诊断敏感性较低，而且急性期患者病情危重，心内膜心肌活检导致的例如心脏穿孔、心包压塞等并发症的发生率也在0.1% ~ 0.5%，因而病理诊断对临床诊断和治疗的指导作用有限，不推荐在急性期做心肌活组织检查[7]。因此暴发性心肌炎更多是一个临床诊断而非组织学或病理学诊断，需要结合临床表现、实验室及影像学检查综合分析。床旁超声心动图的便携与实时性对暴发性心肌炎的诊断和随访意义重大。暴发性心肌炎的超声心动图表现主要有：①弥漫性室壁运动减低：心肌严重弥漫性炎症导致心肌收缩力显著下降从而导致心肌呈蠕动样搏动；若心肌炎症受累不均则可表现为心室壁节段性运动异常。② LVEF 显著降低，甚至可低于 10%，E/e’升高，心脏收缩功能异常可在病情好转数日后恢复正常。③多数心腔大小正常，仅少数病例心腔稍扩大，或极少数心腔明显扩大。④心肌炎性水肿可导致室间隔或心室壁稍增厚[2]。上述变化可在有效治疗数天至 10 日恢复正常。本例患者入室的超声心动图与上述标准完全相符。

四、病例点评

该病案以反复恶性心律失常、心脏电风暴、心源性休克、心肌损伤标志物升高，超声心动图提示心肌水肿、心功能明显减低为主要临床特征的一例暴发性心肌炎，是应用 ECMO、IABP、呼吸机和 CRRT 联合辅助进行生命支持，糖皮质激素抗炎、免疫球蛋白调节免疫状态，以及抗凝、镇静镇痛、抗心律失常、低温脑保护、脱水降颅压、抗感染及营养支持等综合救治的成功案例。该病例病情复杂危重，因存在老龄、糖尿病和高脂血症的冠心病多重危险因素，心肌损伤标志物升高，心电图提示恶性心律失常，容易首先考虑到急性心肌梗死，但急诊造影提示冠状动脉未见明显狭窄，结合心脏超声心肌呈蠕动样搏动的表现，而且按照急性心肌炎的激素和免疫球蛋白等综合治疗有效，进一步证实了暴发性心肌炎的临床诊断。急性心肌炎没有明显的发热等前驱感染临床表现也给诊断增加难度，本例前驱恶心、呕吐消化道症状，消化道病毒感染所致心肌炎不能完全除外。该病案以指南推荐为依据，做到了早发现、早评估和早治疗，依靠多种器械辅助联合药物和对多脏器衰竭的对症支持治疗，抢救成功，充分体现了全面提升急危重症心血管疾病综合救治能力的重要性和多学科会诊模式（MDT）的协作优势，建议推广应用。

（病例撰写：张　豪　首都医科大学宣武医院）
（点评专家：夏经钢　首都医科大学宣武医院）

参考文献

[1]Hang W，Chen C，Seubert JM，et al.Fulminant myocarditis：a comprehensive review from etiology to treatments and outcomes[J].Signal Transduct Target Ther，2020，5：287.

[2]中华医学会心血管病学分会精准医学学组，中华心血管病杂志编辑委员会，成人暴发性心肌炎工作组.成人暴发性心肌炎诊断与治疗中国专家共识[J].中华心血管病杂志，2017，45（9）：742-752.

[3]He W，Zhou L，Xu K，et al.Immunopathogenesis and immunomodulatory therapy for myocarditis[J].Sci China Life Sci，2023，9.

[4]Amoruso M，Muzzarelli S，Moccetti T，et al.Fulminant lymphocytic myocarditis mimicking ST-elevation myocardial infarction[J].Eur Heart J，2015，36：2227 - 2227.

[5]Trpkov C，Chiu M，Kang E-Y，et al.Fulminant bacterial myocarditis presenting as myocardial infarction[J].JACC Case Rep，2020，2：830-831.

[6]Ferreira VM，Schulz-Menger J，Holmvang G，et al.Cardiovascular magnetic resonance in nonischemic myocardial Inflammation[J].J Am Coll Cardiol，2018，72：3158-3176.

[7]Seferović PM，Tsutsui H，McNamara DM，et al.Heart failure association of the ESC，heart failure society of America and Japanese heart failure society position statement on endomyocardial biopsy[J].Eur J Heart Fail，2021，23：854-871.

病例2 嗜酸性粒细胞心肌炎

高嗜酸性粒细胞综合征（hypereosinophilic syndrome，HES）是一组嗜酸性粒细胞持续过量生成、通过嗜酸性粒细胞浸润和释放介质损伤多个器官的疾病[1，2]，心脏受累表现为嗜酸性粒细胞心肌炎，是HES患者病情加重和死亡的主要原因之一[3]。本例患者以胸痛和消化系统症状为首发症状，随后出现心力衰竭及神经系统受累，经过激素治疗后缓解。

一、病历摘要

（一）病史介绍

主诉：患者女性，72岁，因“肩背痛伴腹痛、腹泻10天”入院。

现病史：患者于入院前10天无明显诱因出现肩背部疼痛，每日发作约2 ~ 3次，持续半小时至一小时可缓解，伴腹痛、腹泻，每日排2 ~ 3次糊状便，色黑。肩背痛发作与腹痛、腹泻无明显关系。无心悸、夜间阵发性呼吸困难、大汗、头晕黑朦、咳嗽、咳粉红色泡沫痰。6天前于当地某中医院就诊，心电图显示V_3 ~ V_5导联ST段压低0.1mV，V_3 ~ V_6导联T波低平，cTnI 1205.8pg/ml ↑，NT-proBNP 1075.2pg/ml ↑，超声心动图显示左室下后壁基底段运动略减低，LVEF 65%。考虑诊断“急性非ST段抬高型心肌梗死，急性胃肠炎”，因血常规提示血小板计数64×10^9/L ↓，未行冠脉造影，给予“左氧氟沙星抗感染，单硝酸异山梨酯缓解心绞痛，美托洛尔控制心率，雷米普利、螺内酯、呋塞米、利可君”等对症处理。患者时有肩背部疼痛，血小板减低，为求进一步诊治转至我院。患者自发病以来，精神欠佳，睡眠一般，食欲一般，小便无异常，腹泻，3 ~ 4次/日，色黑，体重无明显变化。

既往史：高血压病史10余年，血压最高可达170/90mmHg，规律服用厄贝沙坦75mg、1次/日，未监测血压，自述控制尚可；糖尿病病史10余年，规律服用二甲双胍0.25g、3次/日＋阿卡波糖50mg、3次/日降糖，未规律检测血糖。否认哮喘及鼻息肉病史。

个人史：否认烟酒史、冶游史、药物毒物接触史；久居地环境卫生可。

婚育史：已婚，育有2子，配偶及子体健。

家族史：父母已故，否认家族性遗传病史。

（二）体格检查

体温 36.2℃，脉搏 89 次 / 分，呼吸 20 次 / 分，血压 108/79mmHg，SpO_2 98%。神清，精神可，查体合作，皮肤无皮疹，颈静脉无怒张，双肺呼吸音粗，双肺底可闻及少量湿性啰音，心律齐，未闻及病理性杂音，腹软，全腹无压痛及反跳痛，无肌紧张，双下肢无水肿。

（三）辅助检查

实验室检查（入院当天）：血常规：白细胞计数 9.52×10^9/L，嗜酸性粒细胞绝对值 3.51×10^9/L，血红蛋白 119g/L，血小板计数 69×10^{12}/L，cTnT 1.73ng/ml，NT-proBNP 16838pg/ml。

心电图检查（病例 2 图 1）：窦性心律，V_1 ~ V_5 ST 段水平压低 0.1 ~ 0.3mV。

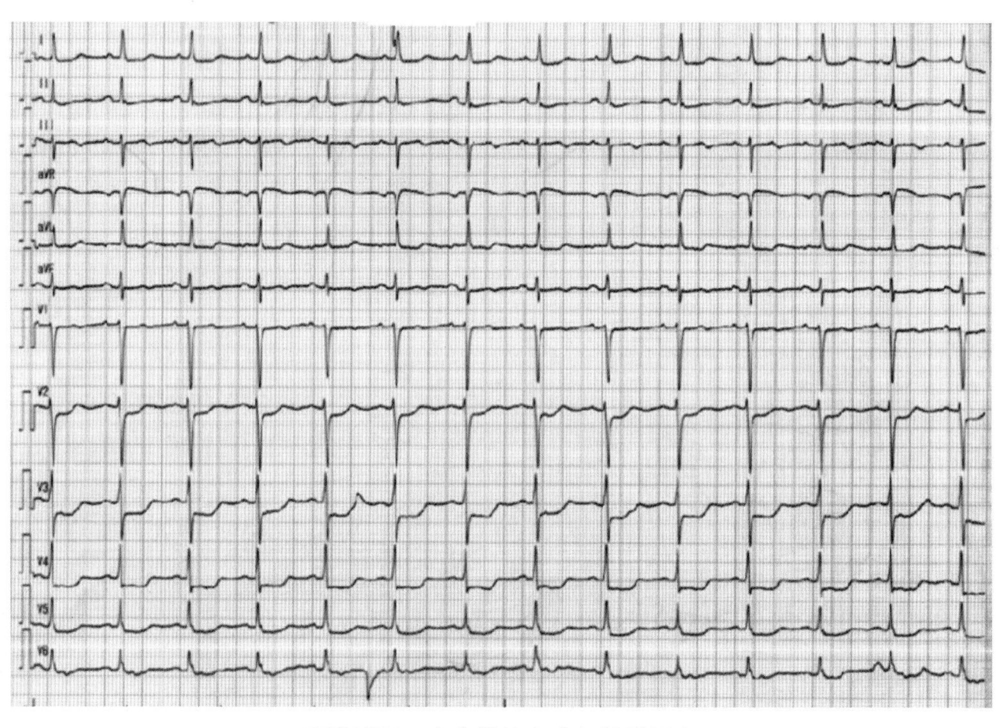

病例2图1　心电图检查（入院当天）

超声心动图（入院当天，病例 2 图 2）显示：LA 35mm，LV 44mm，LVEF 64%，左室壁增厚，室间隔 13mm，心尖部 12mm，侧壁 11.5mm，心包腔内可见液性无回声区，右室前壁 5mm。

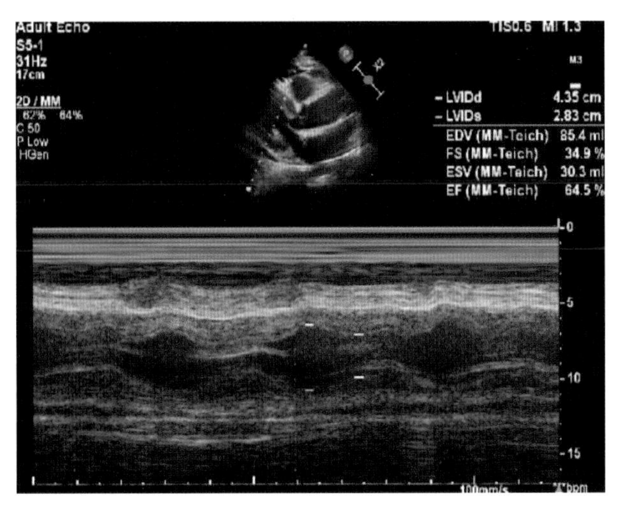

病例2图2　超声心动图（入院当天）

（四）入院诊断

1．冠状动脉粥样硬化性心脏病，急性非ST段抬高心肌梗死，窦性心律，心界不大，心功能Ⅱ级（NYHA分级），射血分数保留心力衰竭

2．高血压2级（极高危）

3．2型糖尿病

4．血小板减少 嗜酸性粒细胞升高

5．急性胃肠炎

6．上消化道出血?

二、诊治经过

患者为老年女性，急性起病，肌钙蛋白升高，冠状动脉造影未见异常（入院第6天见LAD近段、RCA中段可见斑块，未见明显狭窄，余血管未见明显病变，TIMI 3级）。有前驱腹泻症状，考虑“心肌炎”可能性大。进一步完善病原体筛查，患者EB、柯萨奇、巨细胞、甲流、乙流病毒核酸检测阴性，新冠病毒核酸检测阴性，PCT、G试验、GM试验阴性，寄生虫抗体检测阴性，抗核抗体谱、血管炎抗体谱、狼疮标志物、免疫球蛋白+补体、类风湿因子均为阴性，T-SPOT、肿瘤标志物正常。故常见心肌炎致病病原体如病毒、细菌、真菌、寄生虫感染、自身免疫疾病结果均为阴性。过敏原总IgE 758U/ml，未行皮肤针刺试验。

因患者外周血嗜酸性粒细胞绝对值3.51×10^9/L，进一步明确嗜酸性粒细胞增多病因，外周血细胞形态检查：白细胞正常范围，嗜酸细胞比例30%，血小板减少，疟原虫未见。骨穿结果（入院第 3 天）（病例 2 图 3）：FISH 未见明显异常，流式结果可见 0.3% 髓系幼稚细胞，嗜酸占有核细胞 24.3%。血液病相关基因检测：NRAS、KRAS 未检测到有明确意义的基因突变。血液科会诊示：未见克隆性造血依据、未见克隆性嗜酸性粒细胞依据，考虑血小板减低原因为免疫性血小板减少性紫癜（immunologic thrombocytopenic purpura，ITP），原发性 HES 可除外。

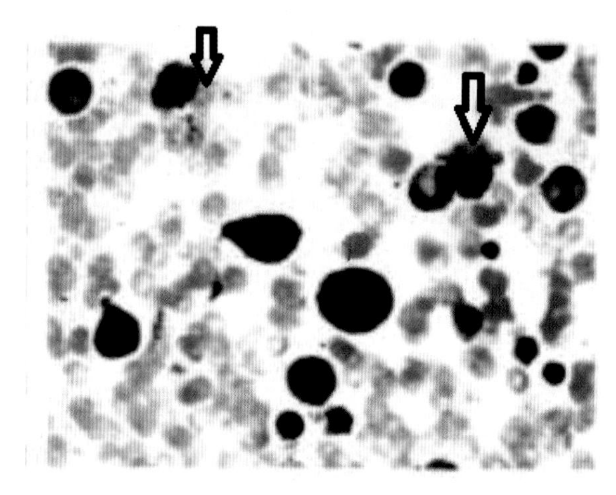

病例2图3 骨髓组织HE染色（入院第3天）：嗜酸性粒细胞明显增多

入院第 5 天患者出现情绪低落，反应迟钝，时间、地点、人物定向障碍，坠床。急查颅脑 CT 显示双侧放射冠区可疑腔隙性脑梗死。颅脑 MRI 显示颅内多发梗死、缺血灶；双侧额顶及双侧放射冠、半卵圆中心区多发新鲜梗死（病例 2 图 4），考虑新发脑梗死，不除外嗜酸性粒细胞浸润。肺部 CT 显示间质性肺炎（病例 2 图 5）。心脏 MRI 显示 T_2WI 心内膜下心肌见带状高信号，右室壁及左室各室壁增厚，室间隔乳头肌层面厚度 17mm，心尖层面 17mm，LVEF 72%（病例 2 图 6）。患者拒绝行心肌活检术。

入院后给予恩格列净 10mg（1 次 / 日）、螺内酯 20mg（1 次 / 日）、琥珀酸美托洛尔 47.5mg（1 次 / 日）、厄贝沙坦 75mg（1 次 / 日），硫酸氢氯吡格雷 75 mg（1 次 / 日）、阿托伐他汀 20mg（每晚一次）治疗冠状动脉粥样硬化（后停用，改为利伐沙班 15mg、1 次 / 日预防血栓），阿卡波糖 50mg（3 次 / 日）、二甲双胍 250mg（3 次 / 日）、甘精胰岛素 8U 皮下注射（每晚一次）、赖脯胰岛素 6U（3 次 / 日）皮下注射降糖治疗，复查超声心动图未见变化，心电图大致同前（病例 2 图 7），NT-proBNP 降至 7729pg/ml。

入院第 15 天，给予甲强龙 50mg、1 次 / 日静脉注射，利伐沙班抗凝预防血栓形成。治疗 4 天后，复查嗜酸性粒细胞、血小板计数恢复正常，患者腹泻次数明显减少，精神好转。

入院第 20 天复查心脏增强 MRI 显示左室及右室心内膜下广泛纤维化灶，考虑心肌损伤已过急性期，改用泼尼松 30mg 口服、1 次 / 日。使用激素后患者各项指标变化如病例 2 表 1 所示，心电图显示 $V_1 \sim {}_5$ ST 压低较前回落，T 波倒置（病例 2 图 8）。入院第 21 天，患者腹泻消失，神志清楚，出院，未复查超声心动图。

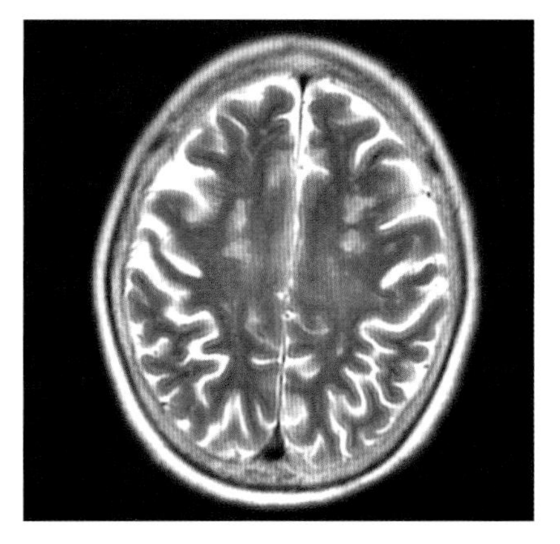

病例2图4　颅脑MRI（入院第7天）

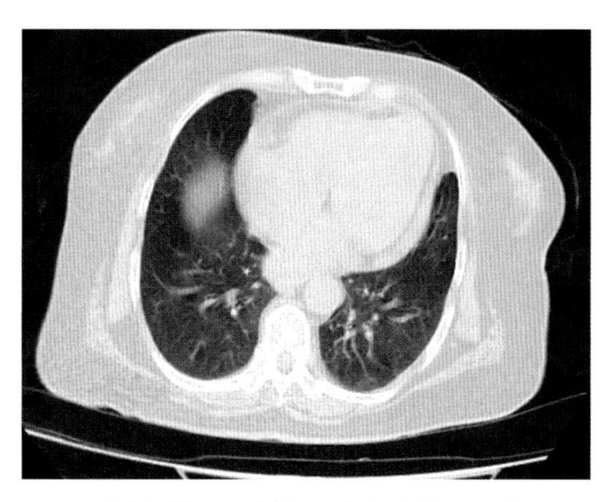

病例2图5　肺部CT（入院第14天）

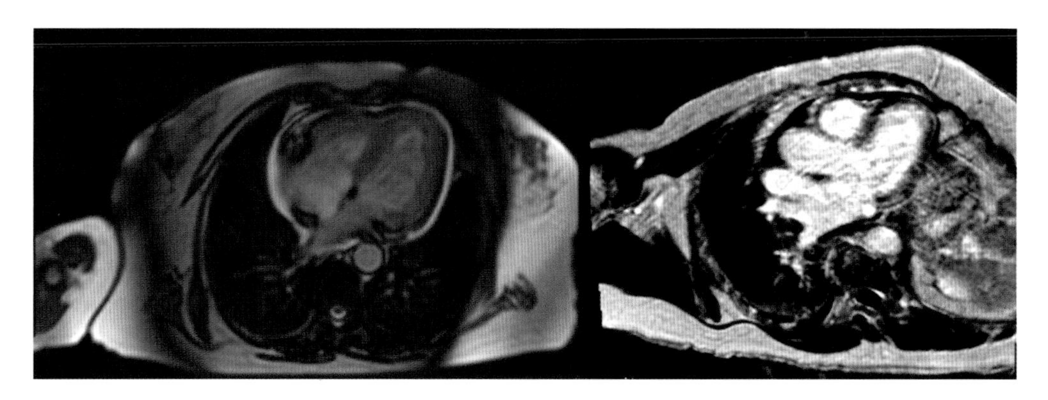

病例2图6　心脏MRI（入院第13天）

心内膜下心肌见带状高信号，右室壁及左室各室壁增厚，室间隔乳头肌层面厚度 17mm，心尖层面 17mm，LVEF 72%。心脏增强 MRI（入院第 19 天）：左室及右室心内膜下广泛纤维化灶。

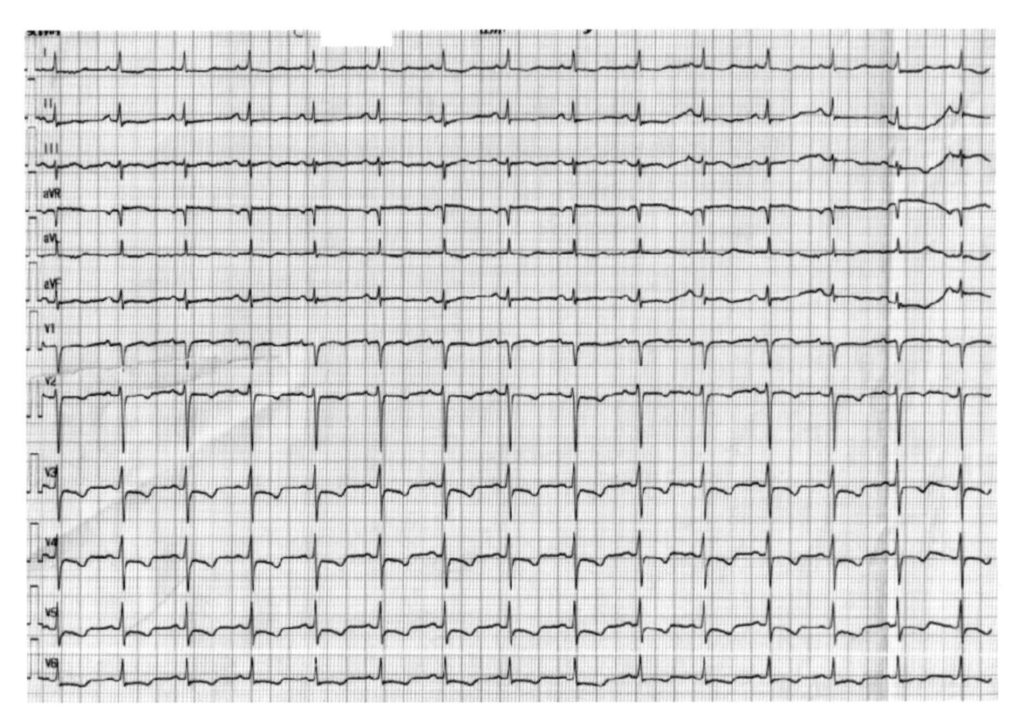

病例2图7　复查心电图（入院第12天，使用激素前）示窦性心律，
V1–5导联 ST段水平压低0.1–0.3mV

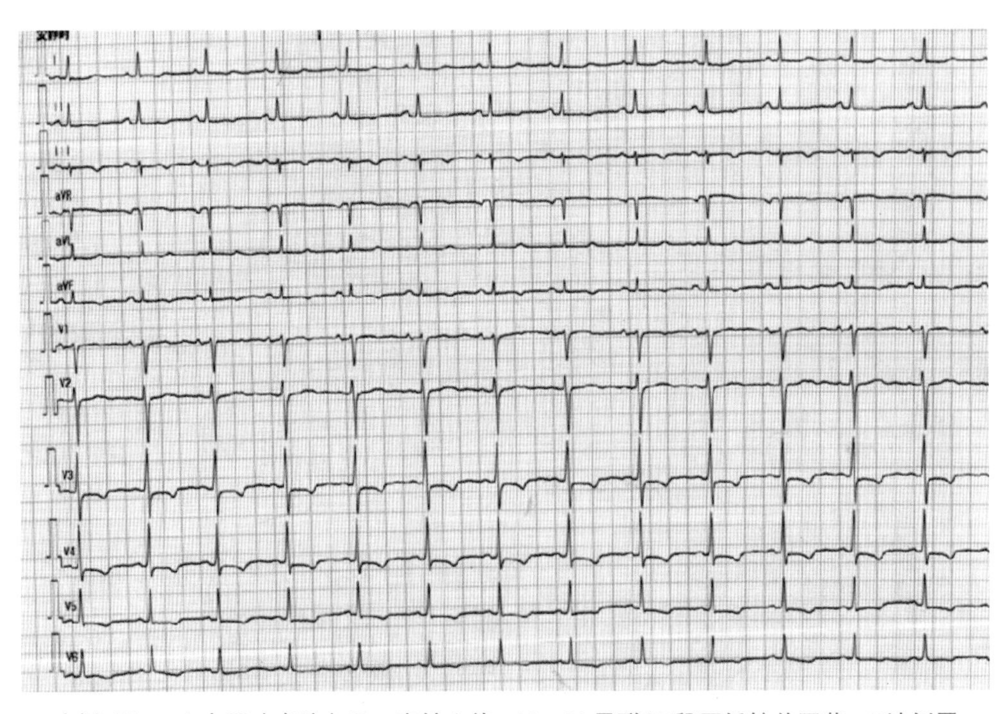

病例2图8　心电图（出院）示：窦性心律，V_1～V_5导联ST段压低较前回落，T波倒置

病例2表1　患者使用激素治疗后相关指标动态变化

入院天数	入院当天	第 14 天	第 15 天	第 16 天	第 17 天	第 18 天	第 19 天	出院当天
激素治疗时间			第 1 天	第 2 天	第 3 天	第 4 天	第 5 天	第 6 天
激素剂量及用法			50mg 静脉滴注，1 次 / 日	50mg 静脉滴注，1 次 / 日	50mg 静脉滴注，1 次 / 日	50mg 静脉滴注，1 次 / 日	50mg 静脉滴注，1 次 / 日	30mg 口服，1 次 / 日
嗜酸性粒细胞（$\times 10^9$/L）	3.51	3.16	1.65	0.36	0.45	0.2	0.18	0.34
血小板（$\times 10^{12}$/L）	69	53	66	96	126	139	148	146
cTnT（ng/ml）	1.73	0.325	0.288	0.125	0.099	0.081	0.069	0.059
NT-proBNP（pg/ml）	17682	7729	8265	8560	8174	8278	8433	9439
肌酐（μmol/l）	88.3	86.1	79.2	86.6	91.5	84.7	72.1	77.9

出院诊断：嗜酸性粒细胞增多症，嗜酸细胞心肌炎，嗜酸细胞脑病？嗜酸细胞胃肠炎？射血分数保留型心力衰竭（NYHA 分级Ⅱ ~ Ⅲ级），特发性血小板减少症，急性多发脑梗死，冠状动脉粥样硬化症，高血压 2 级（极高危），2 型糖尿病，间质性肺炎。

出院带药：泼尼松 30mg、1 次 / 日（每 ~ 2 周减量 5mg），恩格列净 10mg、1 次 / 日，琥珀酸美托洛尔 47.5mg、1 次 / 日，利伐沙班 2.5mg、2 次 / 日及二甲双胍、阿卡波糖、甘精胰岛素降糖，碳酸钙预防骨质疏松。

电话随访患者，现激素已停用，家属诉患者无不适主诉，能进行日常生活。

三、疾病介绍及病例讨论

嗜酸性粒细胞增多症（hypereosinophilia，HE）是指外周血两次检查（间隔时间＞ 1 个月）嗜酸性粒细胞绝对计数＞ 1.5×10^9/L 和（或）骨髓有核细胞计数嗜酸性粒细胞比例≥ 20% 和（或）病理证实组织嗜酸性粒细胞广泛浸润和（或）发现嗜酸性粒细胞颗粒蛋白显著沉积（在有或没有较明显的组织嗜酸粒细胞浸润情况下）[1，2]。HES 是一组由于嗜酸性粒细胞持续过量生成损伤多个器官的疾病，患病率为（0.36 ~ 6.3）/100 000[4]，最常见于 20 ~ 50 岁患者，如果 HE 的病因为寄生虫感染、药物过敏、肿瘤等常见原因，则可见于任何年龄段患者。HES 主要的病理生理机制为活化的嗜酸性粒细胞通过多种机制浸润并损伤组织，常见的靶器官包括皮肤、肺和消化道，较少侵犯心血管系统和大脑，如果累及心血管系统和大脑，则预后较差。在临床实践中，排除 HE 的典型原因（寄生虫感染等）之后，即使全面检查，也有 70% ~ 80% 的患者始终找不到 HE 的基础发病机制。本例患者骨穿未见克隆性嗜酸性粒细胞增多，病毒、细菌、真菌、寄生虫感染、结核、自身免疫疾病、肿瘤筛查结果均为阴性，引起嗜酸性粒细胞增高的原因不清。患者过敏原总 IgE 758U/ml 升高，可能存在过敏因素，未行皮肤针刺试验。

嗜酸性粒细胞性心肌炎是 HES 患者病情加重和死亡的主要原因之一[3]。HES 心脏疾病无法预测。有些患者长期嗜酸性粒细胞增多但从未累及心脏，而且心脏损伤的严重程度与外周嗜酸性粒细胞增多的幅度也没有明显的关系。嗜酸性粒细胞介导的心脏损伤有三个阶段，但这三个阶段可能重叠，而且并不严格遵循先后顺序。第一阶段为早期炎症 / 坏死期，病理特征包括心内膜损伤、嗜酸性粒细胞和淋巴细胞浸润心肌、嗜酸性粒细胞脱颗粒、心肌坏死和形成无菌性微脓肿。这个阶段通常没有临床表现。但仍有可能发生暴发性心肌炎、急性心力衰竭。体格检查一般正常，有时会发现结膜和（或）指甲下裂片形出血（很可能是来自心内膜表面的小栓子）。血清肌钙蛋白水平升高是 HES 患者嗜酸性粒细胞相关早期和持续心肌损伤的敏感指标。急性坏死阶段的超声心动图可正常。多项研究表明，对比增强心脏 MRI 能够确定嗜酸性粒细胞介导的心脏损伤各个阶段，反映损伤表现，包括心肌的早期嗜酸性粒细胞炎症[5]。心内膜心肌活检可以确诊嗜酸性粒细胞相关心脏疾病，但通常不确定嗜酸性粒细胞浸润是否引起心脏疾病时才考虑。第二阶段的心脏病变为心内膜受损区域形成血栓。心内血栓形成的主要并发症是血栓物质的脱落和远处栓塞，导致栓塞性脑卒中、肢体缺血等栓塞事件。第三阶段是纤维化阶段，瓣膜结构的纤维化炎症性重塑可导致腱索卡压、断裂，或瓣膜与心内膜表面融合。这个阶段可出现呼吸困难、胸痛、左和（或）右心衰竭体征，检查可能发现二尖瓣或三尖瓣关闭不全、心脏扩大、限制型心肌病或心电图 T 波倒置。超声心动图和心脏 MRI 可发现心内血栓或纤维化证据，如瓣膜增厚、心脏 MRI 钆剂延迟增强、纤维化区心内膜心肌回声增强。本例患者肌钙蛋白升高，伴有心力衰竭，故属于重症患者，心脏 MRI 显示 T_2WI 心内膜下心肌见带状高信号，右室壁及左室各室壁增厚，反映患者处于水肿坏死的急性期，患者未行心肌活检，无法进行确诊诊断，通过 MRI 表现考虑存在嗜酸性粒细胞浸润。

HES 的神经系统表现主要为并发脑血栓栓塞、脑病、周围神经病或纵和（或）

横窦血栓形成[6]。HES 患者首诊时偶尔会主诉神经系统症状，可能是与脑血栓栓塞有关的症状，脑血栓栓塞可源于心内血栓；脑病表现包括行为改变、意识模糊、共济失调和记忆丧失，也可能有上运动神经元损伤体征，可能由微血管闭塞引起；HES 累及肺部的主要原因可能是嗜酸性粒细胞浸润肺部，进而导致纤维化、心力衰竭或肺栓塞[7]。HES 可引起嗜酸性粒细胞性胃炎、肠炎和（或）结肠炎，进而导致体重减轻、腹痛、呕吐和（或）重度腹泻。肝脏受累可表现为慢性活动性肝炎、局灶性肝脏病变、嗜酸性粒细胞性胆管炎或布加综合征。本例患者脑梗死症状及腹泻症状在使用激素以后均有显著缓解，肺 CT 示间质性肺炎，考虑为 HES 累及到神经系统、消化系统及呼吸系统的表现。按照 2022 年 ACR/EULAR 新版嗜酸性肉芽肿性多血管炎（eosinophilic granulomatosis with polyangiitis，EGPA）诊断标准[8]，患者评分 5 分，未达 6 分诊断标准，尚不能诊断 EGPA，但是患者病变累及心脏、神经系统、肺，有 EGPA 诊断可能，需进一步行组织活检以明确。

经至少两次检查证实持续存在血液嗜酸性粒细胞增多（$> 1.5 \times 10^9/L$），或有组织 HE 证据时，应考虑到 HES。嗜酸性粒细胞增多可为继发性，此时需要治疗基础病因，例如蠕虫感染、药物超敏反应和肿瘤性疾病，排除这种情况后，无论有无症状，都应对持续性嗜酸性粒细胞增多患者进行相应评估，包括终末器官受累评估，以及识别骨髓增生性或克隆性淋巴细胞变异型患者的专业检查。本例患者嗜酸性粒细胞增多诊断明确，已除外克隆性嗜酸性粒细胞增多、病毒、细菌、真菌、寄生虫感染、结核、自身免疫疾病、肿瘤等继发原因，靶器官损害累及到心脏、神经系统、消化道、肺。

继发性 HES 主要是针对原发病的治疗。原发性和特发性 HES 一般以重要器官受累和功能障碍作为主要治疗指征，还要考虑患者体征和症状的严重程度、临床表现是否提示髓系肿瘤，以及分子学检查结果。由于外周血嗜酸粒细胞绝对计数不一定与终末器官受损呈正比。因此，如果没有明确的器官受累和功能障碍，迄今尚无何时及是否需要治疗的共识。治疗的总体目标是减少嗜酸性粒细胞绝对计数、改善症状和体征及防止疾病进展[9-13]。一线治疗首选泼尼松 1mg/（kg · d）口服，1 ~ 2 周后逐渐缓慢减量，2 ~ 3 个月减量至最少维持剂量。若减量过程中病情反复，至少应恢复至减量前用药量。完全和部分缓解率为 65% ~ 85%。治疗 1 个月后如果嗜酸粒细胞绝对计数$> 1.5 \times 10^9/L$或激素最低维持剂量$> 10mg/d$，则应改用二线治疗。二线治疗药物选择包括：伊马替尼、干扰素、环孢素 A、硫唑嘌呤、羟基脲、单克隆抗体（Mepolizumab、Reslizumab、Alemtuzumab）等。

对于发生瓣膜受损或心内膜心肌血栓形成或纤维化的 HES 患者，瓣膜置换或修复、心内膜切除术或取栓术可能有益[14]。血栓形成可能发生于心内膜心肌或内皮异常变化部位，其原因是局部血栓形成，全身性抗凝治疗可能无效。若没有血栓事件，通常不必经验性使用抗凝。所有 HES 患者都需要监测是否出现治疗的不良反应、器官受损、血栓形成并发症和疾病进展。对 HES 患者的监测必须个体化。终末器官受损可能会隐匿发展，与血液嗜酸性粒细胞增多的程度无关。有关 HES 的早期病例系列研究显示预后不良，平均生存期为 9 个月，3 年生存率仅为 12%。然而，早期病例系列研究中的大多数患者表现为疾病晚期和显著的心血管受损。随着对 HES 的早期诊断、超声心动图密切监测及内外科管理的改进，HES 患者的生存期得到延长。提示预后较好的特征包括没有心脏或神经系统受损、嗜酸性粒细胞计数较低和糖皮质激素治疗有效[15]。本例患者虽然激素治疗有效，但累及到心脏和神经系统，仍有再次加重的风险，需要严密随访评估其预后，尽可能获取患者组织活检结果，明确有无 EGPA。

四、病例点评

该病案患者以胸痛、肌钙蛋白升高为主诉入院，冠状动脉造影未见异常。结合患者有前驱腹泻症状，考虑“心肌炎”可能性大。常见心肌炎致病病原体如病毒、细菌、真菌、寄生虫感染、自身免疫疾病结果均为阴性。患者嗜酸细胞计数显著升高，过敏原总 IgE 升高，住院期间出现新发脑梗死，肺部 CT 显示间质性肺炎，伴有腹泻等消化系统症状。给予激素治疗后，嗜酸性粒细胞计数恢复正常，心功能好转，腹泻消失，神经系统症状亦好转。考虑患者临床表现为嗜酸性粒细胞增多累及循环系统、神经系统、消化系统及呼吸系统。本例患者嗜酸性粒细胞增多症诊断明确，已除外克隆性嗜酸性粒细胞增多、病毒、细菌、真菌、寄生虫感染、结核、自身免疫疾病、肿瘤等继发原因，靶器官损害累及心脏、神经系统、消化道、肺脏。患者虽然激素治疗有效，但肌钙蛋白升高，伴有心力衰竭，累及心脏和神经系统，故属于重症患者，仍有再次加重的风险，需要严密随访评估其预后，尽可能获取患者组织活检结果，明确有无嗜酸性肉芽肿性多血管炎。

（病例撰写：吴文静　中日友好医院）

（点评专家：孙艺红　首都医科大学附属北京安贞医院）

参考文献

[1]Gotlib J.World health organization–defined eosinophilic disorders：2015 update on diagnosis，risk stratification，and management[J].Am J Hematol，2015，90（11）：1077–1089.

[2]Butt NM，Lambert J，Ali S，et al.Guideline for the investigation and management of eosinophilia[J].Br J Haematol，2017，176（4）：553–572.

[3]Ogbogu PU，Rosing DR，Horne MK.Cardiovascular manifestations of hypereosinophilic syndromes[J].Immunol Allergy Clin North Am，2007，27：457.

[4]Crane MM，Chang CM，Kobayashi MG，et al.Incidence of myeloproliferative hypereosinophilic syndrome in the united states and an estimate of all hypereosinophilic syndrome incidence[J].J Allergy Clin Immunol，2010，126：179.

[5]Debl K，Djavidani B，Buchner S，et al.Time course of eosinophilic myocarditis visualized by CMR[J].J Cardiovasc Magn Reson，2008，10：21.

[6]Aida L，Parkhutik V，Tembl JI，et al.Embolism and impaired washout：a possible explanation of border zone strokes in hypereosinophilic syndrome[J].J Neurol Sci，2013，325：162.

[7]Dulohery MM，Patel RR，Schneider F，et al.Lung involvement in hypereosinophilic syndromes[J].Respir Med，2011，105：114.

[8]Grayson PC，Ponte C，Suppiah R，et al.2022 American college of rheumatology/european alliance of associations for rheumatology classification criteria for eosinophilic granulomatosis with polyangiitis[J].Arthritis Rheumatol，2022，74（3）：386–392.

[9]Kuang FL，Klion AD.Biologic agents for the treatment of hypereosinophilic syndromes[J].J Allergy Clin Immunol Pract，2017，5：1502.

[10]Curtis C，Ogbogu P.Hypereosinophilic Syndrome[J].Clin Rev Allergy Immunol，2016，50（2）：240–251.

[11]Kuang FL.Approach to patients with eosinophilia[J].Med Clin North Am，2020，104（1）：1–14.

[12]Costagliola G，Marco SD，Comberiati P，et al.Practical approach to children presenting with eosinophila and hypereosinophilia[J].Curr Pediatr Rev，2020，16（2）：81–88.

[13]Shomali W，Gotlib J.World health organization–defined eosinophilic disorders：2022

update on diagnosis, risk stratification, and management[J].Am J Hematol, 2022, 97（1）: 129–148.

[14]Weller PF, Bubley GJ.The idiopathic hypereosinophilic syndrome[J].Blood, 1994, 83: 2759.

[15]Legrand F, Renneville A, Macintyre E, et al.The spectrum of FIP1L1–PDGFRA–Associated chronic eosinophilic leukemia: new insights based on a survey of 44 cases[J].Medicine（Baltimore）, 2013, 92: 1–9.

病例3 多囊肾合并冠状动脉扩张

一、病历摘要

（一）病史介绍

主诉：患者男性，38 岁，因“发作性胸痛 12 年，再发 30 小时”于 2023 年 6 月 13 日入院。

现病史：患者于 12 年前（2011 年 8 月）凌晨 2 时驾车时突发胸骨后剧烈压榨样疼痛，持续不缓解，就诊于当地医院，行心电图提示“下后壁导联 ST 段抬高 0.1 ~ 0.2mV，伴前壁及高侧壁导联 ST 段轻度压低”，诊断为“急性下后壁心肌梗死”，后转诊至我院，于 2011 年 8 月 25 日行冠脉造影（病例 3 图 1）示“前降支近段狭窄 50%，回旋支远段狭窄 70%，右冠远段狭窄 70%，呈扩张样改变”，未行介入治疗。出院后服用“阿司匹林肠溶片、硫酸氯吡格雷、阿替洛尔、卡托普利、单硝酸异山梨酯缓释胶囊、瑞舒伐他汀钙片”等药物治疗，未再发作胸痛等不适症状，并于药物服用 1 年后均自行停用。此次入院 30 小时前于晨起即出现胸痛，向左上肢放射，呈闷痛，症状持续不缓解。18 小时前就诊于当地医院，考虑“急性心肌梗死”。12 小时前转至我院急诊科，行心电图提示“Ⅱ、Ⅲ、aVF 导联可见病理性 Q 波，V_1、V_2 导联呈 QS 型，未见明显 ST 段抬高，频发室性早搏二联律”，查心肌损伤标记物：肌钙蛋白 I 2.170ng/ml（参考值 0 ~ 0.02ng/ml），肌红蛋白 105.0ng/ml（参考值 0 ~ 46.6ng/ml），肌酸激酶同工酶 167.0ng/ml（参考值 0 ~ 4.99ng/ml），考虑“急性非 ST 段抬高型心肌梗死”。

既往史：12 年前曾于我院住院期间行腹部超声提示“双肾体积增大、形态失常，双肾内均见多个无回声区，以中小囊为主，右肾最大约 72mm × 51mm，左肾最大约 45mm × 44mm，部分囊内可见小强回声点，考虑多囊肾。”患者 8 年前发现血压升高，最高 150/100mmHg，近几年服用缬沙坦氨氯地平片，血压控制在 120 ~ 130/80 ~ 90mmHg。高脂血症病史 12 年。

个人史：吸烟 20 年，20 支 / 日，未戒烟。无饮酒史。

家族史：父亲、妹妹、儿子均患有多囊肾。父亲 42 岁开始血液透析，45 岁去世。祖母及叔叔均因“脑出血”去世。

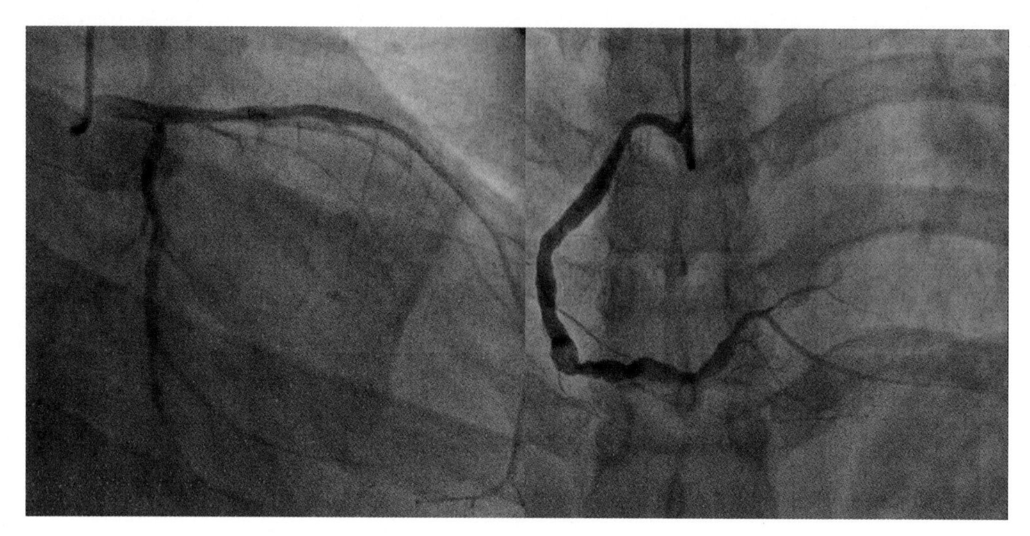

病例3图1 冠状动脉造影检查（2011-08-25）

二、诊治经过

入院后给予患者阿司匹林肠溶片（75mg，1次/日）、替格瑞洛片（90mg，2次/日）、硝酸异山梨酯片（15mg，3次/日）、尼可地尔片（5mg，3次/日）、阿替洛尔（12.5mg，2次/日）、阿托伐他汀钙片（20mg，1次/日）等药物口服。患者仍间断出现胸痛症状，静脉泵入硝酸酯类药物治疗，并逐渐将硝酸异山梨酯片加量至20mg、4次/日，并根据患者心率情况将阿替洛尔逐渐加量至18.75mg、3次/日。并于2023年6月19日行冠脉造影示前降支近段100%闭塞，第一对角支狭窄95%，回旋支狭窄95%，右冠状动脉中段狭窄90%，后侧支近段狭窄99%，右冠状动脉向前降支提供侧支循环（病例3图2），前降支、回旋支、右冠状动脉扩张样改变较2011年均有加重，建议外科行冠状动脉旁路移植术。患者2023年8月2日于我院行冠状动脉旁路移植术。

患者基因检测结果回报：采用LongPCR-NGS检测，患者PKD1基因有1个突变：c.9709del，p.Ala3237ArgfsTer79（编码区第9709号核苷酸缺失，导致第3237号氨基酸由丙氨酸变异为精氨酸并产生新的阅读框，终止于其下游的第79号密码子处），为移码突变，突变类型为杂合突变。Sanger测序验证结果如下（病例3图3）。ACMG证据为PSV1，PM2_supporting，提示虽在1000 genomes数据库、ExAC数据库及gnomAD数据库中均未见频率报道，但该突变与患者表型较为吻合，不排除为可能致病的突变。

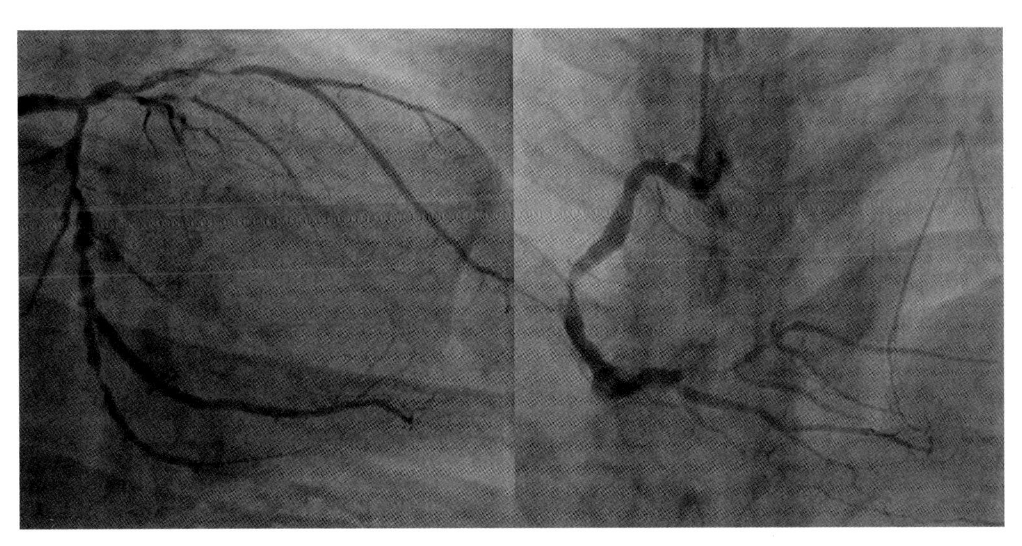

病例3图2　冠状动脉造影检查（2023-06-19）

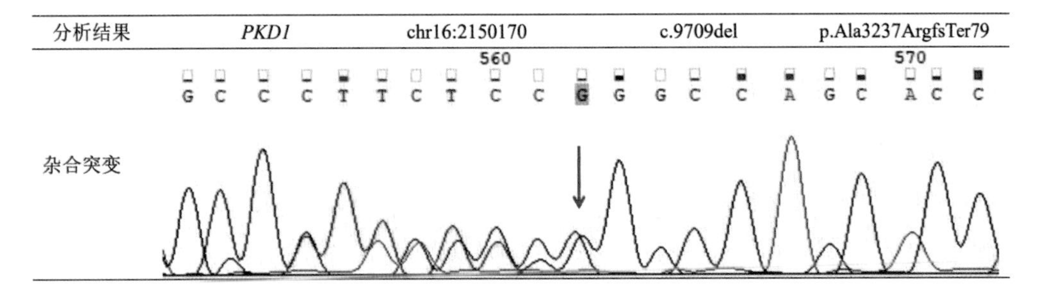

病例3图3　Sanger测序结果

三、疾病介绍

1. 冠状动脉扩张症　冠状动脉扩张症（coronary artery ectasia，CAE）是指心外膜下的冠状动脉异常扩张，扩张处的管腔直径超过临近正常节段的 1.5 倍[1]。如果没有周围正常节段（见于整支血管弥漫扩张、合并严重狭窄等情况），以相同年龄、性别正常人的对应节段直径作为参考直径[2]。CAE 通常为弥漫性扩张，累及范围超过整支血管全长的 1/3。冠状动脉瘤（coronary artery aneurysm，CAA）为局限性瘤样扩张，病灶处管腔直径超过临近正常节段的 1.5 倍，累及范围一般不超过血管全长的 1/3[3]。CAE 分为 4 型：Ⅰ型为双支或三支冠状动脉弥漫性扩张，Ⅱ型为一支冠状动脉弥漫性扩张及另一支冠状动脉局限性扩张，Ⅲ型为单支冠状动脉弥漫性扩张，Ⅳ型为单支冠状动脉局限性或节段性扩张[4]。CAA 可根据瘤体形态学、直径、血管壁形态进行分类，形态学上可分为囊状扩张和梭形扩张，根据血管壁形态可分真性动脉瘤和假性动脉瘤[5]。文献报道CAE的发病率男性要多于女性，近中段病变要多于远端病变，病变部位位于右冠状动脉最多（68%），其次为左前降支（60%），再次为左回旋支，左主干罕见，约0.1%[1，6]。

CAE的病因可分为先天性和后天性，先天性病因罕见，常合并有主动脉瓣二瓣化畸形、主动脉根部扩张、室间隔缺损或肺动脉狭窄等心血管异常疾病[7]。而后天性病因最常见的是冠状动脉粥样硬化（50%），其他原因还包括炎症性疾病（川崎病、大动脉炎、狼疮、马方综合征、多囊肾等）、感染性疾病、医源性因素（经皮冠状动脉造影、支架置入、定向冠脉斑块旋切、激光血管成型）、创伤[8]。CAE的发病机制目前不是很清楚，文献报道的CAE主要发病机制包括各种原因引起基质降解酶激活、炎症及血管重构[7，9]。在病理上，扩张的冠脉血管与正常血管节段形成明显的分界，正常节段血管壁平滑肌等染色表现均无异常，而扩张节段表现为内膜增厚，中膜变薄伴炎细胞浸润，特殊染色见内弹力膜断裂、中膜平滑肌减少[10]。

大多数CAE患者无症状，仅在行冠脉造影和CT检查时才发现，而出现以下情况将会出现临床症状：①合并有冠脉固定狭窄时可导致劳力性心绞痛或急性冠脉综合征；②扩张血管管腔内局部血栓形成导致远段栓塞和心肌梗死；③巨大瘤体压迫邻近组织结构；④动脉瘤破裂导致心包填塞（罕见）；⑤无明显冠脉狭窄但存在微血管功能障碍导致应激诱发的心肌缺血[9]。冠状动脉造影仍是诊断CAE的金标准，血管内超声（intravascular ultrasound，IVUS）对于评价管腔特征和病理至关重要[11]。冠状动脉计算机断层扫描血管成像（computed tomography angiography，CTA）及心脏核磁共振（magnetic resonance imaging，MRI）检查也可作为CAE的检查手段。

因为目前缺乏比较CAE不同治疗方法的临床随机对照试验，关于冠状动脉扩张症的治疗方案尚未统一。临床上针对此类患者的治疗方案包括：①药物治疗：包括针对病因的药物治疗（治疗冠心病、治疗炎症或自身免疫性疾病、控制感染等）和其他药物治疗（抗血小板、抗凝、血管紧张素转化酶抑制剂等）。双联抗血小板和抗凝治疗在治疗CAE中的作用存在争议，目前没有强有力的证据支持或反对使用强化抗血小板药物或者抗凝药物。2017年一项研究表明CAE合并急性冠脉综合征的患者抗凝可能具有优势[12]。②介入治疗：对于CAE合并急性冠脉综合征的患者，首选介入治疗使冠脉血流恢复到TIMI 3级[9]。对于无症状的CAE患者是否采取介入手段，需评估冠脉扩张血管的解剖学特征、破裂或栓塞形成的风险等[9]。介入治疗方式包括覆膜支架和弹簧圈封堵等。2018年中国医学科学院阜外医院乔树宾等依据冠状动脉扩张直径和毗连阶段冠脉狭窄长度提出CAE新分型，并针对各分型提出介入治疗建议，对于狭窄病变较长的高危再狭窄患者应用双支架置入，此后回顾性分析阜外医院51例患者在新分型指导CAE介入治疗后，结果证明临床效果满意[13，14]。③手术治疗：包括冠状动脉瘤体结扎、切除或袋装缝合等[15]，但仍缺少单纯CAE的患者进行手术治疗的研究。

2. 常染色体显性遗传性多囊肾　常染色体显性遗传性多囊肾（autosomal dominant polycystic kidney disease，ADPKD）是最常见的单基因遗传性肾病，其患病率达1/（1000 ~ 2500）[16]。ADPKD主要由位于16号染色体的编码多囊蛋白-1的PKD1基因（约占78%）和位于4号染色体的编码多囊蛋白-2的PKD2基因（约占15%）突变导致[17]，另外一种罕见情况来自于11号染色体的编码葡萄糖苷酶Ⅱ的α亚基的GANAB基因突变[18]。

ADPKD是一种累及全身多系统的疾患，临床表现包括肾脏表现和肾外表现。肾脏表现为高血压、肾功能不全、因囊肿增大导致的急慢性疼痛、血尿、囊内感染、肾结石等。多囊肝是ADPKD最常见的肾外表现。接近90%的大于35岁ADPKD患者同时存在肝囊肿[19]。约20%的多囊肝患者会因为囊肿增大出现腹痛、早饱、胃-食管反流、甚至合并胸腹腔积液的门脉高压症状[19]。颅内动脉瘤也是ADPKD患者常见的肾外表现，在该类患者中发生率为9% ~ 12%，是一般人群的4倍[16]。颅内动脉瘤多因脑动脉管壁局部的先天性缺陷和腔内压力增高的基础上引起囊性膨出，是造成蛛网膜下隙出血的首位病因。对于有颅内动脉瘤家族史和动脉瘤高危破裂风险的ADPKD患者推荐用MRI筛查颅内动脉瘤[20]。其他肾外表现包括心血管疾病（二尖瓣脱垂、主动脉瓣关闭不全、心包积液等）、颅外动脉瘤（除腹主动脉外、升主动脉、腘动脉、冠状动脉和脾动脉均可发生）、各个器官囊肿（胰腺、蛛网膜、脑脊膜、精囊、卵巢）、憩室病、腹壁疝、支气管扩张、先天性肝纤维化等[21]。

对于有ADPKD家族史的患者，主要依靠肾脏影像学方法进行诊断。无家族史的患者，确诊ADPKD需要进行基因检测确诊，主要采用长片段PCR联合二代测序技术进行检测。

ADPKD患者个体之间肾病进展差异很大，进展程度对预测患者预后具有重要临床意义。双肾总肾脏体积（total kidney volume，TKV）是ADPKD预后进展的最佳预测因子。预后评估模型包括梅奥风险评估模型和欧洲PROPKD（predicting renal outcome in polycystic kidney disease）评分。梅奥分型根据影像学特点分为1型（典型）和2型（非典型），1型又分A ~ E 5个亚类，2型分为A和B 2个亚类。其中1C、

1D、1E 三个类型疾病进展迅速[22]。PROPKD 评分根据患者性别、症状出现时间和基因型进行评分，评分高者进展更快[23]。

ADPKD 的治疗包括：①一般措施：包括健康生活方式和饮食、控制体重、锻炼和运动、戒烟等[24]；②控制血压：对于合并高血压的 ADPKD 患者，早期基于 HALT–PKD 的研究结果推荐年龄 18 ~ 50 岁且肾小球滤过率（eGFR）> 60ml/（min · 1.73m²）者，血压目标值 ≤ 110/75mmHg，其他患者目标值为 ≤ 130/80mmHg[25]。肾素 – 血管紧张素系统（RAS）阻滞药是控制血压药物的首选[26]；③延缓 ADPKD 进展：2012 年纳入 1445 例早期 ADPKD 患者（年龄 18 ~ 50 岁，eGFR > 60ml/（min · 1.73m²）的 TEMPO 3 ∶ 4 临床试验表明，精氨酸血管加压素（AVP）V_2 受体拮抗剂托伐普坦减缓了早期 ADPKD 患者的肾脏体积增长速度和 eGFR 下降[27]；2017 年的 REPRISE 研究进一步证明托伐普坦的有效性，还可以减缓晚期 ADPKD 患者的 eGFR 下降[28]。目前美国相关指南推荐托伐普坦用于治疗进展较快的梅奥分型 1C、1D 和 1E 亚类的 ADPKD 患者[29]。AVP–2 拮抗剂的主要作用机制来源于降低囊肿组织中 cAMP 的水平，而同样可以抑制 cAMP 水平的药物如生长抑素类似物以及雷帕霉素靶蛋白（mTOR）活性抑制剂（西罗莫司）暂时未得到治疗 ADPKD 有效的阳性结果[30, 31]。④肾脏相关症状的治疗。⑤肾外表现的治疗。⑥终末期肾脏病的治疗。

四、病例点评

本例患者 12 年前首次发生急性下后壁心肌梗死时，急诊冠脉造影结果提示右冠状动脉狭窄并呈扩张样改变，当时考虑患者为男性，合并吸烟、高血压、高脂血症等多种导致冠状动脉粥样硬化危险因素，考虑冠脉动脉粥样硬化为患者发生 CAE 的主要原因。患者当时行腹部超声已提示多囊肾，但由于当时对 ADPKD 这一疾病认识不足，未将多囊肾与 CAE 联系到一起。出院后患者依从性不佳，自行停用所有冠心病二级预防用药，并且未改善不良生活方式，导致冠状动脉粥样硬化程度进一步加重，此次再次因急性冠状动脉综合征（acute coronary syndrome，ACS）入院。此次入院后复查冠脉造影亦提示患者冠状动脉粥样硬化狭窄及冠脉扩张程度均较前加重。同时对患者肾脏进行进一步影像学评估（病例 3 图 4），并完善了基因检测，明确了 ADPKD 疾病的诊断。

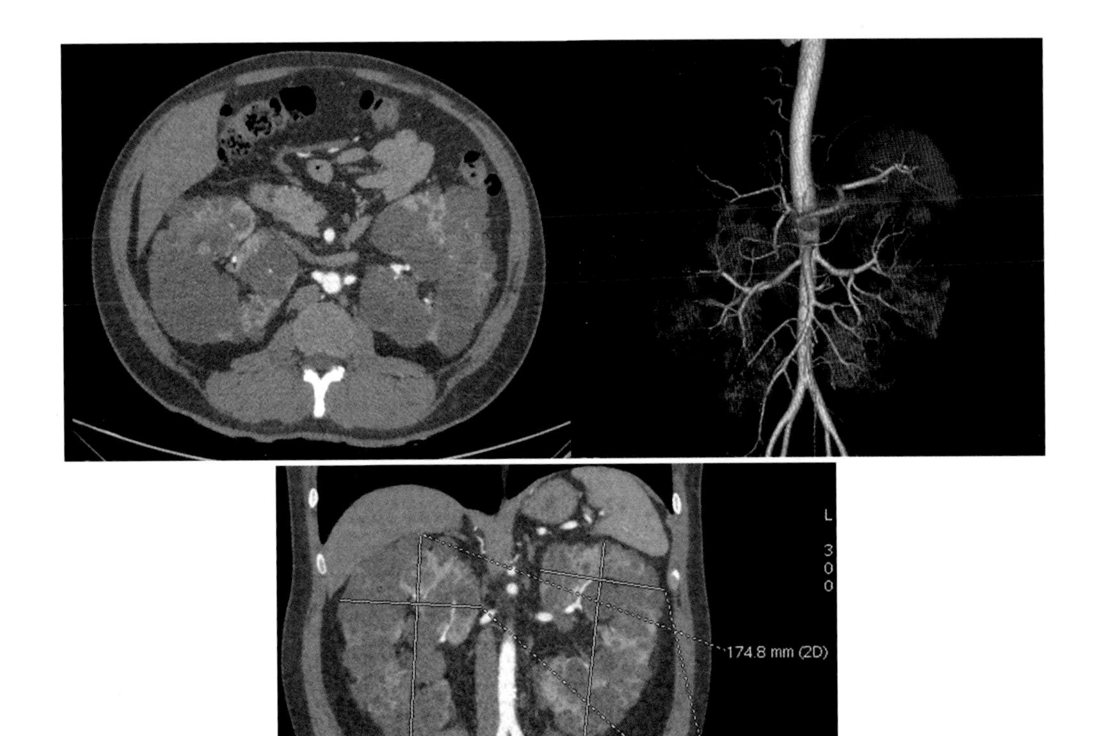

病例3图4　肾脏CT影像

冠心病合并CAA和CAE的患者很常见，但ADPKD患者合并CAA或CAE较为少见，仅见于个案报道。2016年的一篇系统性综述回顾22项研究中的23名ADPKD合并CAA的患者，其中7名患者患有冠状动脉夹层，16名患者患有冠状动脉瘤；大多数患者都有心肌梗死或心绞痛的症状；冠状动脉夹层以女性和左前降支病变为主，特征与非ADPKD患者相似，但中位诊断年龄低于预期（41岁vs 50岁）；冠状动脉瘤以男性和右冠状动脉为主，但与非ADPKD患者相比，中位诊断年龄较低（44岁），多血管病变发生率较高[32]。ADPKD患者PKD基因的缺陷可能导致血管平滑肌和肌成纤维细胞异常[33]。PKD基因编码的多囊蛋白在维持血管壁完整性方面发挥重要作用，其功能障碍可能导致血管内皮功能、血管张力及血管完整性都受到影响[34]。这些病理生理异常是PKD基因突变可能导致冠状动脉扩张的原因。

针对该例患者，考虑其冠状动脉瘤样扩张是在ADPKD基础上合并冠状动脉粥样硬化所致，首先PKD基因缺陷可能造成血管壁完整性的破坏，再此基础上患者又合并冠心病的多种危险因素，加速动脉粥样硬化进程而导致 CAE 进一步加重。遗憾的是，目前对于 ADPKD 合并 CAE 的患者，尚缺乏有针对性的靶向治疗手段。

本病例提示我们，对于遗传性多囊肾的患者，我们应想到其可能存在冠状动脉受累，同时冠脉影像学提示 CAE 或者 CAA 的年轻患者，需警惕其可能存在遗传性多囊肾等疾病，需仔细询问家族史，必要时完善肾脏影像学检查及基因检测。

（病例撰写：朱　玓　中国医学科学院阜外医院）
（点评专家：娄　莹　中国医学科学院阜外医院）

参考文献

[1]Swaye PS，Fisher LD，Litwin P，et al.Aneurysmal coronary artery disease[J].Circulation，1983，67（1）：134-138.

[2]Krü ger D，Stierle U，Herrmann G，et al.Exercise-induced myocardial ischemia in isolated coronary artery ectasias and aneurysms （dilated coronopathy）[J].J Am Coll Cardiol，1999，34（5）：1461-1470.

[3]Luo Y，Tang J，Liu X，et al.Coronary artery aneurysm differs from coronary artery ectasia：angiographic characteristics and cardiovascular risk factor analysis in patients referred for coronary angiography[J].angiology，2017，68（9）：823-830.

[4]Markis JE，Joffe CD，Cohn PF，et al.Clinical significance of coronary arterial ectasia[J].Am J Cardiol，1976，37（2）：217-222.

[5]Maehara A，Mintz GS，Ahmed JM，et al.An intravascular ultrasound classification of angiographic coronary artery aneurysms[J].Am J Cardiol，2001，88（4）：365-370.

[6]Elahi MM，Dhannapuneni RV，Keal R.Giant left main coronary artery aneurysm with mitral regurgitation[J].Heart，2004，90（12）：1430.

[7]Devabhaktuni S，Mercedes A，Diep J，et al.Coronary artery ectasia-a review of current literature[J].Curr Cardiol Rev，2016，12（4）：318-323.

[8]Zhu X，Zhou Q，Tong S，et al.Challenges and strategies in the management of coronary artery aneurysms[J].Hellenic J Cardiol，2021，62（2）：112-120.

[9]Kawsara A，Nú ñez Gil IJ，Alqahtani F，et al.Management of coronary artery aneurysms[J].JACC Cardiovasc Interv，2018，11（13）：1211-1223.

[10]Nichols L，Lagana S，Parwani A.Coronary artery aneurysm：a review and hypothesis

regarding etiology[J].Arch Pathol Lab Med，2008，132（5）：823–828.

[11]Manginas A，Cokkinos DV.Coronary artery ectasias：imaging，functional assessment and clinical implications[J].Eur Heart J，2006，27（9）：1026–1031.

[12]Doi T，Kataoka Y，Noguchi T，et al.Coronary artery ectasia predicts future cardiac events in patients with acute myocardial infarction[J].arterioscler thromb vasc biol，2017，37（12）：2350–2355.

[13]乔树宾，崔锦钢，蒋晓威，等.冠状动脉扩张症的新分型及临床意义[J].中华心血管病杂志，2018，46（10）：756–759.

[14]管浩，崔锦钢，胡奉环，等.冠状动脉扩张症患者的临床特征及新分型指导介入治疗的效果观察[J].中国循环杂志，2021，36（2）：6.

[15]Singh SK，Goyal T，Sethi R，et al.Surgical treatment for coronary artery aneurysm：a single–centre experience[J].Interact Cardiovasc Thorac Surg，2013，17（4）：632–636.

[16]Cornec–Le Gall E，Alam A，Perrone RD.Autosomal dominant polycystic kidney disease[J].Lancet，2019，393（10174）：919–935.

[17]Cornec–Le Gall E，Torres VE，et al.Genetic complexity of autosomal dominant polycystic kidney and liver diseases[J].J Am Soc Nephrol，2018，29（1）：13–23.

[18]Porath B，Gainullin VG，Cornec–Le Gall E，et al.Mutations in GANAB，encoding the glucosidase Ⅱ α subunit，cause autosomal–dominant polycystic kidney and liver disease[J].Am J Hum Genet，2016，98（6）：1193–1207.

[19]Hogan MC，Abebe K，Torres VE，et al.Liver involvement in early autosomal–dominant polycystic kidney disease[J].Clin Gastroenterol Hepatol，2015，13（1）：155–164，e6.

[20]Perrone RD，Malek AM，Watnick T.Vascular complications in autosomal dominant polycystic kidney disease[J].Nat Rev Nephrol，2015，11（10）：589–598.

[21]常染色体显性多囊肾病临床实践指南专家委员会，薛澄，李林，等.中国常染色体显性多囊肾病临床实践指南（第二版）[J].临床肾脏病杂志，2019，19（4）：9.

[22]Irazabal MV，Rangel LJ，Bergstralh EJ，et al.CRISP Investigators.Imaging classification of autosomal dominant polycystic kidney disease：a simple model for selecting patients for clinical trials[J].J Am Soc Nephrol，2015，26（1）：160–172.

[23]Cornec–Le Gall E，Audré zet MP，Rousseau A，et al.The PROPKD score：a new algorithm to predict renal survival in autosomal dominant polycystic kidney disease[J].J

Am Soc Nephrol，2016，27（3）：942-951.

[24]Chapman AB，Devuyst O，Eckardt KU，et al.Autosomal-dominant polycystic kidney disease （ADPKD）：executive summary from a kidney disease：improving global outcomes （KDIGO） controversies conference[J].Kidney Int，2015，88（1）：17-27.

[25]Schrier RW，Abebe KZ，Perrone RD，et al.Blood pressure in early autosomal dominant polycystic kidney disease[J].N Engl J Med，2014，371（24）：2255-2266.

[26]Torres VE，Abebe KZ，Chapman AB，et al.Angiotensin blockade in late autosomal dominant polycystic kidney disease[J].N Engl J Med，2014，371（24）：2267-2276.

[27]Torres VE，Chapman AB，Devuyst O，et al.Tolvaptan in patients with autosomal dominant polycystic kidney disease[J].N Engl J Med，2012，367（25）：2407-2418.

[28]Torres VE，Chapman AB，Devuyst O，et al.Tolvaptan in Later-Stage autosomal dominant polycystic kidney disease[J].N Engl J Med，2017，377（20）：1930-1942.

[29]Chebib FT，Perrone RD，Chapman AB，et al.A practical guide for treatment of rapidly progressive ADPKD with tolvaptan[J].J Am Soc Nephrol，2018，29（10）：2458-2470.

[30]Caroli A，Perico N，Perna A，et al.Effect of longacting somatostatin analogue on kidney and cyst growth in autosomal dominant polycystic kidney disease （ALADIN）：a randomised，placebo-controlled，multicentre trial[J].Lancet，2013，382（9903）：1485-1495.

[31]Serra AL，Poster D，Kistler AD，et al.Sirolimus and kidney growth in autosomal dominant polycystic kidney disease[J].N Engl J Med，2010，363（9）：820-829.

[32]Neves JB，Rodrigues FB，Lopes JA.Autosomal dominant polycystic kidney disease and coronary artery dissection or aneurysm：a systematic review[J].Ren Fail，2016，38（4）：493-502.

[33]Chiha J，Rangan GK，Chapman JR，et al.Autosomal dominant polycystic kidney disease （ADPKD） is associated with coronary arterial dilatation in end-stage renal failure patients[J].Clin Kidney J，2012，5（1）：41-43.

[34]Qian Q，Li M，Cai Y，et al.Analysis of the polycystins in aortic vascular smooth muscle cells[J].J Am Soc Nephrol，2003，14（9）：2280-2287.

病例4　肺栓塞合并中度贫血

一、病历摘要

（一）病史介绍

主诉：患者女性，59 岁，因“间断胸闷、心悸 17 小时”于 2023 年 7 月 28 日入院。

现病史：患者于入院前 17 小时（2023-07-27 17 时左右）无明显诱因感胸闷、心悸，伴大汗，无胸痛、呼吸困难，无恶心、呕吐，无腹痛，无头晕、头痛、黑矇、晕厥，后就诊于我院急诊（21：27），测血压 191/89mmHg，脉率 80 次 / 分，予硝苯地平缓释片及卡托普利口服，复测（22：50）血压 146/82mmHg，脉率 73 次 / 分，完善化验检查提示“D- 二聚体 2.22mg/L，血气分析（未吸氧）提示 pH 7.42，$PaCO_2$ 37mmHg，PaO_2 90mmHg，BE -0.5mmol/L”。双下肢深静脉 B 超提示“双侧小腿肌间静脉血栓形成”，肺动脉 CTA（CTPA）提示“右肺上叶前段动脉管腔内充盈缺损，考虑肺栓塞可能性”，考虑诊断为“肺栓塞”，予那屈肝素钙 0.4ml 即刻皮下注射。为进一步诊治以“急性肺栓塞”收入我科。患者自发病以来，精神、食欲可，长期睡眠欠佳。小便如常，既往有痔出血病史，半个月前曾有痔出血 2 日，为厕纸带血，此后未再便血或厕纸带血。自诉今年 5 月感染新型冠状病毒后体重下降约 2kg，近期体重无明显变化。

既往史：①患者家住五层，3 年前步行至一层时无明显诱因出现胸闷、心悸、出汗，伴乏力，后步行至家中摔倒，被家属发现，全程意识清晰，无大小便失禁，无抽搐，但一直存在乏力，后就诊于当地医院，行“颅脑 MRI、冠状动脉造影”未见明显异常，发现缺铁性贫血（自诉血红蛋白最低 40g/L，具体不详），予补铁治疗半年，后未复查血红蛋白水平，平素活动偶有乏力。2023-07-27 于我院急诊内科化验提示血红蛋白 67g/L。② 20 年前曾行胃镜检查，考虑“胃炎”，曾应用“胃舒平（复方氢氧化铝片）”，每年定期检测幽门螺旋杆菌（HP）均为阴性。③间断血压升高 3 年，最高血压 190/100mmHg，平素未用药，未监测血压。余无特殊。

个人史：否吸烟、饮酒史。

婚育史：无特殊，51 岁绝经。

家族史：父亲及母亲均患高血压，否认其他家族性遗传病史。

（二）体格检查

体温 36.5 ℃，脉搏 72 次 / 分，呼吸 18 次 / 分，血压 127/76mmHg，身高 164cm，体重 61kg，BMI 23.10。神清，精神可，贫血貌，双侧颈部血管未闻及血管杂音，双肺听诊呼吸音粗，未闻及明显干湿性啰音，心率 72 次 / 分，律齐，各瓣膜区未闻及明显杂音及额外心音，腹软，全腹无压痛，未触及包块，肠鸣音 4 次 / 分，双下肢无水肿。

（三）辅助检查

2023 年 7 月 27 日化验检查：急诊高敏肌钙蛋白 I（hs-TnI）3.9ng/L（参考值 < 17.5ng/L）。急诊生化常规：LDL-C 3.5mmol/L。急诊心电图（21：45）：窦性心律，心率 75 次 / 分，大致正常心电图（病例 4 图 1）。急诊双下肢血管 B 超：双侧小腿肌间静脉血栓形成（病例 4 图 2）。急诊颅脑 CT：CT 平扫未见异常，必要时复查或 MRI 检查。急诊 CTPA：右肺上叶前段动脉管腔内充盈缺损，考虑肺栓塞可能性大。左肺下叶外基底段动脉局部管腔内密度略减低，建议复查（病例 4 图 3）。

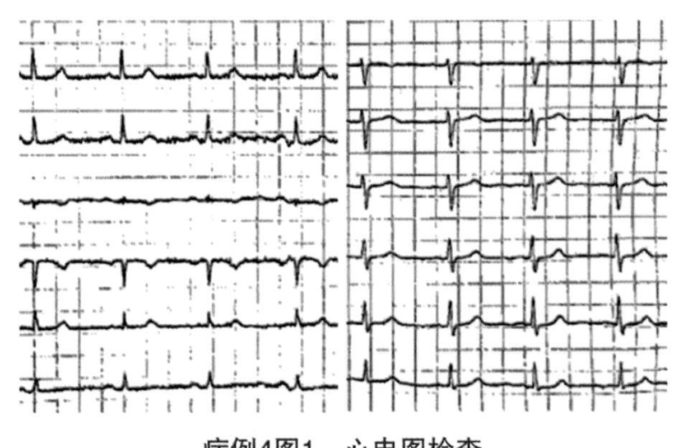

病例4图1　心电图检查

窦性心律，心率 75 次 / 分，大致正常心电图（2023-07-27 21：45）；导联 Ⅰ、Ⅱ、Ⅲ、aVR、aVL、aVF；V_1 ~ V_6

2023 年 7 月 28 日化验检查：急诊血气分析（未吸氧，00：15）：pH 7.42，$PaCO_2$ 37mmHg，PaO_2 90mmHg，血红蛋白 74g/L，BE -0.5mmol/L，乳酸 0.8mmol/L，SpO_2 97.9%。入室血气分析（未吸氧，11：08）：pH 7.48，$PaCO_2$ 39mmHg，PaO_2 98mmHg，血红蛋白 69g/L，BE 5.2mmol/L，乳酸 1.9mmol/L，SpO_2 97.9%。入室 B 型钠尿肽（BNP）：52pg/ml。入室心电图（10：59）：窦性心律，心率 72 次 / 分，大致正常心电图（病例 4 图 4）。超声心动图：二尖瓣关闭不全（轻度），三尖瓣关闭不

全（轻度），LVEF 61%。

2023年07月30日复查：血气分析（未吸氧，05：21）：pH 7.43，$PaCO_2$ 38mmHg，PaO_2 95mmHg，血红蛋白 78g/L，BE 1.0mmol/L，乳酸 0.5mmol/L，SpO_2 98.1%。

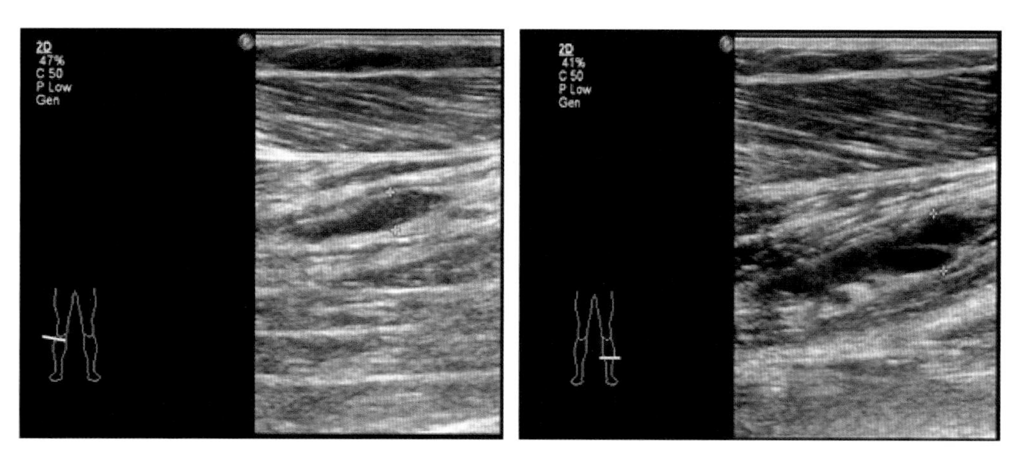

病例4图2　双下肢血管B超：双侧小腿肌间静脉血栓形成

左图：右侧小腿肌间静脉血栓形成；右图：左侧小腿肌间静脉血栓形成

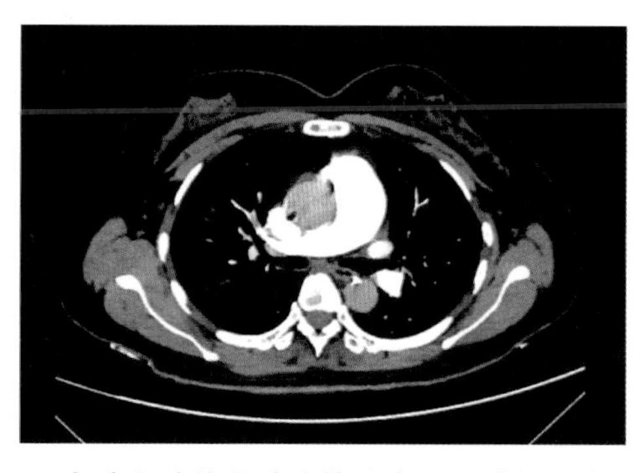

病例4图3　CTPA：右肺上叶前段动脉管腔内充盈缺损，考虑肺栓塞可能性大

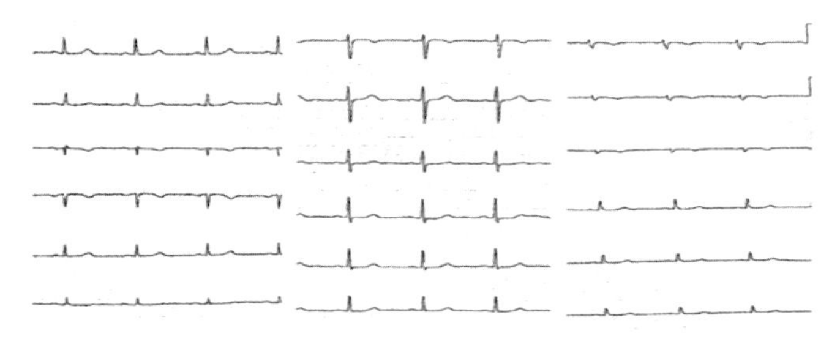

病例4图4　心电图：窦性心律，心率71次/分，大致正常心电图（2023-07-28 10：59）

图示导联：Ⅰ、Ⅱ、Ⅲ、aVR、aVL、aVF；$V_1 \sim V_6$；$V_{3R} \sim V_{5R}$、$V_7 \sim V_9$

（四）临床诊断

1. 初步诊断　肺栓塞。

2. 其他诊断　下肢肌间静脉血栓形成，缺铁性贫血、中度贫血，高脂血症，原发性高血压？痔疮。

3. 鉴别诊断　患者因心悸、胸闷来诊。心悸、胸闷原因需鉴别：

（1）心绞痛：频繁发作的位于胸骨上、中段之后的压榨性或窒息性疼痛，由劳累、情绪激动、受寒、饱食等诱发，时限短（1 ~ 5 分钟或 15 分钟以内），服用硝酸甘油显著缓解，心电图无变化或暂时性 ST 段和 T 波变化。患者心肌损伤标志物阴性，但心悸、胸闷与活动相关，不能除外心绞痛，分析原因可能有二：①冠状动脉粥样硬化所致：化验提示患者存在高脂血症，有高血压家族史，既往间断血压升高病史，不能除外合并原发性高血压，高脂血症、高血压均为冠心病危险因素，且患者为绝经后女性，需警惕合并冠状动脉粥样硬化。但既往曾行冠状动脉造影且自诉“未见明显异常”，待病情相对平稳必要时可完善冠状动脉造影检查明确冠状动脉血管情况；②中度贫血所致心肌氧供氧需失衡：患者急诊化验提示中度贫血，入院复查血红蛋白为 65g/L，仍为中度贫血，贫血可引起心肌氧供氧需失衡引起心绞痛症状，故需警惕。

（2）其他疾病如急性心包炎：尤其是急性非特异性心包炎可有较剧烈而持久的心前区疼痛。心包炎的疼痛与发热同时出现，呼吸和咳嗽时加重，早期即有心包摩擦音，后者和疼痛在心包腔出现渗液时均消失；全身症状一般不如心肌梗死严重；心电图除 aVR 外，其余导联均有 ST 段弓背向下的抬高，T 波倒置，无异常 Q 波出现。该患者表现与之不符，暂不考虑。

（3）急性胰腺炎、消化性溃疡穿孔、急性胆囊炎、胆石症等急腹症，一般多表现为上腹部疼痛，患者表现与之不符，暂不考虑。

二、诊治经过

入院后完善相关辅助检查，根据患者间断胸闷、心悸症状，同时凝血七项提示 D- 二聚体升高，双下肢血管 B 超提示双下肢肌间静脉血栓形成，CTPA 提示肺栓塞，考虑肺栓塞明确。结合患者血流动力学相对平稳（无休克或低血压），化验提示高敏肌钙蛋白 I 及 BNP 等心脏生物学标志物无明显升高，且超声心动图未见右心室功能不全表现，根据《肺血栓栓塞症诊治与预防指南 2018 版》[1]，考虑危险分层为低危。治疗上继续低分子肝素抗凝治疗。但由于患者存在中度贫血，抗凝治疗如引起急性出血会造成血红蛋白进一步下降，严重时可危及生命，因此仅予那曲肝素 0.6ml、1 次 / 日皮下注射，复查血气分析无明显低氧血症，病情相对平稳于 2023 年 7 月 31 日转至普通病房，完善核医学肺通气 – 灌注显像提示“右肺上叶前段局部灌注功能受损、通气功能正常，结合病史，考虑亚肺段性肺栓塞可能性大”（病例 4 图 5），与 CTPA 结果一致，继续抗凝治疗。因出血风险高，住院期间调整为利伐沙班 15mg、1 次 / 日口服；贫血方面：入院后复查血红蛋白 65g/L，且为小细胞低色素性贫血，结合病史考虑为缺铁性贫血。因抗凝治疗，入室当日予悬浮红细胞 2U 输注，同时输注蔗糖铁 100mg，第 2 日复查血红蛋白升至 76g/L，请血液内科会诊考虑贫血、缺铁性贫血，排除出血性疾病，建议琥珀酸亚铁 0.2g、1 次 / 日口服补铁，注意血红蛋白正常后仍需继续服用 1 ~ 2 月；监测血红蛋白变化，必要时输血治疗；完善抗内因子抗体、抗壁细胞抗体、人胃蛋白酶原（pepsinogen，PG）Ⅰ、Ⅱ测试，排除自身免疫性胃炎，血液内科随诊。转入普通病房后化验提示 PG Ⅰ 30.2ng/ml，PG Ⅱ 22.50ng/ml，PG Ⅰ /PG Ⅱ 1.34，完善胃镜提示慢性萎缩性胃炎（胃体＋胃底，病例 4 图 6），予奥美拉唑肠溶胶囊 20mg、1 次 / 日口服治疗。后患者病情相对平稳，于 2023 年 8 月 5 日出院，出院前复查血红蛋白为 93g/L。

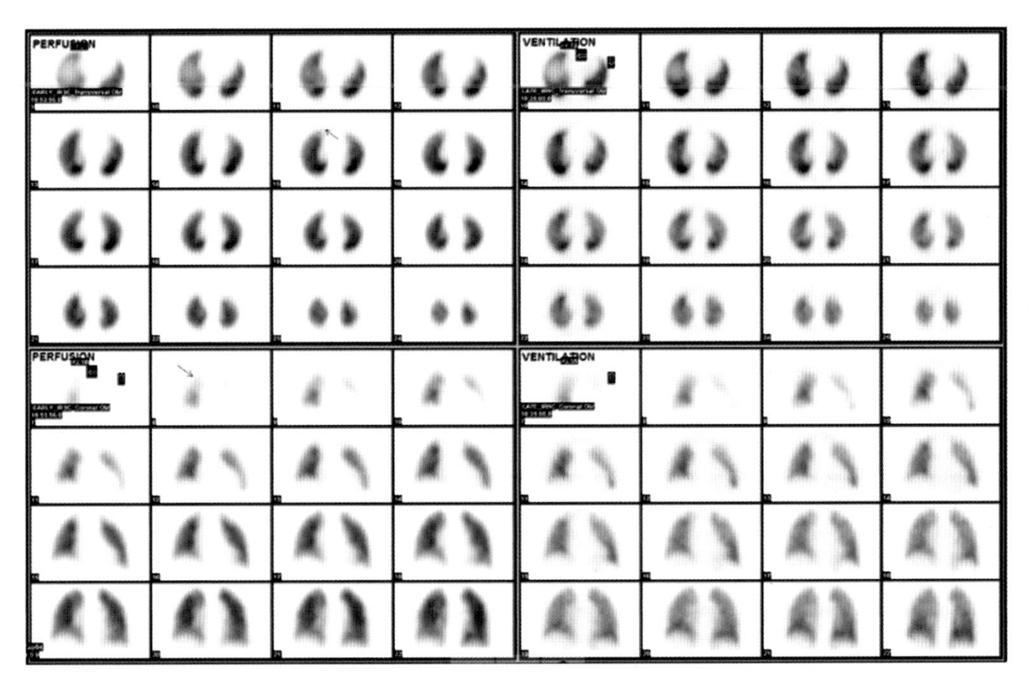

病例4图5　核医学肺通气灌注显像

右肺上叶前段局部灌注功能受损、通气功能正常，结合病史，考虑亚肺段性肺栓塞可能性大

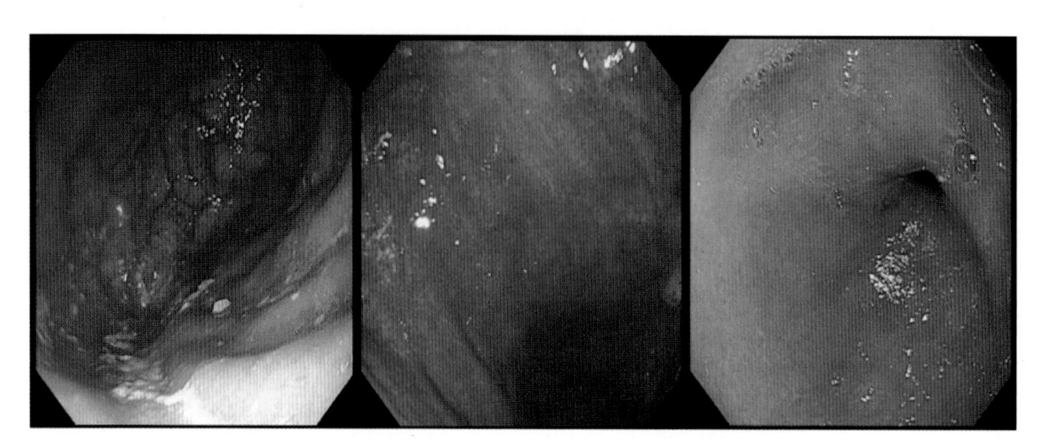

病例4图6　胃镜（胃体+胃底）：慢性萎缩性胃炎

左图：胃底：黏液池清亮，黏膜变薄；中图：胃体：黏膜整齐，黏膜变薄，大弯侧为著；右图：胃窦：红白相间，以红为主

三、病例讨论

1．关于肺栓塞诊断、治疗及静脉血栓栓塞症常见的危险因素　根据《肺血栓栓塞症诊治与预防指南2018版》[1]，患者已行包括CTPA、核素肺通气/灌注（V/Q）显像等肺血栓栓塞症确诊相关影像学检查；已行深静脉血栓形成确诊影像学检查，如加压静脉超声。CTPA提示“右肺上叶前段动脉管腔内充盈缺损，考虑肺栓塞可能性大。”，核医学肺通气灌注显像提示“右肺上叶前段局部灌注功能受损、通气功能正常，结合病史，考虑亚肺段性肺栓塞可能性大。”且CTPA和核医学肺通气灌注显像结果匹配。双下肢血管B超提示“双侧小腿肌间静脉局部管腔增宽，较宽处约0.7cm（左）、0.6cm（右），管腔内见低回声充填，未见明显血流。余双侧下肢深静脉管壁光滑，腔内未见明显异常回声，加压探头管腔变扁，血流通畅”。求因相关检查包括易栓症筛查、抗磷脂抗体谱检测、肿瘤标志物等，均为阴性。患者血型为O型，暂无遗传性危险因素；获得性危险因素方面，暂不支持血液高凝状态常见原因、暂无血管内皮损伤原因及静脉血流淤滞原因，可疑操作为2周前在社区进行“经络按摩”。

危险分层方面：结合患者急诊血压191/89mmHg，心率75次/分，入室血压127/76mmHg，心率72次/分，提示血流动力学相对平稳（无休克或低血压）；急诊及入室化验提示高敏肌钙蛋白I（3.9ng/L）及BNP（52pg/ml）等心脏生物学标志物无明显升高；且超声心动图提示二尖瓣关闭不全（轻度）、三尖瓣关闭不全（轻度），未见右心室功能不全表现，根据《肺血栓栓塞症诊治与预防指南2018版》[1]，考虑危险分层为低危。

治疗上，患者为亚段肺栓塞，目前亚段肺栓塞如合并静脉血栓栓塞症的复发或进展危险因素应进行抗凝治疗[1]。该患者存在住院这一静脉血栓栓塞症的进展危险因素，因此需行抗凝治疗。患者血流动力学相对稳定，在充分抗凝基础上予以尽早下床活动，转入普通病房后监测不吸氧时外周血氧饱和度，安静状态下为 98%，活动后（在病房走路约 10 分钟后测量）为 99%（均未吸氧）。由于患者存在中度贫血，既往有痔出血病史，为抗凝治疗的出血高危因素。为警惕出血风险，因此低分子肝素抗凝治疗仅予每日一次治疗，监测患者 D- 二聚体存在波动，并非呈持续下降趋势，可能与此相关。且调整为新型口服抗凝药物（NOACs）治疗时，也为利伐沙班 15mg、1 次 / 日，而非指南推荐的 15mg、2 次 / 日。

2. 关于患者贫血原因　患者化验提示为小细胞低色素性贫血，入院后给予输注蔗糖铁 100mg 一次，次日复查贫血七项未见铁缺乏（铁 65.2μmol/L），考虑不除外与输注蔗糖铁相关。根据《铁缺乏症和缺铁性贫血诊治和预防的多学科专家共识（2022 年版）》[2]，铁缺乏症和缺铁性贫血的病因包括生理性及病理性两方面：生理性缺铁常见于需要增加及摄入不足；病理情况下的铁缺乏症包括吸收不良、慢性失血等，慢性炎症时铁调素水平增高，铁吸收减少，引起铁缺乏症和缺铁性贫血。该患者否认挑食，否认长期素食（饮食中铁含量低），否认饮浓茶、浓咖啡（抑制铁吸收），且为绝经后女性，不存在生理性缺铁因素。但患者经检查存在萎缩性胃炎、肛门失血（痔疮出血）等绝对性铁缺乏症常见病因，既包括吸收不良因素（萎缩性胃炎），也包括慢性失血因素（肛门失血）。

铁缺乏症和缺铁性贫血诊断标准要求符合第 1 条和第 2 ～ 6 条中的任何两条以上可以诊断。即：①血常规提示血红蛋白降低，男性患者血红蛋白＜ 120g/L，女性患者血红蛋白＜ 110g/L，红细胞呈小细胞、低色素性；②有明确的缺铁病因和临床表现（如乏力、头晕、心悸等）；③血清铁蛋白（SF）＜ 15μg/L，感染或合并慢性炎症患者（除外慢性肾功能不全、心力衰竭）SF ＜ 70μg/L；转铁蛋白饱和度（TSAT）＜ 0.15；血清铁＜ 8.95μmol/L，总铁结合力（TIBC）＞ 64.44μmol/L；可溶性转铁蛋白受体（sTfR）＞ 26.50nmol/L（2.25mg/L）；④骨髓铁染色显示骨髓小粒可染铁消失，铁粒幼细胞＜ 15%；⑤红细胞游离原卟啉（FEP）＞ 0.90μmol/L（全血），锌原卟啉（ZPP）＞ 0.96μmol/L（全血）；⑥补铁治疗有效。本患者铁蛋白为 22.5ng/ml，血清铁为 65.2μmol/L，总铁结合力为 69μmol/L，计算转铁蛋白饱和度为 0.94，可溶性转铁蛋白受体（sTfR）为 63.1nmol/L。符合第 1、2、6 条标准，考虑仍为铁缺乏症和缺铁性贫血。

据文献报道，约1/3的男性和绝经后的女性出现缺铁性贫血时存在基础疾病，最常见于消化系统的疾病[3]。消化系统的出血、炎症、肿瘤性疾病及慢性炎症或慢性腹泻均可以导致铁吸收障碍，引发铁缺乏症和缺铁性贫血[4]。铁在消化道的吸收有赖于胃酸将 Fe^{3+} 转化为可吸收的 Fe^{2+}，因此可引起胃酸分泌不足的疾病，如慢性萎缩性胃炎（包括自身免疫性胃炎）、胃大部切除、减重手术及长期服用质子泵抑制剂时，均可能造成缺铁性贫血[2]。

该患者既往曾行胃镜检查诊断“胃炎”，通过化验筛查提示PG Ⅰ和PG Ⅰ/PG Ⅱ比值下降，最终胃镜检查明确为慢性萎缩性胃炎。根据《中国慢性胃炎诊治指南（2022年，上海）》[5]，PG检测诊断萎缩者，以及PG检测虽诊断萎缩阴性、但PG Ⅰ/PG Ⅱ比值较低者，均有较高的胃癌发生风险，应进一步进行胃镜检查。国内推荐在胃癌高发区筛查采用PG Ⅰ ≤ 70μg/L且PG Ⅰ/PG Ⅱ比值 ≤ 7的标准。PG水平反映黏膜的分泌功能状态，PG Ⅰ、PG Ⅱ和胃泌素–17的检测有助于判断胃黏膜萎缩和萎缩部位，是筛查萎缩性胃炎的非侵入性方法。当胃黏膜萎缩时，PG Ⅰ和PG Ⅱ水平下降，PG Ⅰ水平下降更明显，因而PG Ⅰ/PG Ⅱ比值随之降低。PG测定有助于判断萎缩的范围，胃体萎缩者PG Ⅰ和PG Ⅰ/PG Ⅱ比值降低，血清胃泌素–17水平升高；胃窦萎缩者血清胃泌素–17水平降低，PG Ⅰ和PG Ⅰ/PG Ⅱ比值在正常参考值范围内；全胃萎缩者则血清胃泌素–17、PG Ⅰ和PG Ⅰ/PG Ⅱ比值均降低。此外，血清PG Ⅰ、PG Ⅱ、PG Ⅰ/PG Ⅱ比值联合抗HP抗体检测有助于胃癌风险分层和筛查。本患者在贫血查因过程中完善化验提示内因子抗体阴性，PG Ⅰ 30.2ng/ml，PG Ⅱ 22.50ng/ml，PG Ⅰ/PG Ⅱ 1.34，符合筛查标准，行 ^{13}C 呼气试验HP检测DOB值为0.99（阴性，DOB ≥ 4.0为阳性），虽未检测血清胃泌素–17，但行胃镜提示慢性萎缩性胃炎（胃体＋胃底），推测其血清胃泌素–17水平可能升高。

此外，患者存在内痔，痔出血也可引起慢性失血甚至急性失血，外科会诊意见考虑痔，予马应龙痔疮膏治疗，普外科门诊随诊，必要时行直肠镜检查。

四、病例点评

本病例为一中年女性，以肺栓塞合并中度贫血为主要临床表现，其肺栓塞诊断明确，合并下肢肌间静脉血栓形成，但存在中度贫血等抗凝出血风险因素，通过完善检查明确患者合并慢性萎缩性胃炎，胃酸分泌减少引起铁吸收障碍，同时合并痔出血。通过在院期间治疗，患者血红蛋白较前回升，且 D- 二聚体水平较前下降，提示治疗有效。作为心血管内科医生，不仅要熟知本专业相关知识，更要兼顾其他专业知识，从整体角度治疗患者。

（病例撰写：陈　璐　首都医科大学附属北京同仁医院）
（点评专家：郭彩霞　首都医科大学附属北京同仁医院）

参考文献

[1]中华医学会呼吸病学分会肺栓塞与肺血管病学组，中国医师协会呼吸医师分会肺栓塞与肺血管病工作委员会，全国肺栓塞与肺血管病防治协作组.肺血栓栓塞症诊治与预防指南[J].中华医学杂志，2018，98（14）：1060-1087.

[2]中华医学会血液学分会红细胞疾病（贫血）学组.铁缺乏症和缺铁性贫血诊治和预防的多学科专家共识（2022年版）[J].中华医学杂志，2022，102（41）：3246-3256.

[3]Snook J，Bhala N，Beales I，et al.British society of gastroenterology guidelines for the management of irondeficiency anaemia in adults[J].Gut，2021，70（11）：2030-2051.

[4]Kumar A，Sharma E，Marley A，et al.Iron deficiencyanaemia：pathophysiology，assessment，practicalmanagement[J].BMJ Open Gastroenterol，2022，9（1）：e000759.

[5]中华医学会消化病学分会，中华医学会消化病学分会消化系统肿瘤协作组.《中国慢性胃炎诊治指南（2022年，上海）》中华消化杂志，2023，43（3）：145-175.

病例5　以反复晕厥为首发表现的系统性轻链型淀粉样变

一、病历摘要

（一）病史介绍

主诉：患者男性，56岁，因“晕厥2年，腹胀1年余，双下肢水肿3个月”于2022年1月11日入院。

现病史：患者于2020年7月16日打羽毛球时突发胸闷，伴咽部哽噎感，停止运动后约1分钟出现晕厥，发作时无大小便失禁，无四肢抽搐及面色苍白，持续1分钟后苏醒，醒后不能回忆，无恶心、呕吐、嗜睡等遗留症状，未予重视。2020年11月20日患者饱食后出现腹胀，伴排气、排便停止及呕吐胃内容物，就诊于当地医院，行腹部平片提示肠梗阻，腹部增强核磁未见占位性病变。2020年11月26日行剖腹探查＋肠粘连松解术＋腹腔清洁术，术后予禁食水、持续胃肠减压，症状减轻，但出院后仍间断有腹胀，多于进食有关，随诊外院考虑“动力性肠梗阻”，予莫沙必利口服后腹胀缓解。2021年5月起，患者无明显诱因出现双下肢水肿，由足踝逐渐蔓延至双侧胫前，伴活动耐量下降，快步走200米出现轻度胸闷、气短，无晨轻暮重，无眼睑水肿、无咳嗽咳痰、无尿量减少，夜间可平卧，于外院就诊。行超声心动图示：LA 43mm、LVEDD 43mm、EF 59%，E/A ＜ 1、E/e’ 18.1，IVS 14mm，TRV 2.6m/s、IVC 21mm，吸气变化率＜ 50%，超声诊断：先天性心脏病，Ⅱ孔型房间隔缺损，房间隔水平右向左分流；左房增大；左室壁增厚；轻度肺动脉高压（估测肺动脉收缩压43mmHg）；心包积液（少量）。冠状动脉CT检查未见冠脉有意义狭窄，无冠脉起源及分布异常。查抗核抗体谱、抗磷脂抗体谱及狼疮抗凝物阴性，行肾脏穿刺活检，送检组织病理回报轻度系膜增生性肾小球肾炎。外院诊断“肾病综合征，心功能不全”，予泼尼松30mg、1次/日，沙库巴曲缬沙坦钠片25mg、2次/日，辅以强化利尿、中成药护肾治疗后双下肢水肿缓解，活动耐量恢复如常。其后，患者激素规律降量（每两周减2.5mg，至2.5mg、每日1次维持），未规律随诊，2021年12月再次出现两次晕厥，均发生于活动过程中（快步走、打羽毛球等），性质大致同前。因诊断存在困难，患者于 2022 年 1 月 11 日就诊于我院。患者自起病以来，饮食、精神可，睡眠稍差，小便正常，自述近 2 年排便费力，间断有便秘（4 ~ 5 天 / 次），基线体重 75.0kg，双下肢水肿时曾有体重增加，最重为 85.0kg，目前为 76.0kg。

既往史：2021 年外院行腹部超声发现“胆囊炎”，无其他心血管相关危险因素，无神经肌肉疾病史。

个人史、婚育史、家族史：有吸烟史 20 年，约 5 ~ 10 支 / 日，未戒烟。无饮酒史，无心血管疾病家族史，直系亲属无猝死史。

（二）体格检查

体温 36.2℃，脉搏 60 次 / 分，呼吸 15 次 / 分，血压 106/74mmHg，双肺呼吸音清，未闻及干湿性啰音，无颈静脉怒张、皮肤巩膜黄染、舌体无胖大、皮肤黏膜未见瘀斑，正常心界，心率 60 次 / 分，节律规整，胸骨左缘第 3 ~ 4 肋间可闻及 2 ~ 3/6 级收缩期杂音，余各瓣膜听诊区未闻及额外心音及杂音，腹软，全腹无压痛及反跳痛，肠鸣音稍弱，约 1 ~ 2 次 / 分，肝剑突下约 3.5cm，脾轻度肿大，移动性浊音阴性，双下肢无水肿。正常生理反射存在，病理征未引出。

（三）辅助检查

患者入院后完善相关检查。

1. 常规检查　血常规：白细胞计数 6.58×10^9/L，中性粒细胞绝对值 3.51×10^9/L，血红蛋白 127.0g/L，血小板计数 135×10^9/L；尿常规、便常规＋ OB 未见异常；血生化：白蛋白 43.9g/L，丙氨酸氨基转移酶 11U/L，总胆红素 34.43μmol/L，直接胆红素 17.01μmol/L，碱性磷酸酶 106U/L，肌酐 71.34μmol/L，尿酸 474.67μmol/L，低密度脂蛋白胆固醇 2.34mmol/L。凝血功能：凝血酶原时间 14.1 秒，活化部分凝血活酶时间 36.8 秒，D- 二聚体未见异常升高。

2. 心脏相关评估　NT-proBNP 1216.0 → 2192pg/ml，cTnI 0.049ng/ml，cTnT 0.037ng/ml；心电图（病例 5 图 1）：窦性心律，心率 60 次 / 分，电轴右偏，一度房室传导阻滞，V_1 ~ V_4 导联 T 波倒置，完全性右束支传导阻滞。患者发作头晕、黑矇时曾查心电图提示窦性心动过缓（病例 5 图 2），心率 49 次 / 分。动态心电图：窦性心动过缓；平均心率 56 次，最慢心率 42 次 / 分（发生于 03：36）；间歇性二度窦房阻滞；一度房室传导阻滞；可见窦性停搏；房性早搏，偶见二联律，部分成对，短阵房性心动过速；可见交界性逸搏及逸搏夺获；偶见室性早搏；完全性右束支传导阻滞；部分 ST 段压低。超声心动图提示左心室壁增厚，双房增大，双室壁增厚，室间隔运动低平，有回声不均匀，三尖瓣大量反流。心肌增强核磁提示左室内膜下呈环形灌注减低，延迟强化扫描左室心肌可见内膜下为主环形粉尘样明显强化，大部累及肌间壁，室间隔及右室游离壁近透壁样强化（病例 5 图 3）。心脏评估具体结果详见病例 5 表 1。

3. 查因　血清蛋白电泳：总蛋白 68.7g/L，白蛋白 59.3%，α_1 球蛋白 4.5%，α_2 球蛋白 9.9%，γ 球蛋白 15.0%。血清免疫固定电泳：血清游离 λ 链 264.42mg/L，血清游离 κ 链 12.58mg/ml，血清游离 κ 链 / 血清游离 λ 链 0.0476。尿免疫固定电泳提示尿轻链 λ 型 M 蛋白（+）。血沉、C- 反应蛋白、抗核抗体谱、免疫球蛋白＋补体两项、免疫球蛋白 G 亚类、抗中性粒细胞胞质抗体、24 小时尿蛋白定量未见异常，外送血清 SAA 阴性。行腹部脂肪活检：常规苏木精 - 伊红染色可见均质淡粉染物沉积，刚果红染色阳性，符合淀粉样变性（病例 5 图 4）。患者进一步就诊于北京协和医院，行 ^{18}F-AV45 PET/CT 及 ^{68}Ga-FAPI PET/CT 提示（病例 5 图 5）：符合心脏淀粉样变征象；并伴成纤维细胞激活；心包积液少量积液；行骨髓穿刺＋活检，涂片活检及免疫分型示粒系中性分叶核细胞比例升高，占 31.50%，浆细胞比例升稍高，占 2.0%，红系细胞未见异常改变，巨核细胞及血小板不少。

病例5表1　患者入室心脏相关评估结果

检查项目	检查结果
心电图	入室：窦性心律，心率 60 次 / 分，电轴右偏，一度房室传导阻滞，V_1 ~ V_4 导联 T 波倒置，完全性右束支传导阻滞（病例 5 图 1） 发作头晕、黑矇：心电图提示窦性心动过缓，心率 49 次 / 分（病例 5 图 2）
实验室检查	NT-proBNP 1216.0pg/ml，cTnI 0.049ng/ml，cTnT 0.037ng/ml
动态心电图	窦性心动过缓；平均心率 56 次，最慢心率 42 次 / 分（发生于 03：36 安静休息时）；间歇性二度窦房阻滞；一度房室传导阻滞；可见窦性停博（最长 R-R 间期 2.98 秒，发生于 07：37）；房性期前收缩，偶见二联律，部分成对，短阵房性心动过速；可见交界性逸搏及逸搏夺获；偶见室性期前收缩；完全性右束支传导阻滞；部分 ST 段压低。
影像学检查 超声心动图	LA 52mm，LVEDD 44mm，IVS 16mm，LVPW 15mm，EF 52%，TRV 3.4m/s，左心室壁增厚，双房增大，双室壁增厚，室间隔运动低平，有回声不均匀，三尖瓣大量反流。 冠状动脉未见起源及走行异常，主要节段未见有明确意义的狭窄。
冠脉 CTA 心脏核磁	①心脏平扫核磁：室间隔及左室游离壁弥漫性增厚（室间隔中段最厚处 15 ~ 16mm），余室壁正常或高限，右室壁轻度增厚，肌小梁略增多。 ②心脏增强核磁：左室内膜下呈环形灌注减低，延迟强化扫描左室心肌可见内膜下为主环形粉尘样明显强化，大部累及肌间壁，室间隔及右室游离壁近透壁样强化（病例 5 图 3）。

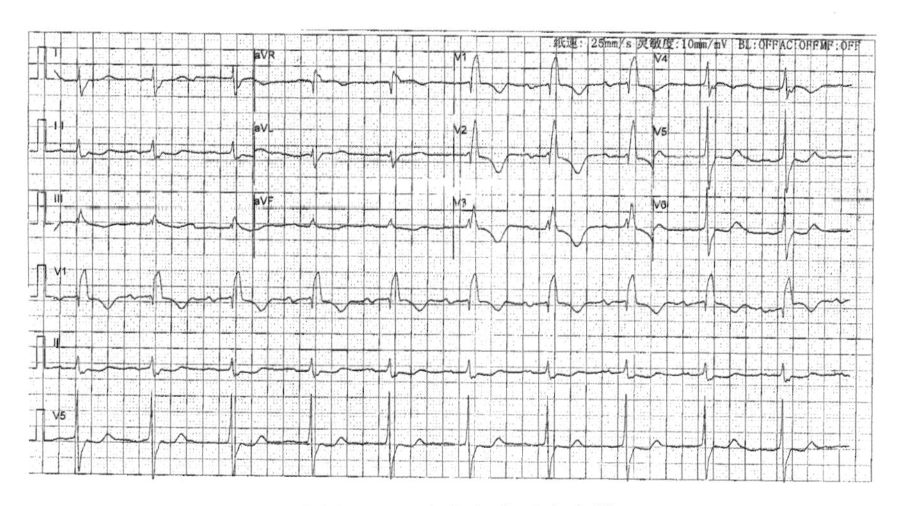

病例5图1　患者入室时心电图

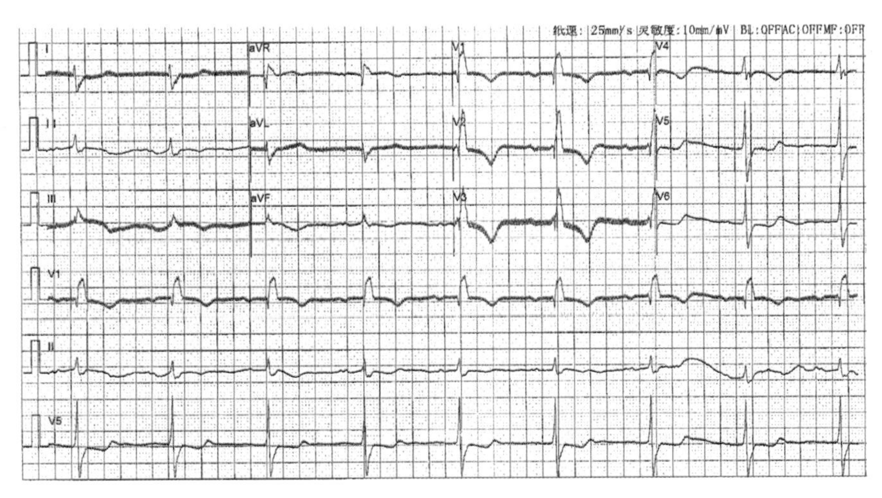

病例5图2　患者发作头晕、黑矇时心电图

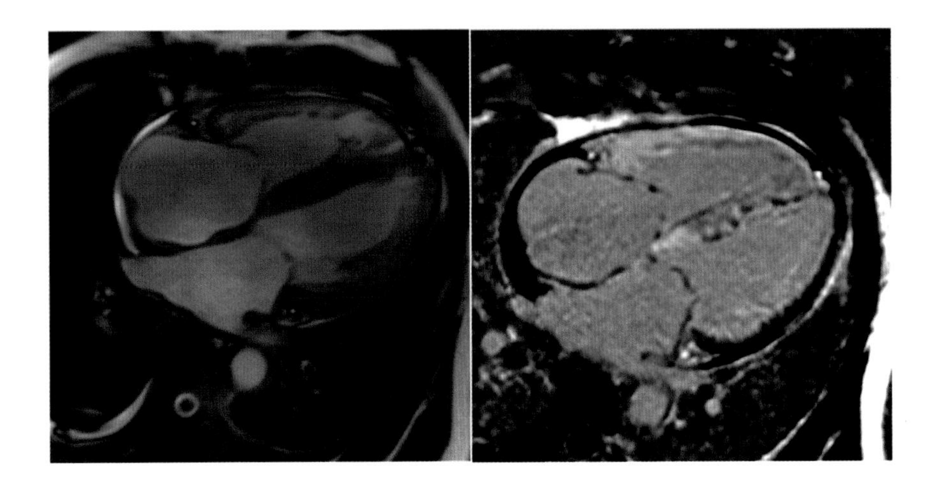

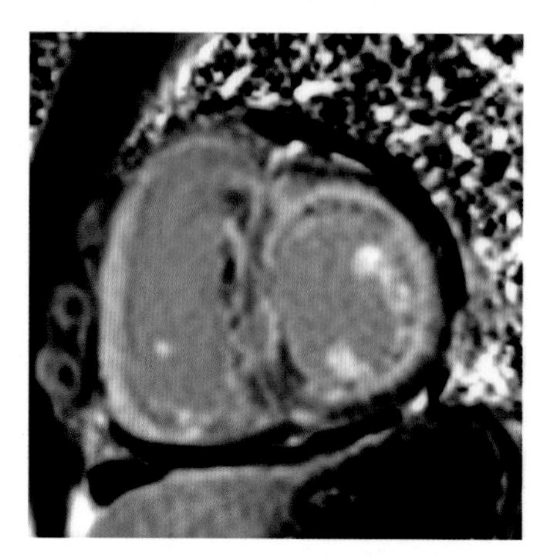

病例5图3 患者心脏核磁结果

A．心脏核磁平扫四腔心层面；B．四腔层面延迟增强；C．短轴层面延迟增强

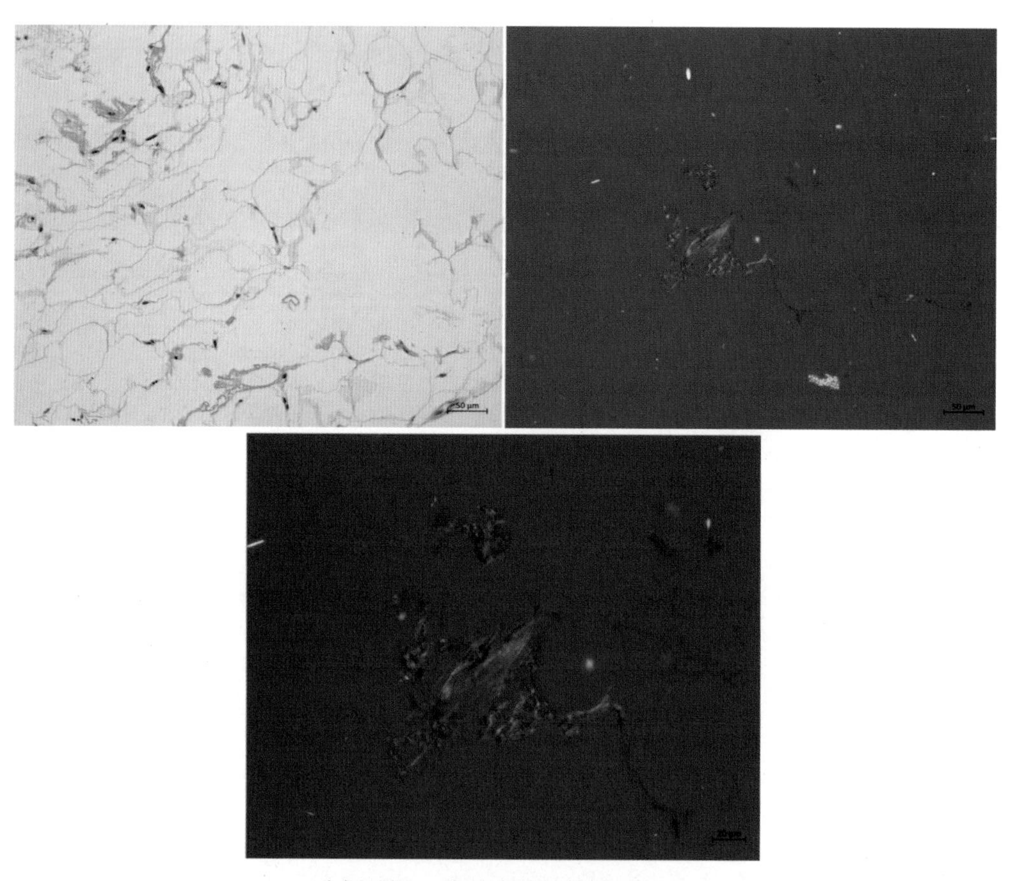

病例5图4 腹壁脂肪活检病理结果

组织病理染色：苏木精－伊红染色可见均质淡粉染物沉积（A：200×），刚果红染色阳性（B：200×，C：400×）

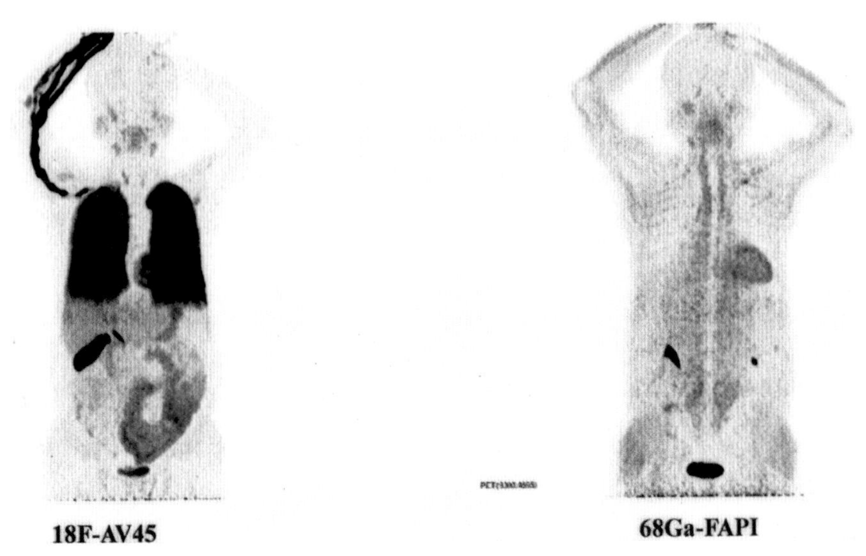

病例5图5　^{18}F-AV45 PET/CT及^{68}Ga-FAPI PET/CT（北京协和医院）

二、诊治经过

患者入院后予强化利尿、抗心衰治疗，因心电监护提示窦性心动过缓，心率最慢38次/分，未予β受体阻滞约。结合临床检查及辅助检查结果，诊断原发性系统性淀粉样变心脏受累，晕厥考虑缓慢性心律失常引起的心源性晕厥可能性大。2022年1月20日行双腔ICD植入（Iforia 7 DR-T），术后程控提示工作良好。自2022年4月起患者于北京协和医院行BMD方案化疗，具体方案为硼替佐米2.5mg第1、第8、第15天使用，左旋苯丙氨酸氮芥12mg第1～4天使用，地塞米松40mg第1、第8、第15、第22天使用，规律化疗6个月后休疗。治疗期间患者症状完全缓解，未再出现晕厥，日常生活及中度以下体育运动不受限制，多次行ICD程控提示AP 50%～60%，随访期间未见室速/室颤事件，自觉便秘好转，未再发生肠梗阻。末次于外院门诊随诊（2023-07-12）复查血/尿免疫固定电泳阴性，NT-proBNP 950pg/ml，评估病情达到器官缓解。

三、疾病介绍及病例讨论

本例患者临床以反复发作的晕厥起病，发作前有胸闷等前驱症状，病程中有肠梗阻和双下肢水肿，经影像学、实验室检查及组织病理活检诊断淀粉样变性。

淀粉样变性是由单克隆球蛋白轻链错误折叠形成淀粉样蛋白，沉积于组织器官，造成组织结构破坏并进行性进展的疾病，主要与克隆性浆细胞异常增生有关。

在目前确定的30余种前体蛋白中，有11种可以沉积于心肌、心血管、心内膜、瓣膜及心外膜，其中最常见的形式是免疫球蛋白来源的轻链（light chain，AL）和转甲状腺素[1]。AL型淀粉样变在2018年进入我国《第一批罕见病目录》，该病在欧美国家的患病率约在9 ~ 14例/百万人年[2]，我国目前尚缺乏相关流行病学统计结果。血清、尿免疫固定电泳结合血清游离轻链测定是系统性淀粉样的重要筛查试验，其灵敏度可高达99%，本例患者血清/尿免疫固定电泳均提示轻链 λ 型M蛋白，符合AL型淀粉样变性的表现。

心肌淀粉样变性（Cardiac Amyloidosis，CA）是由心肌细胞外基质中不溶性淀粉样蛋白质基质沉积所致，可引起进行性心力衰竭及各种心律失常。心脏是AL型淀粉样变患者常见的受累器官之一，超过13%的住院患者在诊断时以出现不同程度的心功能不全表现。心脏受累时首发症状表现不尽相同，最常见的是劳力性呼吸困难，其次是由于发展为限制性心肌病而出现的外周水肿和腹腔积液。心脏淀粉样的心电图最常见的是肢体导联QRS低电压、假性Q波以及右束支传导阻滞，多数为非特异性表现[3]。超声心动图是拟诊心脏淀粉样变的主要检查手段，诊断线索包括左心室肥厚、房室瓣/右心室游离壁/房间隔增厚、舒张功能减低、二尖瓣环收缩速度降低、双心房增大和心尖保留的整体纵向应变减低，而心肌的颗粒状闪烁征则是心肌淀粉样变性的特征性表现。本例患者在左心室壁厚度增加（≥ 12mm）的基础上，出现了心脏舒张功能障碍、右室收缩功能减低（TAPSE ≤ 19mm），对于心脏淀粉样变具有高度提示意义[4]。与心内膜下心肌活检相比，心肌核磁诊断心脏淀粉样变的灵敏度为80%，特异度94%，阳性预测值92%，阴性预测值85%，是心脏无创检查的重要手段。本例患者CMR表现为左右室壁弥漫性增厚，钆延迟增强可见弥漫性的的心内膜下粉尘状增强，提示广泛的心肌组织纤维化，与心脏淀粉样变表现相符。心脏淀粉样变的确诊有赖于组织病理活检，而由于心内膜心肌活检作为有创检查，具有一定风险，目前并未推荐为首选检查。皮下脂肪组织的活检阳性率为75% ~ 80%，联合皮下脂肪和骨髓活检可提高诊断阳性率，患者腹壁脂肪组织活检刚果红染色阳性，外院骨髓穿刺活检进一步除外多发性骨髓瘤，从而证实为淀粉样变性心脏受累。

心律失常方面，心脏淀粉样变患者可表现为窦性心动过缓或不同类型的传导系统疾病，如窦房传导阻滞、房室传导阻滞，也可表现为房颤、室性早搏、室性心动过速，乃至心源性猝死[5]，有报道认为心动过缓与自主神经功能紊乱相关[6]。晕厥作为心脏淀粉样变罕见的临床表现，主要是由于室性心律失常、限制型心肌病合并自主神经功能紊乱或者累及心脏传导系统，常被认为提示患者预后不良[7]。

治疗方面，心肌淀粉样变性的治疗可分为抗心力衰竭治疗、抗心律失常治疗及原发病治疗[8]。传统抗心力衰竭的药物，如 β-受体阻滞药、血管紧张素转换酶抑制剂及血管紧张素受体Ⅱ拮抗剂，在心肌淀粉样变性中耐受性差，通常会降低心排血量，使症状恶化，应谨慎使用。抗心律失常治疗方面，本例患者明确窦性停搏，根据 2021 年 ESC《心脏起搏和心脏再同步化治疗指南》[9]，有起搏器植入指征。当心脏 AL 型淀粉样变患者符合以下条件时建议植入 ICD 可能使得患者获益[10]，包括：NYHA Ⅰ～Ⅱ级、NT-proBNP＜8500pg/ml、反复出现晕厥或非持续性室速。经过与患者充分沟通后，植入带有除颤功能的双腔起搏器。AL 型淀粉样变的患者建议接受抗浆细胞治疗后定期评估血液学疗效，每 3 个月评估器官功能缓解情况，对于合并 CA 的患者须复查 NT-proBNP 变化[11]。患者经过心血管植入型电子器械（cardiac implantable electronic devices，CIED）治疗及抗浆细胞治疗后症状改善明显，未再出现晕厥症状，定期复查 NT-proBNP 逐渐下降，6 个月后评估病情达到器官缓解，建议患者每半年复查至少心电图及血清标志物，专科门诊随诊，每年复查动态心电图，完善起搏器程控检查[12]，在专业团队指导下进一步进行康复锻炼。

四、病例点评

晕厥是心律失常患者常见的临床症状，也是病因诊断和鉴别诊断的难点。按照《晕厥诊断与治疗中国专家共识（2018）》的晕厥分类，可分为心源性晕厥、神经介导性晕厥和直立性低血压晕厥。心源性晕厥包括心律失常晕厥或器质性心血管疾病所致晕厥。患者入院后查动态心电图提示窦性心动过缓合并传导阻滞，发作头晕黑矇时心率减慢，因此首先考虑缓慢性心律失常所致的心源性晕厥。入室后我院及外院超声均提示双房增大，双室肥厚，我院心肌核磁提示左右室室壁增厚兼有收缩舒张功能异常，伴广泛延迟强化，具有限制型心肌病的超声表现。特别值得注意的是，患者除晕厥外，就诊时有肠梗阻及双下肢水肿病史，来诊时不能除外存在多系统受累表现，包括胃肠道、肾脏等。结合患者临床表现，若以一元论解释患者病情全貌，则病因方面需考虑全身性疾病心脏受累的表现。患者血清 / 尿免疫固定电泳阳性，结合心电图、心脏彩色多普勒超声等均高度怀疑心肌淀粉样变性（CA），最终经脂肪组织病理活检确诊。此外，虽然我院心脏核磁未见到明确窦房结受累证据，但患者消化道症状明显，曾经于外院疑诊“动力性肠梗阻”，结合患者多次起搏器程控提示 AP 比例偏高，考虑窦房结功能欠佳，因此还需警惕自主神经功能受累造成的血管迷走性晕厥可能。患者 CIED 指征明确，经过置入除颤功能的双腔起搏器及抗浆细胞治疗后，患者病情好转，未再出现晕厥。

心脏淀粉样变是一种复杂而罕见的疾病，2023 年 ACC 关于 CA 的多学科管理决策路径专家共识再次强调了早期诊断和治疗及多学科协作对于患者临床转归至关重要[3]。但是，由于心脏淀粉样变临床表现不典型，特别是以心动过缓引发晕厥为首发临床表现的病例鲜有报道[7]，因此极易造成临床医师在诊断时考虑不全面，认识不到位，造成漏诊。本病例提示临床医师应提高对心脏淀粉样变的认识，关注全身性疾病除心脏外患者其它重要脏器受累的表现，减少对于晕厥查因患者的漏诊和误诊，具有重要的临床意义。

（病例撰写：尤宏钊　戴　研　中国医学科学院阜外医院）
（点评专家：陈柯萍　吴　瑛　中国医学科学院阜外医院）

参考文献

[1]Falk RH，Alexander KM，Liao R，et al.AL（Light-Chain）cardiac amyloidosis：a review of diagnosis and therapy[J].J Am Coll Cardiol，2016，68（12）：1323-1341.

[2]Chiti F，Dobson CM.Protein misfolding，amyloid formation，and human disease：a summary of progress over the last decade[J].Annu Rev Biochem，2017，86：27-68.

[3]Kittleson MM，Ruberg FL，Ambardekar AV，et al.2023 ACC expert consensus decision pathway on comprehensive multidisciplinary care for the patient with cardiac amyloidosis：a report of the American college of cardiology solution set oversight committee[J].J Am Coll Cardiol，2023，81（11）：1076-1126.

[4]Garcia-Pavia P，Rapezzi C，Adler Y，et al.Diagnosis and treatment of cardiac amyloidosis：a position statement of the ESC working group on myocardial and pericardial diseases[J].Eur Heart J，2021，42（16）：1554-1568.

[5]Cheung CC，Roston TM，Andrade JG，et al.Arrhythmias in cardiac amyloidosis：challenges in risk stratification and treatment[J].Can J Cardiol，2020，36（3）：416-423.

[6]D'Errico S，Mazzanti A，Baldari B，et al.Sudden death in lambda light chain AL cardiac amyloidosis：a review of literature and update for clinicians and pathologists[J].Int J Clin Exp Pathol，2020，13（7）：1474-1482.

[7]Su MI，Tsai JP，Chang SH，et al.Cardiac amyloidosis presenting as recurrent syncope[J].Acta Cardiol Sin，2014，30（1）：86-89.

[8]杨洪，李瑞，汪道文，等.心肌淀粉样变的诊疗进展[J].中国循环杂志，2022，37（06）：652-656.

[9]Glikson M，Nielsen JC，Kronborg MB，et al.ESC scientific document group.2021 ESC guidelines on cardiac pacing and cardiac resynchronization therapy[J].Eur Heart J，2021，42（35）：3427-3520.

[10]Rezk T，Whelan CJ，Lachmann HJ，et al.Role of implantable intracardiac defibrillators in patients with cardiac immunoglobulin light chain amyloidosis[J].Br J Haematol，2018，182（1）：145-148.

[11]中国系统性轻链型淀粉样变性协作组，国家肾脏疾病临床医学研究中心，国家血液系统疾病临床医学研究中心.系统性轻链型淀粉样变性诊断和治疗指南（2021年修订）[J].中华医学杂志，2021，101（22）：1646-1656.

[12]Wang CC，Chang WT，Lin YH et al.2023 Expert consensus of the taiwan society of cardiology on the diagnosis and treatment of cardiac amyloidosis[J].Acta Cardiol Sin，2023，39：511-543.

病例6　冠脉痉挛致反复性心肌梗死

一、病历摘要

患者男性，64岁，因“突发心前区胸痛1小时”于2013年10月21日第一次入院。急救车上行心电图提示：窦性心律，Ⅱ、Ⅲ、aVF导联ST段弓背向上抬高约0.2～0.3mV。我院急诊复查心电图提示Ⅱ、Ⅲ、aVF导联ST段回落至基线（病例6图1）。入院查体未见异常，急查心肌损伤标志物提示：肌红蛋白（MYO）>1000μg/L，肌钙蛋白I（cTnI）2.04μg/L，肌酸激酶同工酶65.3ng/L。根据患者病史及辅助检查，入院诊断为“急性下壁心肌梗死”。

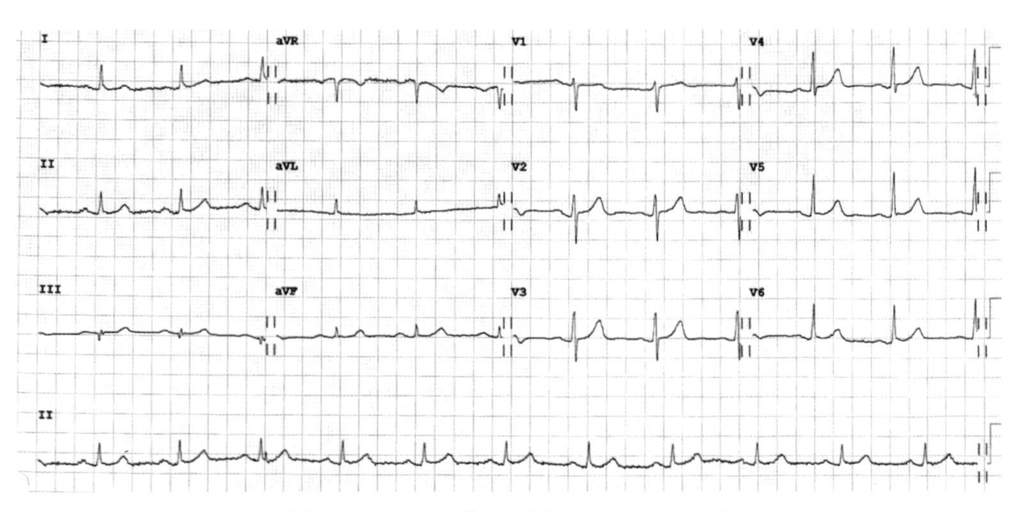

病例6图1　入院后心电图（2013-10-21）

二、诊治经过

患者第一次入院后给予双联抗血小板、强化调脂、扩冠、改善微循环综合治疗，急诊行冠脉造影术，术中见：左主干（LM）近段及中段偏细。前降支（LAD）、回旋支（LCX）管壁光滑，呈长段向心性变细，右冠（RCA）未见有意义狭窄（病例6图2A）。初步诊断考虑为“冠脉痉挛”。遂于冠脉内注射200μg硝酸甘油后复查造影，可见LM、LAD、LCX均显著变粗，未见斑块形成（病例6图2B）。故考虑AMI为“冠脉痉挛”所致。术后给予“阿司匹林100mg，1次/日；地尔硫卓缓释胶囊 90mg，2 次 / 日；阿托伐他汀钙 20mg，1 次 / 晚；曲美他嗪 20mg，3 次 / 日”，好转后出院规律服用上述药物。

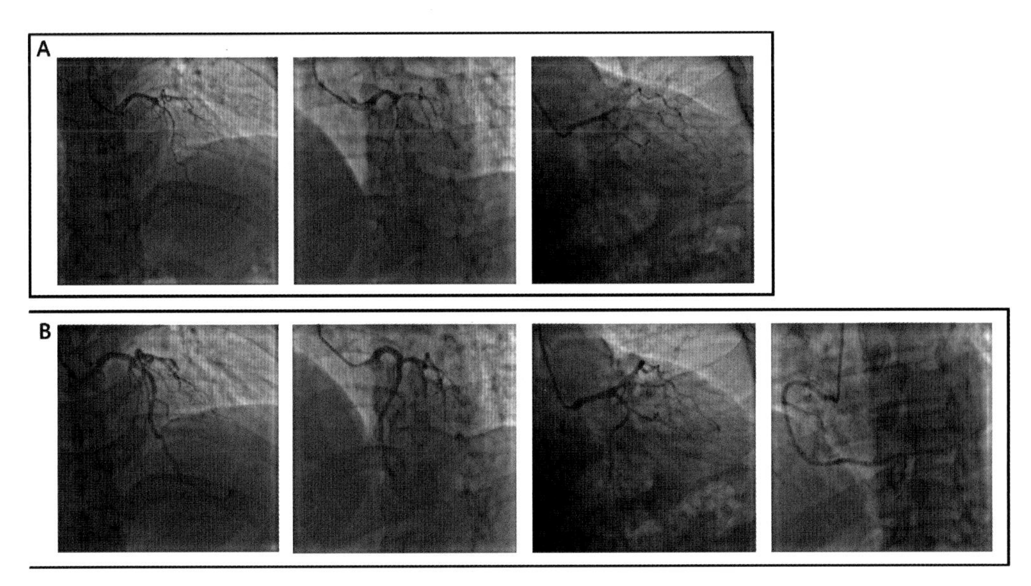

病例6图2　冠脉造影检查

A：2013 年 10 月 21 日冠状动脉推注硝酸甘油前左冠脉造影结果：LM 近段及中段偏细，LAD、LCX 管壁光滑，呈长段向心性变细，RCA 未见有意义狭窄；B：2013 年 10 月 21 日冠状动脉推注硝酸甘油后左冠脉造影结果：LM、LAD、LCX 均显著变粗，未见斑块形成。

2014 年 6 月 20 日患者因突发胸痛 2 小时未缓解再次入院，120 行心电图示窦性心律，Ⅱ、Ⅲ、aVF 导联 ST 段弓背向上抬高（病例 6 图 3A）。急查心肌损伤标志物：MYO ＞ 1000μg/L（参考值 10 ～ 46μg/L），cTnI 1.09μg/L（参考值 0 ～ 0.11μg/L），肌酸激酶同工酶 41.67ng/ml（参考值 0 ～ 5.1ng/ml）。根据患者病史及辅助检查，入院诊断为“急性下壁心肌梗死”。考虑患者冠脉痉挛可能性大，遂给予双联抗血小板、抗痉挛、扩冠等综合治疗，急诊行冠脉造影术，术中可见：LM 轻度痉挛；LAD、LCX 及 RCA 全程严重痉挛（病例 6 图 4A）。给予硝酸甘油 400μg 冠脉内注射后复查造影发现，LM 及 LAD、LCX、RCA 痉挛较前缓解（病例 6 图 4B）。证实本次心肌梗死原因为冠脉痉挛，未进一步给予介入治疗。术后口服“阿司匹林 100mg，1 次 / 日；地尔硫卓缓释胶囊 90mg，2 次 / 日；硝酸异山梨酯缓释胶囊 50mg，1 次 / 日；阿托伐他汀钙片 10mg，1 次 / 晚；曲美他嗪 20mg，3 次 / 日”后症状缓解，ST 段恢复正常（病例 6 图 3B）。

2016 年 4 月 15 日因“突发胸痛 3 小时”第三次入院。急诊心电图：Ⅲ、aVF

导联 ST 段抬高（病例 6 图 5A）。给予“阿司匹林 100mg，1 次 / 日；地尔硫卓缓释胶囊 90mg，2 次 / 日；硝酸异山梨酯缓释胶囊 50mg，1 次 / 日；阿托伐他汀钙片 10mg，1 次 / 晚；曲美他嗪 20mg，3 次 / 日”后症状缓解，静息时复查心电图提示 ST 段恢复正常（病例 6 图 5B）。病情好转后出院，继续口服上述药物。

2017 年 8 月 17 日因“反复胸闷 6 年，再发伴胸痛 3 小时”第四次入院。入院前 3 小时，患者散步时出现胸痛症状，持续不缓解，无恶心、呕吐，无头晕、头痛，急诊行心电图：Ⅲ、aVF 导联 ST 段抬高。患者入院后调整药物“阿司匹林 100mg，1 次 / 日；地尔硫卓缓释胶囊 90mg，2 次 / 日；硝酸异山梨酯缓释胶囊 50mg，1 次 / 日；阿托伐他汀钙片 10mg，1 次 / 晚；曲美他嗪 20mg，3 次 / 日；尼可地尔 5mg，3 次 / 日”，后症状缓解。静息时复查心电图提示Ⅲ、aVF 导联 ST 段回落至基线。出院后长期口服上述药物，随访至 2018 年 11 月，患者未再次出现胸痛。

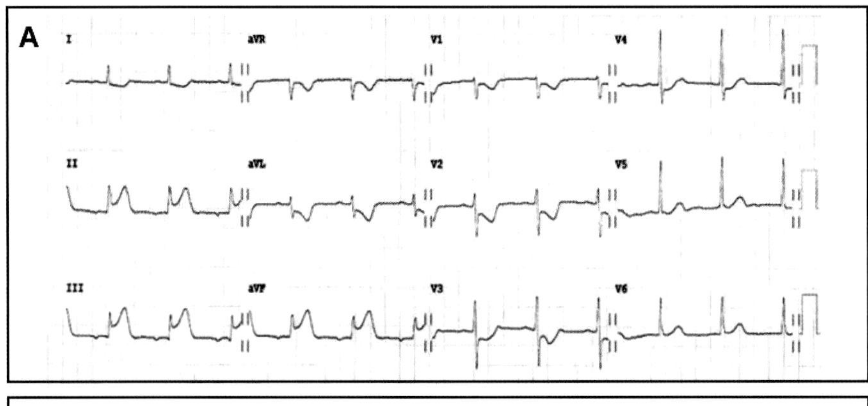

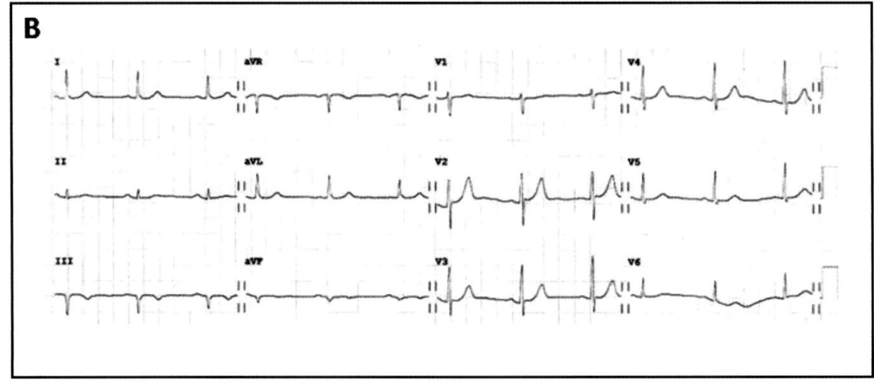

病例6图3　心电图（2014-06-20）

A：症状发作时（窦性心律，Ⅱ、Ⅲ、aVF 导联 ST 段弓背向上抬高）；B：症状缓解后（Ⅱ、Ⅲ、aVF 导联 ST 段回落至基线）

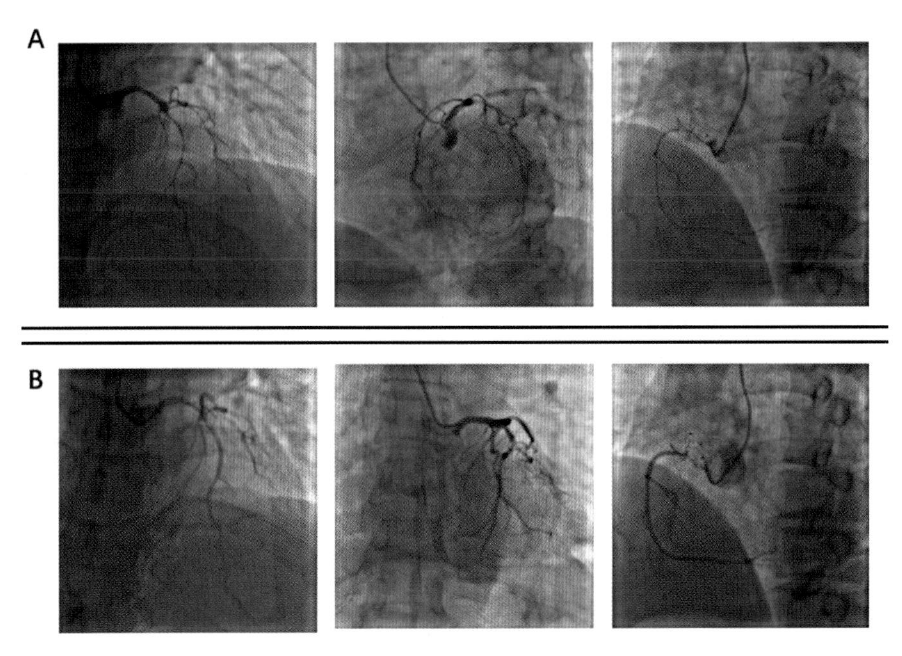

病例6图4　冠脉造影检查

A：2014 年 6 月 20 日冠状动脉推注硝酸甘油前冠脉造影结果：LM 轻度痉挛；LAD、LCX 及 RCA 全程严重痉挛；B：2014 年 6 月 20 日冠状动脉推注硝酸甘油后复查冠脉造影结果：LM 及 LAD、LCX、RCA 痉挛较前缓解

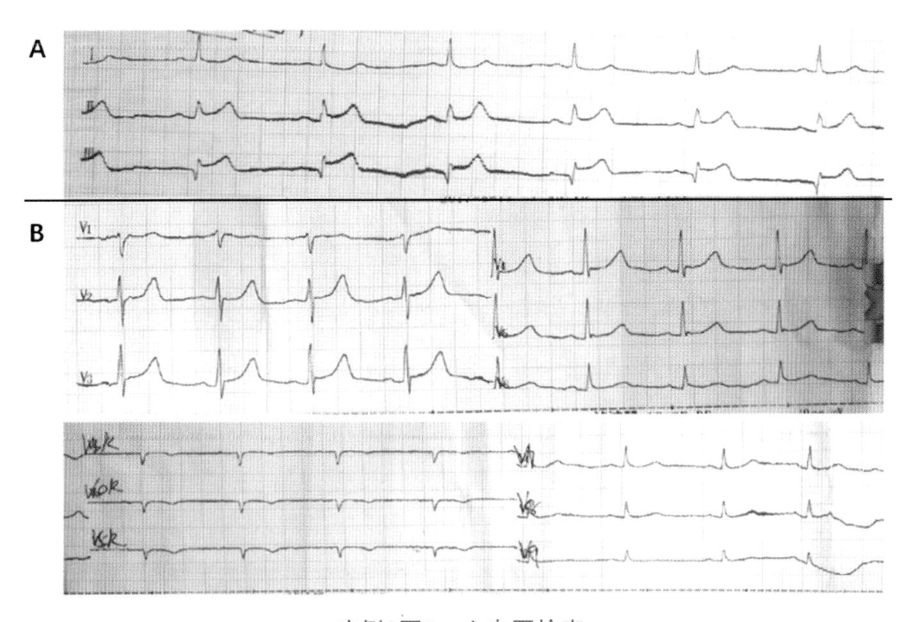

病例6图5　心电图检查

A：2016 年 4 月 15 日急诊心电图，Ⅲ、aVF 导联 ST 段抬高；B：2016 年 4 月 15 日静息复查心电图：III、AVF 导联 ST 段回落至基线

本例患者反复出现典型的急性心肌梗死（acute myocardial infarction，AMI）症状，发作时心电图都可见 ST 段抬高，缓解后 ST 段恢复，同时伴有心肌损伤标志物的明显升高。4 年间反复入院 4 次，冠脉造影检查可见全程痉挛，给予硝酸甘油冠脉内注射后复查造影痉挛缓解，胸痛症状缓解。缓解后心电图提示 ST 段恢复正常。结合患者血清酶学检查及心电图变化结果，可以明确诊断为冠状动脉痉挛导致急性 ST 段抬高型心肌梗死。

三、疾病介绍

Prinzmetal 等首次报道冠状动脉痉挛（coronary artery spasm，CAS）引起心绞痛及 ST 段抬高的病例，并命名为 Prinzmetal 心绞痛。后来，随着冠脉介入的不断开展及认识的加深，发现 AMI 中约 10% 的冠状动脉无明显阻塞，CAS 是主要原因之一[1，2]。

CAS 是指各种原因导致的冠状动脉一过性收缩，使血管发生不完全或完全闭塞，从而导致心肌缺血，引起心绞痛、心律失常、心肌梗死及猝死的临床综合征。引起冠脉痉挛综合征（CASS）的危险因素包括：吸烟、血脂代谢紊乱及心理应激[3，4]。目前，CASS 的发病机制尚未明确，可能与血管内皮细胞结构和功能紊乱、血管平滑肌细胞的收缩反应性增高、自主神经功能障碍以及遗传易感性有关[3，5]。

AMI 绝大多数是由冠状动脉粥样硬化引起的，通常在冠状动脉狭窄的基础上，粥样斑块破裂，激活血小板，使血小板黏附、聚集、激活凝血系统，导致急性血栓形成，仅少数由于 CAS 所致。CAS 导致的 AMI 患者中，发病年龄偏年轻，与活动量无明显关系，多于后半夜、清晨多见，大多数无心血管危险饮食，有大量吸氧史，既可发生于正常的冠脉，也可发生于粥样硬化的冠脉。在 1997 年 Yasue 等报道对 179 例冠脉痉挛患者行冠脉造影，发现 70% 患者冠脉正常或接近正常，而且冠脉痉挛可累及一支、两支甚至三支冠脉，可以弥漫性或弥漫性加上局部，而且可以从一个部位转移到另一个部位。国内多篇文献报道过冠状动脉某支血管局限性痉挛所致的急性心肌梗死[6-8]。此病例患者无冠心病危险饮食，有吸烟史，对于后半夜、清晨发作，而三支冠状动脉血管同时全程严重痉挛致心肌梗死的病例实属罕见，这说明血管痉挛性心肌梗死可能不仅是一种位置局限性短暂性疾病，还可能是一种在多年累及多条血管的持续、可变的疾病。

CASS 在治疗上分为急性期和稳定期。急性期总体原则为：迅速缓解持续性 CAS 状态，及时处理并发症。因此应从病理机制和相关危险因素入手，以控制吸烟、调整血脂、抗血小板和 CCB 为主的综合防治方案。稳定期治疗目的是防止复发，减少 CAS 性心绞痛或无症状性心肌缺血的发作，避免或降低 CAS 诱发的急性心脏事件。该期药物治疗包括：钙通道拮抗剂（CCB），例如地尔硫卓，贝尼地平；硝酸酯类药物；钾通道开放剂，如尼可地尔；他汀类；抗血小板药物及 β 受体阻滞药。对于稳定期的长期药物，可参考如下：长效 CCB 是预防 CASS 复发的主要药物，其中地尔硫卓和贝尼地平可以作为首选；若效果欠佳或不能耐受，可换用不同的 CCB；若单一药物治疗控制不理想，可以联合应用 CCB 和硝酸酯类；若仍不理想可以换用 CCB 与尼可地尔联合；若 CASS 合并显著血管狭窄或心肌桥，在使用 CCB 及硝酸酯类无效的情况下，方可考虑 CCB 和（或）硝酸酯类与 β 受体阻滞药的联合应用。所有 CASS 患者均不主张单用 β 受体阻滞药治疗。此外，抗血小板及调脂治疗应长期坚持应用。当上述联合药物治疗下仍反复心绞痛发作或反复发作心肌梗死、且经过冠状动脉造影证实为局限性痉挛的患者，尤其是左、右冠状动脉近段的严重痉挛患者，可考虑介入治疗[3]。而该患者的冠脉为非局限性痉挛——3 支血管全程痉挛，不适合介入治疗。因此，根据患者此次发病特点以及明确诊断，对患者药物做了调整：加用了钾通道开放剂——尼可地尔，并向患者交代规律服药、戒烟、控制血压、维持适当的体重，避免过度劳累和减轻精神压力等，并给予心理疏导。

四、病例点评

该病例为三支冠脉同时痉挛引起广泛弥漫性心肌梗死，在临床中十分少见。然而在临床工作中常会碰到单支冠状动脉痉挛的患者，冠状动脉痉挛诊断有难度，临床上常出现休息时心绞痛，需与冠状动脉狭窄引起的心绞痛相鉴别，我们应加强对冠状动脉痉挛的认识，更好地鉴别和区分。

（病例撰写：文　雯　火箭军特色医学中心）
（点评专家：张　铮　火箭军特色医学中心）

参考文献

[1]Pasupathy S，Tavela R，Beltrame JF.The what，when，who，why，how and where of myocardial infarction with non-obstructive coronary arteries （MINOCA）[J].Circ J，

2016，80（1）：11-16.
[2]Montone RA，Nicoli G，Fracasi F，et al.Patients with acute myocardial infarction and non-obstructive coronary arteries：safety and prognostic relevance of invasive coronary provocative tests[J].Eur Heart J，2018，39（2）：91-98.
[3]向定成，曾定尹，霍勇.冠状动脉痉挛综合征诊断与治疗中国专家共识[J].中国介入心脏病学杂志，2015，23（4）：181-186.
[4]向定成，Kleber FX.吸烟和高脂血症是冠状动脉痉挛的重要危险因子[J].中华心血管病杂志，2002，30（4）：242-245.
[5]陈姝萍，刘平，王亭忠，等.冠状动脉痉挛的遗传学机制研究现状[J].中国循环杂志，2015，30（2）：186-189.
[6]张顺宝，管湘萍，管培杰.冠状动脉严重痉挛导致急性心肌梗死和心原休克一例[J].中华心血管病杂志，2018，46（11）：903-904.
[7]梁静，周玉杰，韩红亚.右冠状动脉痉挛导致急性心肌梗死和电风暴一例[J].中华心血管病杂志，2017，45（1）：64-65.
[8]高东学，刘艳华，李敏.反复冠状动脉痉挛致三次急性心肌梗死及长期随访一例[J].中华老年心血管病杂志，2018，20（7）：762-763.

病例7　乌头碱中毒导致双向室速

一、病历摘要

（一）病史介绍

主诉：患者男性，55 岁，因“饮用药酒后突发心悸伴恶心、呕吐 8 小时”入院。

现病史：患者于入院当天 6：00 服用自行泡制“中药药酒”100ml（患者 5 年前自行泡制药酒，具体中药成分不详，之前未饮用），8：00 出现头晕、嘴角发麻、四肢乏力等症状，未引起患者重视。10：00 上述头晕、四肢乏力、发麻等症状加重，伴心悸、恶心、呕吐，面色苍白、四肢厥冷。12：00 出现谵妄，120 救护车测血压波动在 50 ~ 60/30 ~ 40mmHg，心率波动在 130 ~ 160 次 / 分。心电图检查（病例 7 图 1）提示：室性心动过速。立即给予“多巴胺”维持血压，送至我院急诊科。

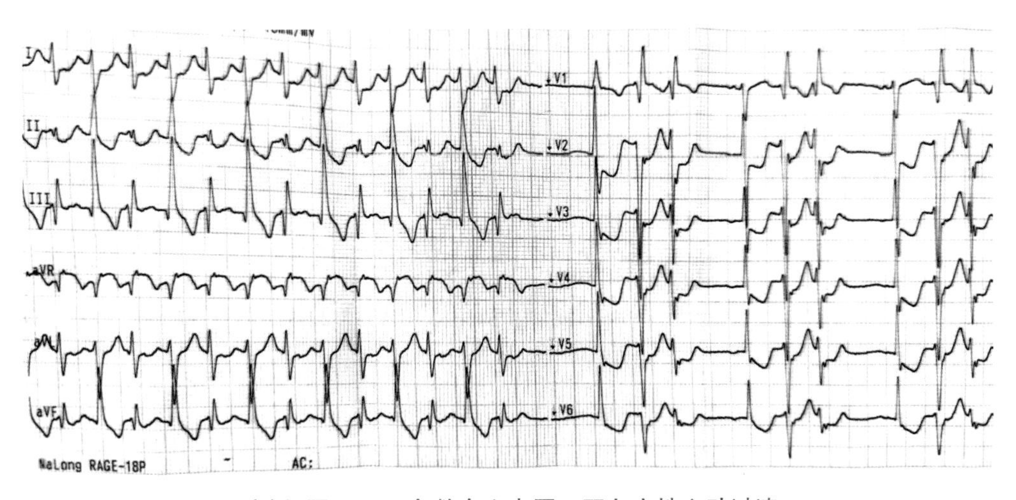

病例7图1　120急救车心电图：双向室性心动过速

入急诊科后复查心电图（病例 7 图 2）提示：阵发性室性心动过速，ST-T 改变。心电监护提示：窦性心律与室性心动过速交替出现，心率波动在 120 ~ 180 次 / 分，血压 60/30mmHg。急诊血气分析提示：呼吸性碱中毒，$PaCO_2$：22mmHg，PaO_2 正常、电解质正常。心肌损伤标志物及 D- 二聚体均正常。血常规检查：C- 反应蛋白 0.20mg/L、白细胞计数 11.46×10^9/L ↑、红细胞计数 4.44×10^{12}/L、血红蛋白 142g/L。生化检查：丙氨酸氨基转移酶 20.5U/L，肌酐 136.80μmol/L ↑，血糖

12.34mmol/L ↑，血钾 4.45mmol/L，血钠 138.0mmol/L，淀粉酶 66.30U/L，脂肪酶 84.20U/L ↑，血氨 51.3μmol/L。

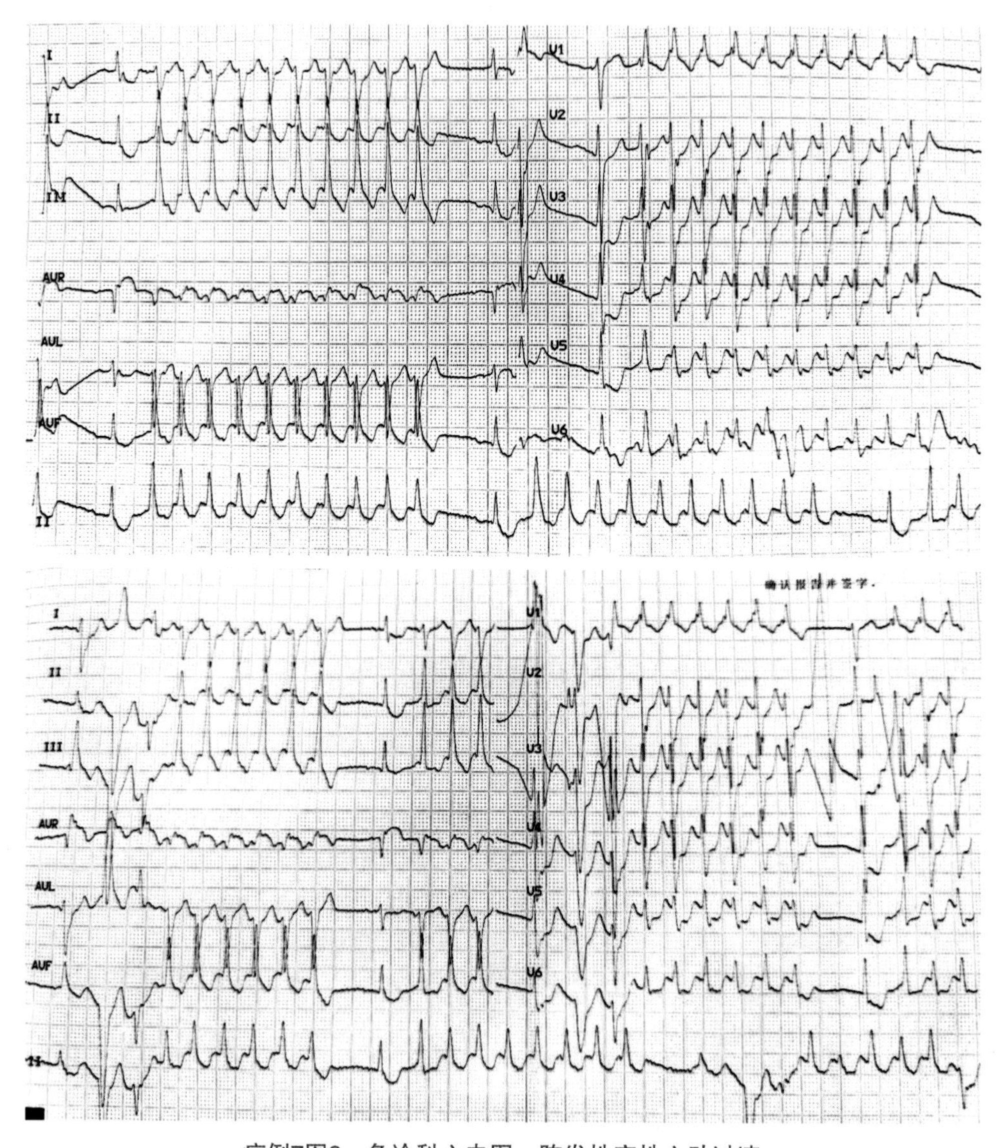

病例7图2 急诊科心电图：阵发性室性心动过速

既往史：高血压病史 16 年，血压最高达 180/100mmHg，规律口服络活喜治疗，平时不规律监测血压波动在 140 ~ 150/80 ~ 90mmHg；冠心病病史 16 年，未口服药物治疗；高脂血症病史 13 年，未规律口服他汀类药物治疗，2 型糖尿病病史 13 年，口服二甲双胍治疗，空腹血糖波动在 6.0 ~ 7.0mmol/L，餐后 8.0mmol/L 左右；糖化血红蛋白（HbA1c）波动在 6.7% 左右；既往乙型肝炎病史，现为“小三阳”

状态，否认“脑梗死、慢性支气管炎”等病史，否认结核及其他传染病史，否认外伤、手术及输血史，否认药物、食物过敏史。

（二）初步诊断

结合患者病史及辅助检查，初步诊断为：

中草药中毒（乌头碱中毒？）

室性心动过速

休克

二、诊治经过

确定治疗方案：①抗休克治疗：给予羟乙基淀粉及多巴胺纠正休克；②抗心律失常治疗：血压稳定后给予胺碘酮抗心律失常治疗；③洗胃、催吐，减少毒物进一步吸收入血；④如仍频发室速，考虑进一步行血浆置换。

患者收入心内科监护病房，给予心电监护（病例 7 图 3），观察患者室性心动过速较前减少，血压逐渐平稳，波动在 100 ~ 120/50 ~ 80mmHg。未给予血浆置换，后转入心内科普通病房后密切观察，未再发作室性心动过速发作。

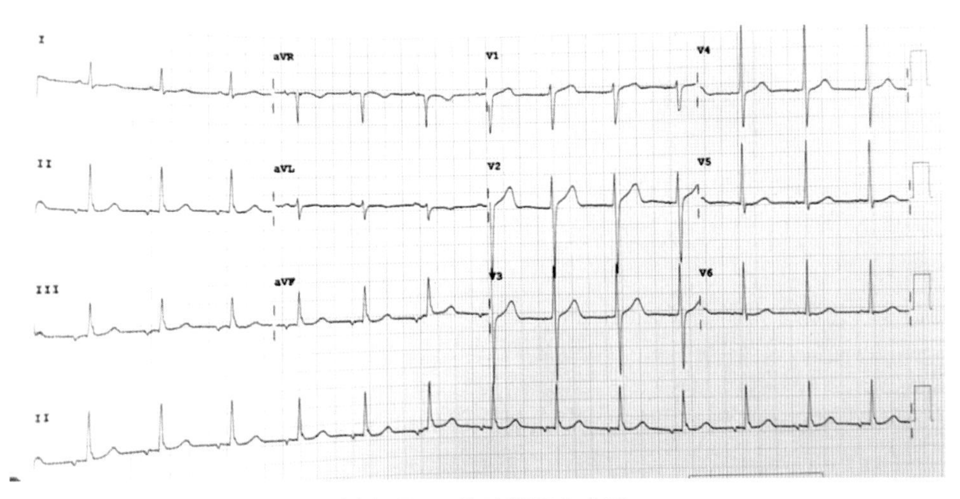

病例7图3　住院期间心电图

三、疾病介绍

（一）双向室性心动过速

1．双向室性心动过速的定义和体表心电图　双向性室性心动过速（BiVT）是一种罕见的室性心动过速（VT），其中两种形态的 QRS 波逐个交替出现（病例 7 图

4）。鉴于其罕见性，与其他心律失常相比，BiVT 非常少见。

BiVT 通常被归为多形性室性心动过速，但有时它被独立定义为双形态室性心动过速。1922 年，Schwensen 首次描述这种心电图现象，并认为其继发于洋地黄中毒。1928 年，Palmer 和 White 首次命名为双向性室性心动过速。既往研究认为 BiVT 主要继发于洋地黄中毒和严重心力衰竭，其最常见的类型是具有电轴交替的右束支传导阻滞（RBBB）形态（病例 7 图 5）[1]。但也有文献发现 RBBB 与左束支传导阻滞（LBBB）交替出现的心电图表现，甚至表现为电轴交替变化的窄 QRS 波群[2, 3]。

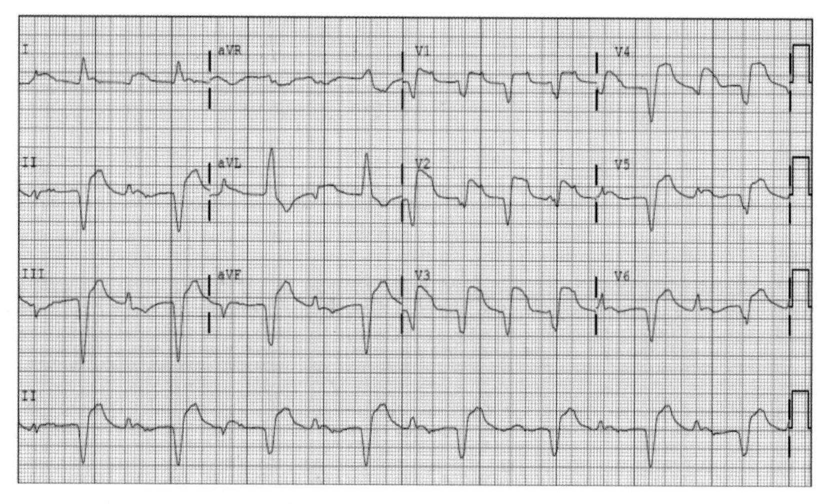

病例7图4　继发于暴发性心肌炎的BiVT：LBBB，心室电轴在-45° 和+90° 之间交替

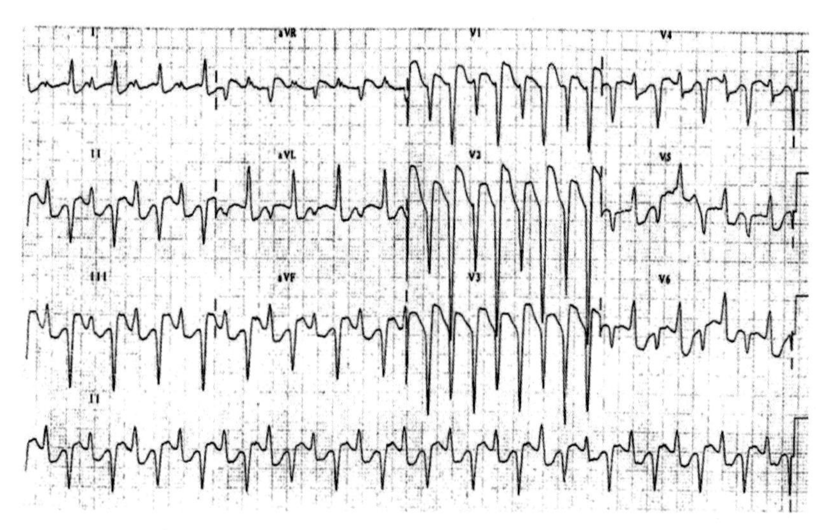

病例7图5　BiVT，QRS电轴左偏和右偏交替出现

2. BiVT 的机制　快速性心律失常的机制通常包括以下三个：①自律性增强；②触发活动；③折返。研究人员认为，多种机制可能参与了 BiVT 的产生和持续，不同的病因具有不同的机制。值得注意的是，BiVT 具有两个不同形态的 QRS 波交替出现，提示存在稳定的病灶或折返回路。如果其退化成更多的病灶或回路，BiVT 也将退化为多形性 VT 或心室颤动（VF）。自律性增强、触发活动和折返似乎都是 BiVT 可能的主要启动机制。在某些情况下，折返可能对 BiVT 的传播或持续至关重要。

当正常触发的起搏点触发速度增快时（例如交感神经对窦房结的影响增加导致窦性心动过速）被称为自律性增强；正常情况下不激活的起搏点发生除极（例如一种特发性室性早搏 PVC）则被称为异常自律性。有一种被称为“乒乓”理论的 BiVT 机制与异常自律性有关。Baher 等人在兔模型中，在 His 纤维处起搏从而诱导室性早搏（PVC1），该 PVC1 随后在浦肯野系统的下游引发另一个 PVC（PVC2）。PVC2 逆传至 His 系统产生另一个 PVC，往复循环从而形成 BiVT[4]。在另一项研究中，对儿茶酚胺敏感性多形性 VT 小鼠心室进行光学标测，显示左右心室存在两个病灶，室间隔起搏可以产生起源于心室的 BiVT[5]。其他研究表明，自律性异常可能会产生两个并行起搏点[6]。最后，Cohen 等人在 1972 年报告了一个继发于地高辛中毒的 BiVT 案例，他们发现了一个由左前分支和左后分支交替触发产生的 BiVT，其基本机制是两个分支间不应期的变化[7]。

触发活动是指心肌组织电学性质不稳定，在复极化阶段产生新的动作电位。触发活动表现为动作电位第 2 相或第 3 相的早期后除极（最常见于在长 QT 综合征的尖端扭转型室性心动过速）或在第 4 相的延迟后除极。在洋地黄中毒患者中，细胞钙超载会延长动作电位持续时间，增加兴奋性，从而导致延迟后除极（DAD）。在儿茶酚胺敏感性多形性室速中，Ryr 受体异常导致细胞内钙超载，最终导致 DAD。Zhang 等人在大鼠中使用多巴酚丁胺和咖啡因引起细胞钙超载，然后触发 DAD 导致 PVC8。因此，在使用多巴酚丁胺和咖啡因的研究中经常出现 BiVT 病例。多巴酚丁胺和咖啡因的作用可通过使用丹曲林预处理而减弱。

尽管 DAD 的触发活动可以引发 BiVT，但一些研究表明，鉴于需要两种不同的 QRS 波群形态，BiVT 还需要通过折返维持心律失常。折返通常需要满足 3 个条件：①必须存在单向阻滞区域；②兴奋沿一条特定的路径传播，返回原点后重新开始；③传播路径上任何一点中断都会终止该环形电活动[9]。在 BiVT 中，DAD 可以形成启动室性心动过速的初始 PVC，但初始 PVC 可能会经历一个折返通路并引发第二个兴奋点，触发后形成第二个 PVC，再次传导回初始 PVC 的位置。这是瘢痕介导折返通路的典型特征[10]。

在极少数情况下，折返可能是 BiVT 的主要启动机制。Ueda-Tatsumoto 等人在一名患有致心律失常性右心室心肌病的患者身上发现了一个可导致 BiVT 的巨大折返通路[11]。该理论需满足：一条共同通路具备两条传出通路和一条巨大折返通路，并且该通路的两个传出点的不应期不同。冲动从第一个传出点传出后产生一种 VT 形态，然后电活动由第二个部位传出并导致第二种 VT 形态。随后电活动返回到引发 BiVT 的共同通路的起始处。

3．已报道的 BiVT 病因　文献已报道了诸多 BiVT 的潜在病因，包括洋地黄中毒、儿茶酚胺敏感性多形性室性心动过速（CPVT）、急性心肌缺血、慢性心肌梗死、家族性低钾性周期性麻痹、Andersen-Tawil 综合征、暴发性心肌炎和活动诱发的 BiVT。我们将在下文讨论这些潜在病因。

（1）儿茶酚胺敏感性多形性室性心动过速（CPVT，病例 7 图 6）：CPVT 是一种罕见但致命的遗传性心律失常，可表现为心源性猝死（SCD）。CPVT 主要出现在儿童时期，但也可见于成人，需进行家族遗传评估以预防 SCD。CPVT 的典型心电图表现是与活动相关的 BiVT，但也可能出现其他心律失常。Priori 等人对 30 名已确诊 CPVT 的患者进行研究，结果发现：14 名患者表现为 BiVT，12 名表现为多形性 VT，4 名患有特发性 VF[12]。

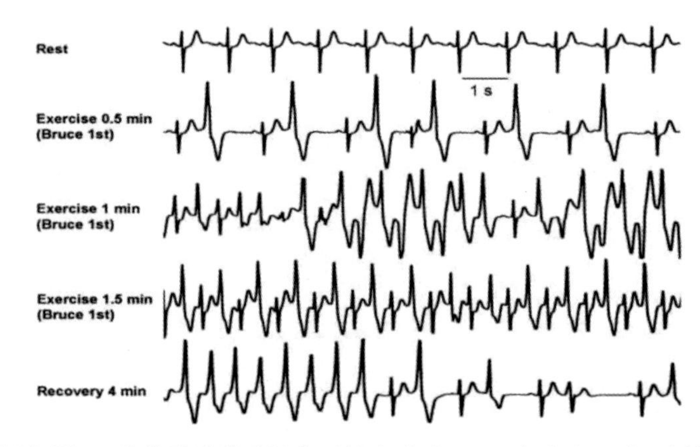

病例7图6　儿茶酚胺敏感性多形性室速（CPVT）患者运动1分钟后出现BiVT，静息后心律失常消失

CPVT 典型临床表现为活动或情绪紧张引起的心律失常。研究发现 RyR 受体突变与这种遗传性心律失常密切相关。RyR 受体负责钙诱导钙释放，能够从肌浆网释

放钙离子。RyR 受体异常会导致细胞钙超载，延长动作电位时长并通过延迟后除极（DAD）引起触发活动，这是包括 BiVT 在内心律失常的发病机制。

（2）地高辛中毒：地高辛与房性和室性心律失常均密切相关，可以诱发房性和交界性心律失常、房室传导阻滞和（或）室性早搏。地高辛致心律失常作用主要基于以下两个机制：一是房室结迷走张力增高导致传导速率减慢，这是室上性快速性心律失常（如房颤）的基础。二是地高辛作用于心肌细胞中的钠 / 钙交换体，导致更多钙内流进入细胞质、钠流出到细胞外，进一步刺激肌浆网释放更多的钙进入细胞质，从而增强心肌收缩力（正性肌力作用）。然而，过量地高辛可致细胞内钙超载并通过 DAD 增强触发活动，进而导致多态性室速和 BiVT（病例 7 图 7）。前期已有多例与地高辛中毒相关的 BiVT 病例报道 [13，14]。

地高辛中毒可危及生命，应尽早发现。增多的 PVC 可能是地高辛不良反应和潜在心律失常进展的标志。发现地高辛中毒时应给予地高辛抗体（DigiFab）。DigiFab 的适应证包括地高辛引起室性心律失常、血流动力学不稳定的心动过缓及健康成人摄入 10mg 以上地高辛 [15]。

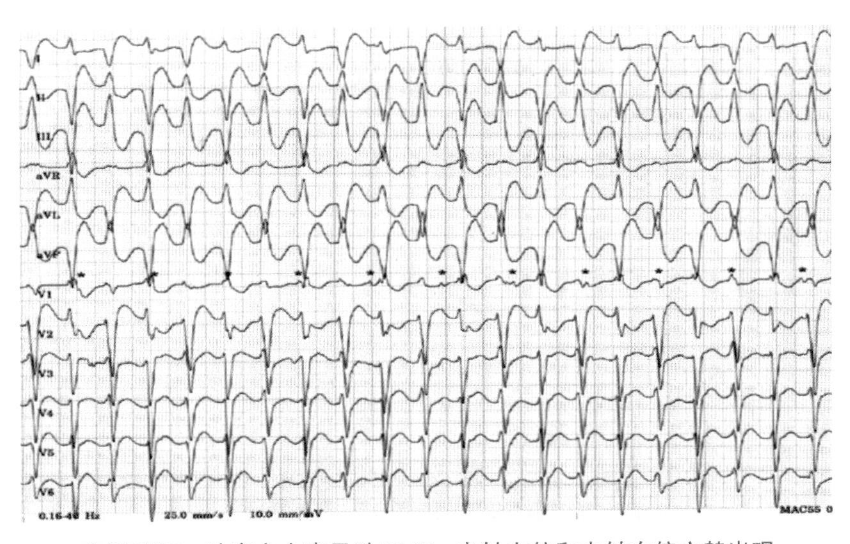

病例7图7　地高辛中毒导致BiVT，电轴左偏和电轴右偏交替出现

（3）急性心肌缺血：急性缺血会导致多种心律失常，少数情况也会导致 BiVT。在急性缺血中，缺氧会促进乳酸堆积，梗死区 K^+ 向细胞外转移，细胞内 K^+ 减少，Na^+ 流入胞内，进而激活 Ca^+-Na^+ 交换体，使更多的 Ca^{2+} 进入细胞内。胞内钙离子增多可增强 DAD，从而使包括 BiVT 在内的多形性 VT 的发生率升高。理论上，BiVT 的发生除 DAD 之外还需一个折返通路。梗死区域的异质性可以满足折返环路，

即同时包含了抑制电信号传播的区域与可传导正常电信号的组织区域。El-Sherif 等人对左前降支（LAD）结扎后 3 ~ 7 天的犬进行评估后发现，梗死心肌组织中不同区域的传导速度和恢复时间存在差异，并且在梗死区产生的心室搏动可以通过不同折返通路传出到正常心肌，从而导致 QRS 波形态改变，进一步可以发展为 BiVT，这提示急性缺血可诱发 BiVT[16]。Wase 还报道了非 ST 段抬高性心肌梗死（NSTEMI）患者出现 BiVT[17]。

（4）缺血性心肌病：心肌梗死后瘢痕形成是室性心律失常形成的病理基础。Yeo 等人认为 BiVT 是由瘢痕组织介导的。他们发现对 RBBB 单形性 VT 的传出点进行消融后出现了 BiVT。他们将其解释为单形性 VT 病灶传出点的隐蔽传导导致 BiVT 产生。在消融单形性 VT 后，第二个病灶能够通过两个有不同周期长度的通路传导而产生 BiVT。由于不同折返途径具有固定的长度，导致不同形态 QRS 波交替出现[10]。

（5）心脏结节病：前期文献报道心脏结节病患者中出现 BiVT。其机制可能是结节病心肌细胞炎症反应严重，导致离子失衡，诱发 DAD 触发活动在内的心律失常，若同时存在两个不同的病灶，则会导致 BiVT[18]。

Durocher 等人报道了一例暴发性心脏结节病患者出现 BiVT 的病例，该患者最初进行心内膜心肌活检，被误诊为巨细胞性心肌炎（GCM），最终在心脏移植后通过病理学确诊为心脏结节病。两个不同病灶的 DAD 可能是引发瘢痕心肌 BiVT 的驱动因素。因此，BiVT 可能是 GCM 和结节病有效的鉴别诊断依据[18]。

（6）Andersen-Tawil 综合征（ATS）：ATS 的发病与 Q-T 间期延长有关，也被称为长 QT 综合征（LQTS）7 型。单该分类仍存在争议，Zhang 等人反对将 ATS 归类为 LQTS，其认为 ATS 是一个独立的离子通道病。并且 ATS 患者的中位 QTc 间期为 440 毫秒，不应被归类为 LQTS[22]。

ATS 临床表现包括畸形表型特征、室性心律失常和周期性麻痹[19，20]。

ATS 与编码内向整流钾电流的蛋白质遗传缺陷有关，其负责细胞晚期复极。这种缺陷会导致复极化第 3 相延长，可能导致室性心律失常。Morita 等人通过向犬类注射不同浓度的氯化铯（CsCl）来阻断内向整流 K 电流，从而延长 QT 并产生 U 波，构建 ATS 的犬类模型。他们发现，在低血钾和高 CsCl 浓度的情况下跨膜弥散更为明显。延长此晚期复极过程将显著增加源于 DAD 的触发活动。异丙肾上腺素可促进 DAD 和 VT，而维拉帕米可缩短动作电位持续时间并消除 DAD 的风险[21]。

ATS 患者中室性心律失常包括单形性室速和多形性室速。研究发现，ATS 患者中 60% 的室性心律失常是多形性室速，其中大约 1/4 为 BiVT。Zhang 等人的研究发现，96 名 ATS 患者中有 22 名患有多形性室速，其中 68% 为 BiVT。

（7）心肌炎：心肌炎与 BiVT 相关。心肌炎可导致细胞膜不稳定，细胞浆中钙超载，从而触发 DADs[22]。心肌炎诱发 BiVT 的治疗方法是针对心肌炎发生的根本原因进行免疫抑制治疗。

一名患有前列腺癌的患者在接受免疫抑制剂（ICI）治疗后出现了 BiVT 及 ICI 相关心肌炎，在本病例报道中，通过血浆置换成功清除看心肌炎及 BiVT。

（8）家族性低钾性周期性麻痹：家族性低钾性周期性麻痹（familial hypokalemic periodic paralysis，FHPP）是一种遗传性疾病，其中 2/3 是常染色体显性遗传。在细胞水平，细胞内和细胞外钾离子失衡从而导致麻痹或无力。这种综合征的心脏受累表现主要是钾离子失衡导致的心律失常 [23]。FHPP 心律失常的发生时间通常与麻痹的发作无关。FHPP 患者的首要治疗策略是补钾治疗。

（9）原发性心脏肿瘤和心脏转移瘤：原发性心脏肿瘤或心脏转移瘤可以改变心脏电生理的结构和功能。一项电生理学研究发现右束支和左束支存在两个异位起搏点，由此产生交替的 QRS 波。据推测，靠近或侵入传导系统多个部分的肿瘤更有可能产生 BiVT[5]。在这种情况下，BiVT 的治疗需要对心脏肿瘤进行外科手术。在等待手术期间，可用胺碘酮和 β－受体阻滞药等药物稳定病情。

（10）药物过量：咖啡因是一种 RyR 受体（钙释放通道）激动剂，咖啡因中毒可以导致钙超载，诱导 BiVT 机制类似于 CPVT（儿茶酚胺敏感性多形性室速）[24]。

乌头碱存在于一些中草药产品中。乌头碱中毒会引起包括 BiVT 在内的不同室性心律失常 [25]。乌头碱中毒引起 BiVT 的机制是在心室去极化的平台期内向钠电流增强，导致后去极化。

（11）冠状动脉同种异体移植血管病变：冠状动脉同种异体移植血管病变（CAV）是心脏移植后由于排斥反应引起的并发症，可导致弥漫性冠状动脉疾病 [26]。BiVT 可能与 CAV 相关，机制尚不清楚，但有人提出，两个相互竞争的异位起搏点可导致 LBBB 和 RBBB 交替出现 [27]。治疗方案可能包括改变免疫抑制状态或冠状动脉血运重建。

4. BiVT 患者的一般诊断和治疗　尽管对 BiVT 的了解还不深入，但是识别 BiVT 的体表 ECG 表现是至关重要的。通常来说，引起 BiVT 的病因是有限的，因此一旦确诊，应明确病因。具体而言，地高辛中毒、CPVT（儿茶酚胺敏感性多形性室速）和 ATS 是目前 BiVT 最常见的原因，对于所有出现 BiVT 的患者，都应首先排除这些病因。除了 ATS（Andersen–Tawil Syndrome）的畸形体征外，体格检查并无特殊表现。应进一步完成基本检查评估左心室结构和功能障，包括 12 导联心电图及超声心动图。在完成病史采集、体格检查和一般辅助检查后，一些患者可能还需要根据可疑的病因进行相关的检查，例如心脏 MRI 和电生理学检查。

从治疗的角度来看，与任何快速性心律失常一样，治疗的第一步是确定患者血流动力学是否稳定。对于不稳定的患者，应立即采用 ACLS（高级生命支持）。一旦患者稳定，快速对 BiVT 的病因进行鉴别诊断，并对病因进行治疗，这对于保证患者的良好预后至关重要。

四、病例点评

BiVT 是一种罕见但重要的心律失常类型。通常来说，引起 BiVT 的病因是有限的，识别这种罕见的节律很重要，因为这有助于制订诊断标准并提示治疗。由于 BiVT 的罕见性，因此解释 BiVT 发生的潜在机制一直是一项挑战。有几种机制可能会导致 BiVT 发生，包括 DADs 的触发、自律性异常和双重折返。BiVT 的深入研究对于我们全面了解此类心律失常和进一步的直接治疗非常重要。BiVT 是临床医生需要了解的一个重要领域，因为它与多种临床疾病相关，包括急性缺血、缺血性心肌病、地高辛中毒、心肌炎、CPVT（儿茶酚胺敏感性多形性室速）和心肌炎等。当遇到 BiVT 的患者时，上述诊断和治疗规则可以帮助临床医生快速做出诊断并制订治疗方案，从而达到更好的治疗效果。

（病例撰写：文　雯　火箭军特色医学中心）
（点评专家：张　铮　火箭军特色医学中心）

参考文献

[1]Leenhardt A，et al.Catecholaminergic polymorphic ventricular tachycardia in children.A 7–year follow–up of 21 patients[J].Circulation，1995，91：1512–1519.

[2]Rothfeld EL.Bidirectional tachycardia with normal QRS duration[J].American heart journal，1976，92：231–233.

[3]Dorfman FK，Mesas CE，Cirenza C，et al.Bidirectional ventricular tachycardia with alternating right and left bundle branch block morphology in a patient with metastatic

cardiac tumors[J].Journal of cardiovascular electrophysiology，2006，17：784–785.

[4]Baher AA，et al.Bidirectional ventricular tachycardia：ping pong in the His–Purkinje system[J].Heart rhythm，20118，599–605.

[5]Cerrone M，et al.Arrhythmogenic mechanisms in a mouse model of catecholaminergic polymorphic ventricular tachycardia[J].Circulation research，2007，101：1039–1048.

[6]Shenthar J.Unusual incessant ventricular tachycardia：what is the underlying cause and the possible mechanism? Circulation[J].Arrhythmia and electrophysiology，2015，8：1507–1511.

[7]Cohen SI，Deisseroth A，Hecht HS.Infra–His bundle origin of bidirectional tachycardia[J].Circulation，1973，47：1260–1266.

[8]Zhang C，Zhang Y.Caffeine and dobutamine challenge induces bidirectional ventricular tachycardia in normal rats. Heart rhythm，2020，1：359–367.

[9]Mines GR.On dynamic equilibrium in the heart[J].The Journal of physiology，1913，46：349–383.

[10]Yeo C，et al.Bidirectional ventricular tachycardia in ischemic cardiomyopathy during ablation[J].HeartRhythm case reports，2017，3：527–530.

[11]Ueda–Tatsumoto A，et al.Bidirectional ventricular tachycardia caused by a reentrant mechanism with left bundle branch block configuration on electrocardiography[J].Circulation journal：official journal of the Japanese Circulation Society，2008，72：1373–1377.

[12]Priori SG，et al.Clinical and molecular characterization of patients with catecholaminergic polymorphic ventricular tachycardia[J].Circulation，2002，106：69–74.

[13]Kummer JL，Nair R，Krishnan SC.Images in cardiovascular medicine.Bidirectional ventricular tachycardia caused by digitalis toxicity[J].Circulation，2006，113：156–157.

[14]Valent S，Kelly P.Images in clinical medicine.Digoxin–induced bidirectional ventricular tachycardia[J].The New England journal of medicine，1997，336：550.

[15]Norn S，Kruse PR.Cardiac glycosides：from ancient history through withering’s foxglove to endogeneous cardiac glycosides[J].Dansk medicinhistorisk arbog，2004，119–132.

[16]El–Sherif N，Scherlag BJ，Lazzara R，et al.Re–entrant ventricular arrhythmias in the late myocardial infarction period.1.Conduction characteristics in the infarction zone[J].

Circulation，1977，55：686–702.
[17]Wase A，Masood AM，Garikipati NV，et al.Bidirectional ventricular tachycardia with myocardial infarction：a case report with insight on mechanism and treatment[J].Indian heart journal，2014，66：466–469.
[18]Durocher D，et al.Bidirectional ventricular tachycardia in a patient with fulminant myocarditis secondary to cardiac sarcoidosis mimicking giant cell myocarditis[J].CJC，2021，3：1509–1512.
[19]Zhang L，et al.Electrocardiographic features in Andersen–Tawil syndrome patients with KCNJ2 mutations：characteristic T–U–wave patterns predict the KCNJ2 genotype[J].Circulation，2005，111：2720–2726.
[20]Tawil R，et al.Andersen’s syndrome：potassium–sensitive periodic paralysis，ventricular ectopy，and dysmorphic features[J].Annals of neurology，1994，35：326–330.
[21]Chakraborty P，et al.Bidirectional ventricular tachycardia of unusual etiology[J].Indian pacing and electrophysiology journal，2015，15：296–299.
[22]Alhumaid W，Yogasundaram H，Senaratne JM.Slow bidirectional ventricular tachycardia as a manifestation of immune checkpoint inhibitor myocarditis[J].European heart journal，2021，42：2868.
[23]Ahlawat SK，Sachdev A.Hypokalaemic paralysis[J].Postgraduate medical journal，1999，75：193–197.
[24]Toya N，Isokawa S，Suzuki A，et al.Bidirectional ventricular tachycardia induced by caffeine poisoning[J].The American journal of emergency medicine，2019，37：2111–2118.
[25]Kitamura T，et al.Various morphologies of bidirectional ventricular tachycardia caused by aconite “Torikabuto” poisoning[J].Journal of cardiology cases，2013，7：42–44.
[26]Pavri BB，O’Nunain SS，Newell JB，et al.Prevalence and prognostic significance of atrial arrhythmias after orthotopic cardiac transplantation[J].Journal of the American College of Cardiology，1995，25：1673–1680.
[27]Bhavnani SP，Clyne CA.Bidirectional ventricular tachycardia due to coronary allograft vasculopathy a unique presentation[J]. Annals of noninvasive electrocardiology：the official journal of the International Society for Holter and Noninvasive Electrocardiology，2012，17：405–408.

病例8　心包穿刺少见并发症——心包积气

一、病历摘要

（一）病史介绍

主诉：患者女性，66 岁，因“突发胸闷、心悸 2 周”入院。

现病史：患者 30 年前无明显诱因出现胸闷、气短症状，伴发热、心悸，无胸痛、盗汗。于当地医院就诊，行心脏超声检查提示“心包积液”（具体不详），给予利尿、心包穿刺等治疗后症状缓解（具体不详）。后间断性出现上述症状，多次于中国人民解放军总医院、中国人民解放军 309 医院就诊，超声均提示心包积液，多次行心包穿刺术，未明确心包积液原因。中国人民解放军总医院行临床诊断性抗结核治疗（具体方案不详），效果不佳，患者仍出现胸闷、心悸等症状。两周前再次出现胸闷、气短等症状，伴咳嗽、心悸。今为求进一步治疗，门诊收入我科。

既往史：高血压病史 2 年，血压最高 170/110mmHg，口服“洛贝沙坦、比索洛尔”（具体用量不详），血压控制可。否认肝炎、结核等传染病病史，否认手术史，否认外伤史，否认输血史，否认药物、食物过敏史，预防接种随当地进行。

（二）入院查体

体温 36.5℃，脉搏 58 次 / 分，呼吸 18 次 / 分，血压 140/90mmHg。听诊两肺呼吸音粗，未闻及干湿性啰音。语音传导两侧对称。心前区无隆起，心尖搏动正常。未触及震颤，心包摩擦感未触及。叩诊心界正常。心率 58 次 / 分，律齐，心音正常。双下肢轻度水肿。心脏增大，颈静脉充盈，肝颈静脉回流征阴性，未闻及病理性杂音，双下肢轻度水肿。

二、诊治经过

结合患者病史及辅助检查，初步诊断为“大量心包积液”。心电图（病例 8 图 1）提示：窦性心动过速（心率 138 次 / 分）。超声心动图（UCG，病例 8 图 2）提示中到大量心包积液。经家属同意后，行超声引导下心包穿刺引流术，穿刺部位为剑突下，穿刺过程顺利，可以引流出淡黄色浑浊积液。送检心包积液回报李凡他试验阳性；细胞总数 8120×10^6/L，白细胞数 115×10^6/L；比重：量少；总蛋白 57.60g/L；

糖 6.51mmol/L；乳酸脱氢酶 147.80U/L，每日引流量 300ml。引流 3 天后，拔出心包穿刺引流管。

引流结束后，患者仍有心悸不适。复查胸片（病例 8 图 3）提示：心脏增大、心包积气、心包积液和右胸腔积液（少量）。同时，胸部 CT（病例 8 图 4）也提示心包积气。复查超声心动图（UCG）提示心包积液与之前相比减少（病例 8 图 5）。但在心包内有几个小的、闪烁的点——“气泡征”。

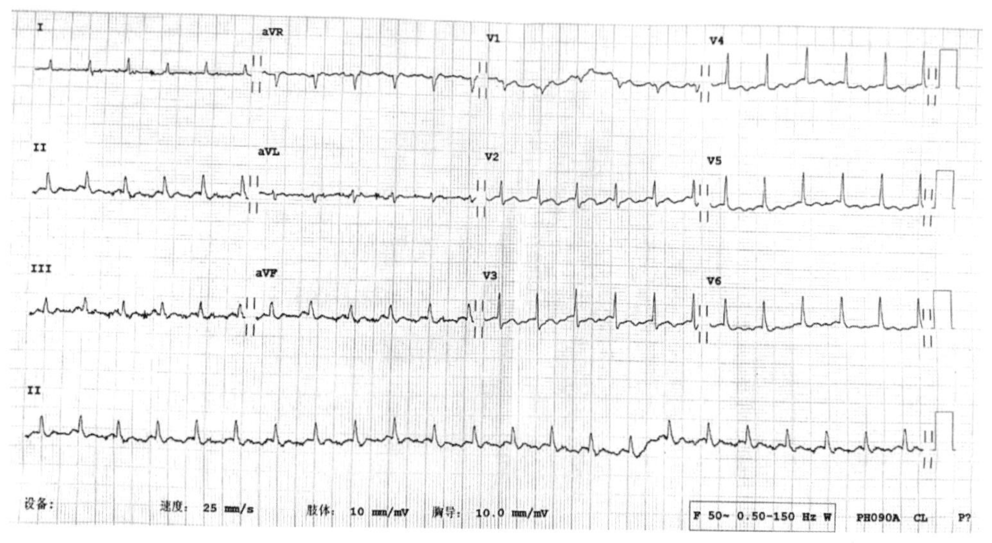

病例8图1　心电图检查：窦性心动过速，138次/分，ST-T改变

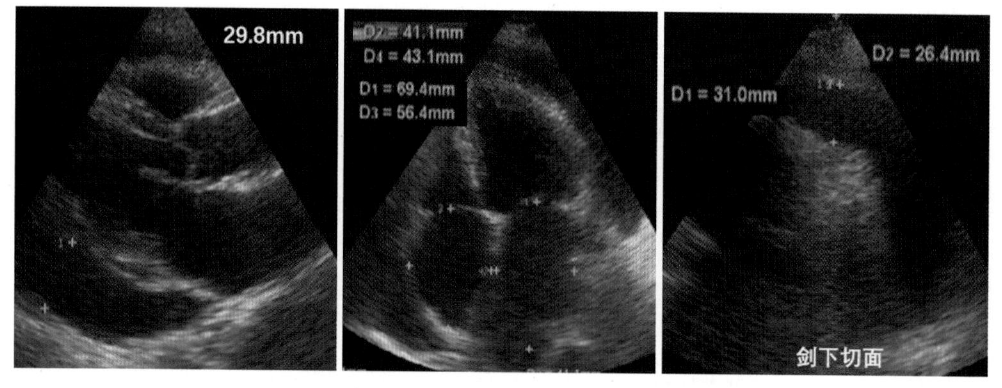

病例8图2　超声心动图检查：中-大量心包积液

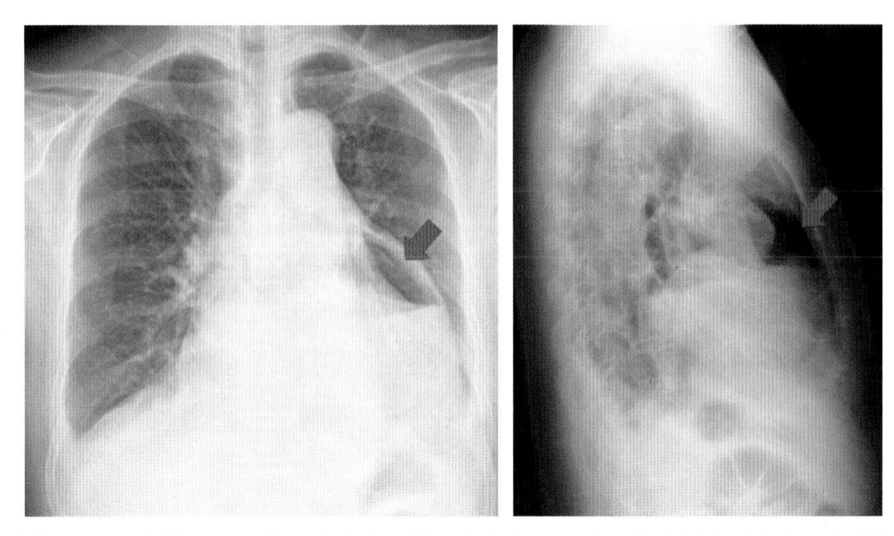

病例8图3　胸片显示：①心脏增大；②心包积气、积液；③右侧胸腔积液（少量）

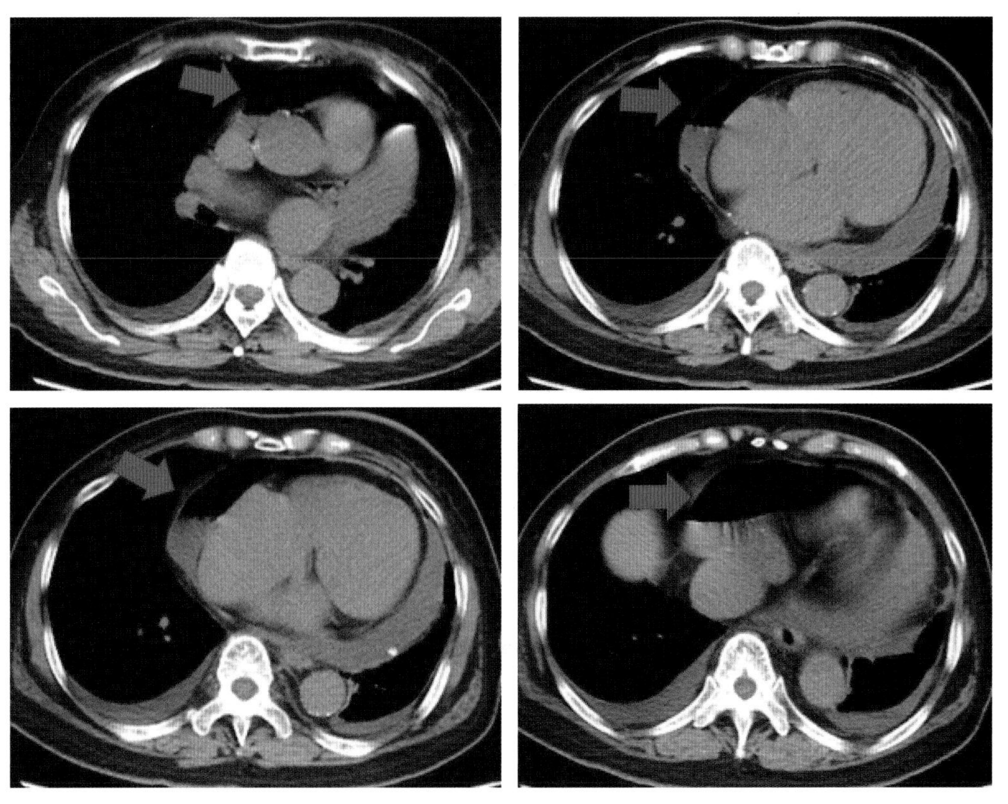

病例8图4　复查胸部CT

心包腔增宽；可见气体及液体密度影，并可见气 - 液平面；心脏增大；双侧胸腔可见弧形液体密度影

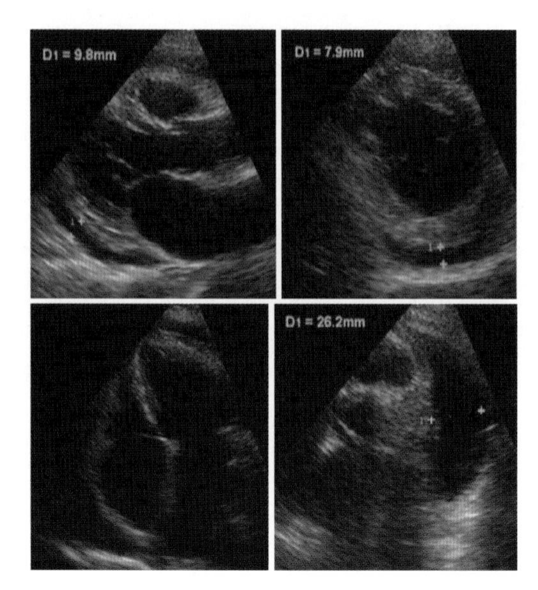

病例8图5　复查超声心动图：心包积液较前减少

剑突下入路穿刺，每天引流 300ml 淡黄色心包积液。3 天后无引流液，拔出心包穿刺引流管，患者仍有心悸症状。

考虑患者出现心包积气的原因为心包穿刺引流管路漏气所致。而且，患者血流动力学稳定，无明显胸闷症状。因此，未给予患者进一步处理，密切观察患者症状及生命体征。出院后嘱患者 3 个月后复查胸部 CT。3 个月后，患者胸部 CT 检查（病例 8 图 6）显示心包积气消失，中 – 大量心包积液（病例 8 图 7）。再次给予心包穿刺引流，过程顺利，未出现心包积气。

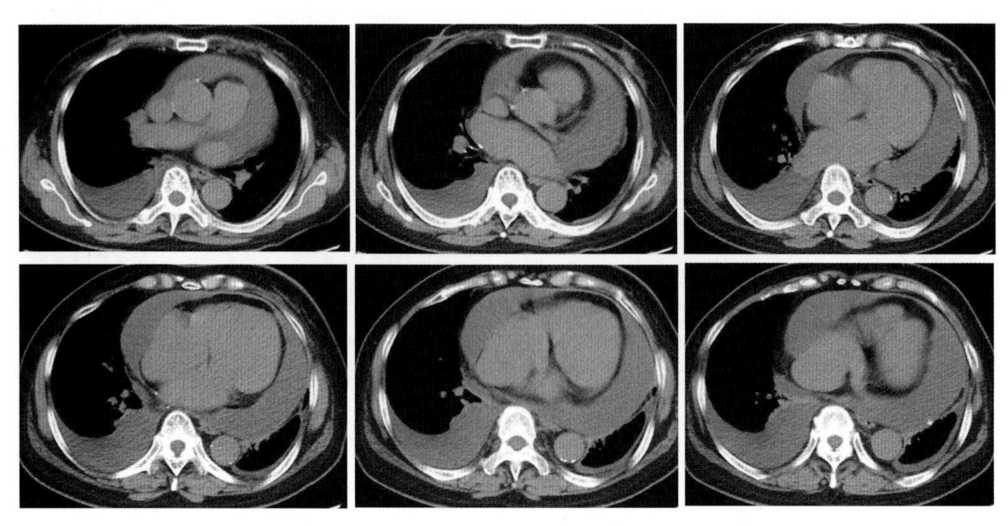

病例8图6　胸部CT复查：未见心包积气，双侧胸腔积液，右侧较著。心包积液。

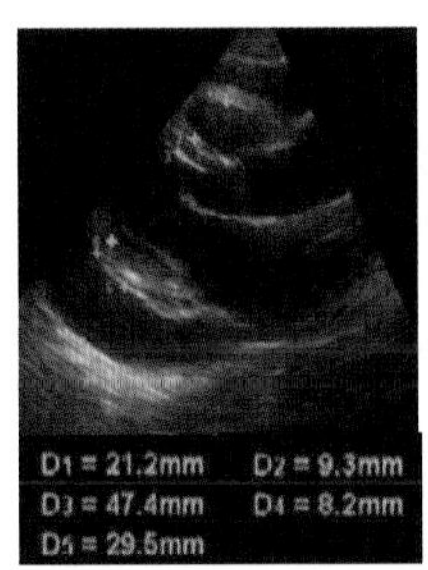

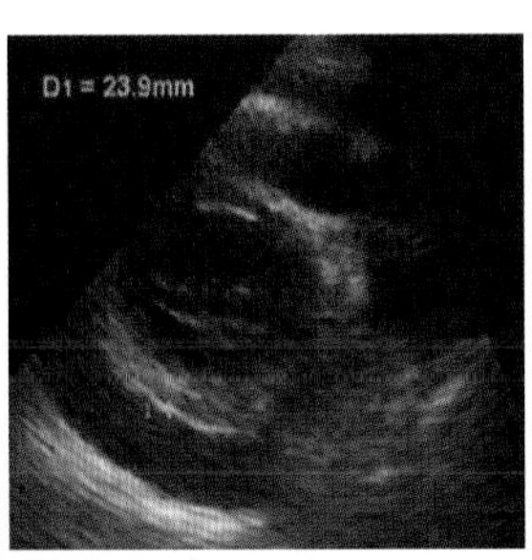

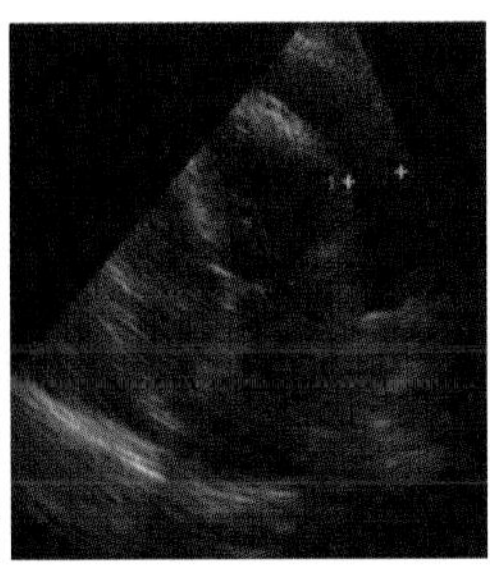
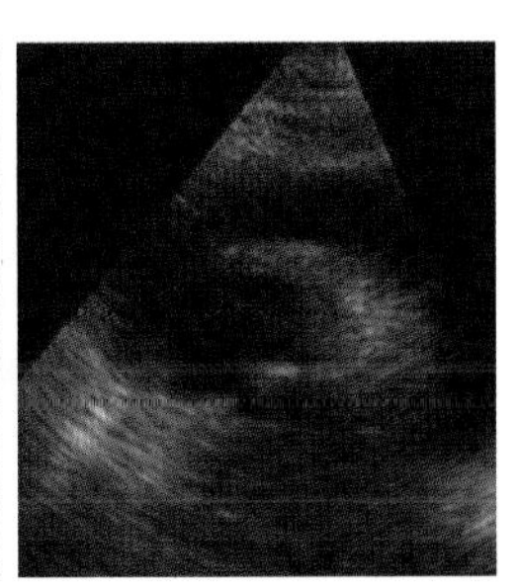

病例8图7 少-中量心包积液

三、疾病介绍

心包积液穿刺后并发症——心包积气。

1. 心包积气的定义 心包积气为心包腔内存在空气。这是一种罕见的实体，据报道，最常见于创伤后或在健康成年人中自发发生，而无根本原因[1]。其中，心包穿刺术后导致的医源性心包积气十分罕见，被归因于直接的胸膜-心包沟通或心包引流系统的空气泄漏[2, 3]。大多数时候，医源性心包积气不需要特殊治疗，但在一些患者中，可能发生危及生命的并发症，特别是心包填塞，需要及时识别和适当的治疗[2, 3]。

2. 心包积气的诊断 心包积气是指心包腔内气液水平的积聚（病例 8 图 8D），相对容易诊断，通过胸部 X 线片可显示心包与心脏分离的透明轮廓，或通过超声心动图可见“气隙征”或“漩涡气泡征”（病例 8 图 8A）[2, 4]，同时可能出现心脏形态的改变（病例 8 图 8B、病例 8 图 8C）。“气隙征”表示心脏收缩期心脏形状的周期性消失，与心腔体积减小时心包内空气的周期性出现相一致[5, 6]；“漩涡气泡征”表示心腔内存在空气，由于心脏活动，心包腔中具有连续搅动运动的流体界面，并且在超声心动图中通过几个微小的心包腔内有明亮的回声斑点，引起微小气泡[2, 4, 7, 8]。胸部 CT 可以很容易地确诊，是诊断不明原因心包积气的主要方法。它提供了有关机制和相关病变的进一步信息。

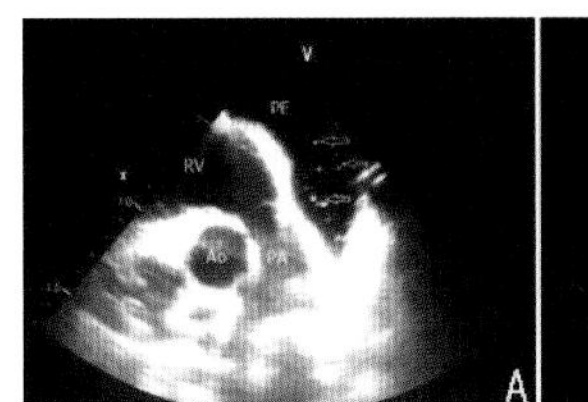

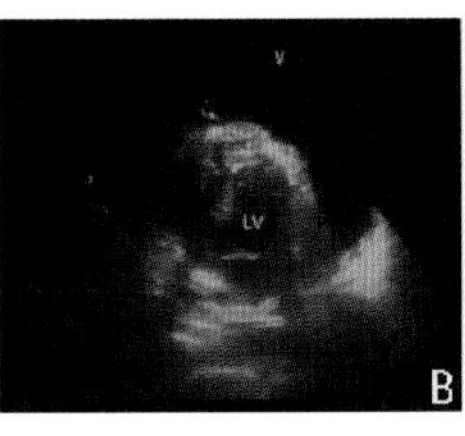

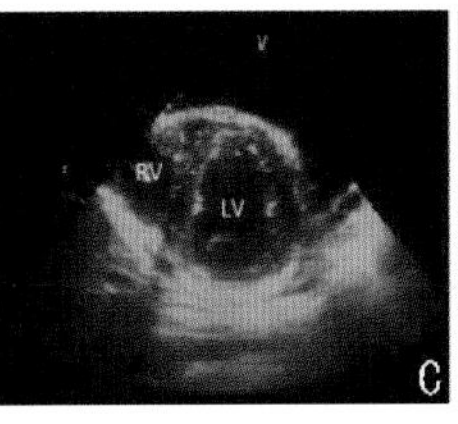

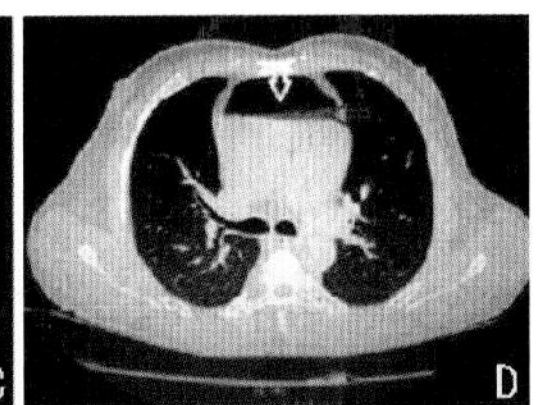

病例8图8 心包积气的X线检查

A．漩涡气泡征；B、C．心脏形态改变；D．气-液平面

3．心包积气的治疗及预防原则

（1）需密切监测，自行吸收，需紧急排除心脏填塞。

（2）预防张力性心包积气。

（3）根据潜在病因指导治疗策略。通常心包气会自行消退。

（4）出现急性血流动力学失衡提示心包填塞，需急诊心包穿刺。

（5）心包穿刺治疗心包积液后医源性气包，如果血流动力学不稳定，需要再次心包穿刺。

（6）如果心包腔与肺以外的器官破裂相连，首选手术治疗。

四、病例点评

这是一个值得吸取教训的病例。临床医生在行心包穿刺时往往会忽略引流管通路是否漏气，因此造成该例患者心包积气的发生。

心包积气是一种可能危及生命的罕见疾病。前期也有报道，心包积气不仅可由钝性或穿透性胸部创伤、心包感染、医源性原因所致，也可自发形成。但是，心包穿刺后导致的心包积气更为少见，其原因可能由于胸膜与心包相通或心包穿刺引流漏气所致。

心包积气作为心包穿刺术的一种并发症，可以通过常规的胸片、UCG 或 CT 诊断。心包积气的特征影像学特点为心包腔内可见气 – 液水平。在胸片中，可见心包内出现透光轮廓。UCG 可以显示两种病理特征："气隙征" 和 "漩涡气泡征"。在本病例中，患者的 UCG 显示心包有明显的 "漩涡气泡征"，表明患者心包腔内气液界面随着心脏的舒缩运动而浮动。在超声心动图上，心包内有数个微小、明亮的回声点，形成微泡。另外，胸部 CT 也能明确诊断，是诊断心包积气的主要依据。通常情况下，医源性心包积气一般不需要特殊处理，可自行缓解。只有发现危及生命的严重并发症，例如心脏填塞，才需要及时辨别及处理。

因此，我们的病例提高了临床医生对心包积气的认识，并有助于加强预防措施，以防出现这种情况。

（病例撰写：文　雯　火箭军特色医学中心）

（点评专家：张　铮　火箭军特色医学中心）

参考文献

[1]Lee YJ，et al.A case of spontaneous pneumomediastinum and pneumopericardium in a young adult[J].The Korean journal of internal medicine，2001，16：205–209.

[2]Choi WH，et al.Pneumopericardium as a complication of pericardiocentesis[J].Korean circulation journal，2011，41：280–282.

[3]Brander L，Ramsay D，Dreier D，et al.Continuous left hemidiaphragm sign revisited：a case of spontaneous pneumopericardium and literature review[J].Heart （British Cardiac Society），2002，88：e5.

[4]Yuce M，Sari I，Davutoglu V，et al.Bubbles around the heart：pneumopericardium 10 days after pericardiocentesis[J].Echocardiography （Mount Kisco，N.Y.），2010，27：E115–116.

[5]Reid CL，et al.Echocardiographic detection of pneumomediastinum and pneumopericardium：the air gap sign[J].Journal of the American College of Cardiology，1983，1：916–921.

[6]Kerut EK，Hannawalt C，Everson CT，et al.The air gap sign[J].Echocardiography （Mount Kisco，N.Y.），2014，31：400–401.

[7]Bejvan SM，Godwin JD.Pneumomediastinum：old signs and new signs[J].AJR：American journal of roentgenology，1996，166：1041–1048.

[8]Antonini–Canterin F，Nicolosi GL，Mascitelli L，et al.Direct demonstration of an air–fluid interface by two–dimensional echocardiography：a new diagnostic sign of hydropneumopericardium[J].Journal of the American Society of Echocardiography：official publication of the American Society of Echocardiography，1996，9：187–189.

病例9　主动脉穿通性溃疡：忽视体格检查导致的误诊

一、病历摘要

患者老年男性，因“无明显诱因突发胸痛 1 小时”入院，疼痛呈心前区压榨样疼痛，疼痛发作与体位有关，伴出汗、胸闷、呕吐、大汗。口服“速效救心丸”及休息后可缓解，未引起患者重视及进一步治疗。1 小时后患者再次出现胸痛，伴心悸、胸闷、呕吐、大汗。急呼 120，于救护车上测血压 60/40mmHg，给予对症处理（具体治疗不详）。来我院急诊科后测血压 50/30mmHg，立即给予多巴胺等血管活性药物及扩容治疗，患者血压可维持在 100/70mmHg。

急诊查心电图提示：窦性心动过速，ST–T 改变，室性早搏。急查血常规：白细胞计数 14.11×10^9/L ↑，血红蛋白 108g/L ↓，中性粒细胞百分比 90.0%。反复复查心肌损伤标志物：肌钙蛋白 0.053ng/ml，肌红蛋白 172ng/ml。心脏超声提示：①左房左室大小正常；②左室舒张功能减低；③三尖瓣、二尖瓣反流；④心包积液。为进步明确诊断，急诊以“急性冠脉综合症，心源性休克”收入我科。

二、诊治经过

结合患者病史及辅助检查，初步诊断为：①胸痛原因待查：急性冠脉综合症？肺栓塞？急性主动脉综合征；②心源性休克；③贫血。

为明确冠脉情况，急诊行冠状动脉造影（病例 9 图 1），结果提示：①冠脉呈左优势型；② LM 正常；③ LAD 近段可见斑块形成，未见血栓形成；④ LCX 未见有意义狭窄；⑤ RCA 未见有意义狭窄。排除阻塞性冠脉疾病，进一步行肺动脉造影排除肺栓塞（病例 9 图 2），结果提示：肺动脉正常。造影透视时发现：左肺见巨大椭圆形高密度影。结束手术。

因造影透视时发现左肺巨大椭圆形高密度影，故急查胸片（病例 9 图 3）：可见左侧上纵隔见巨大椭圆形（长轴位于心缘旁）高密度影。复查血常规提示：血红蛋白 82g/L ↓，考虑存在活动性出血。

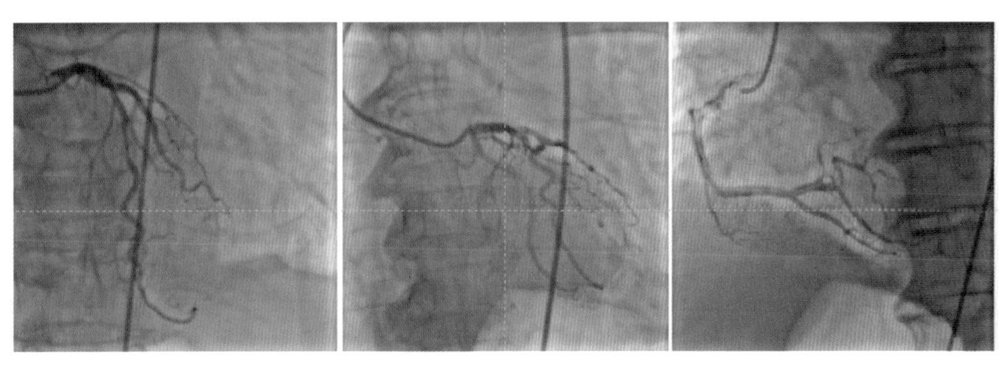

病例9图1　冠状动脉造影检查

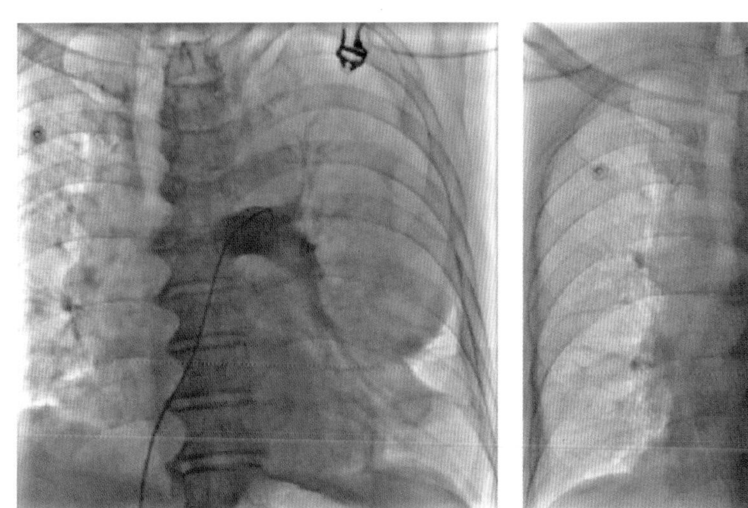
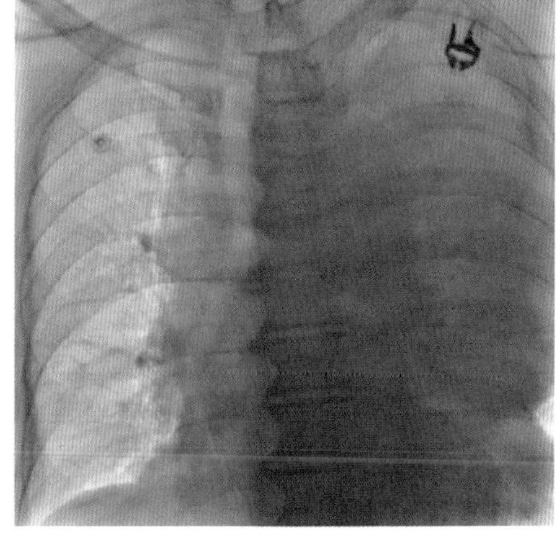

病例9图2　肺动脉造影检查

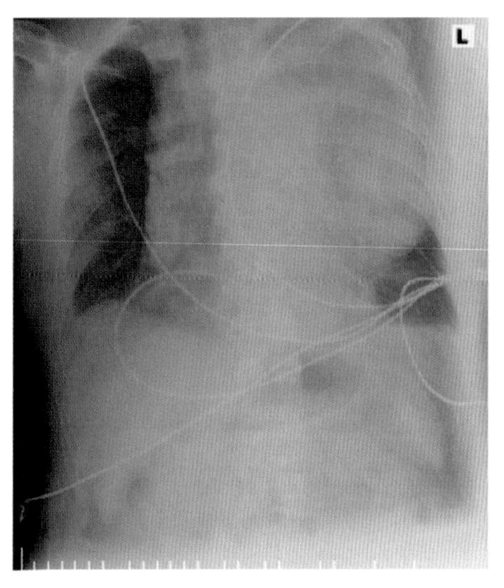

病例9图3　胸片检查

再次进行详细体检：脉搏 130 次 / 分，呼吸 30 次 / 分，血压 100/60mmHg。呼吸浅快，频率 30 次 / 分，腹式呼吸为主。呼吸动度两侧不对称，语颤左侧增强，未触及胸膜摩擦感。左肺叩诊呈实音，左肺呼吸音低钝，未闻及干湿性啰音。语音传导左侧增强。余体格检查未发现异常。再次复查血常规提示：血红蛋白 82g/L，考虑存在活动性出血。患者胸痛不排除急性主动脉综合征。立即急查胸部 CTA，提示主动脉溃疡。修正诊断为：急性主动脉综合征 主动脉穿通性溃疡。

急查胸部 CTA 见病例 9 图 4。

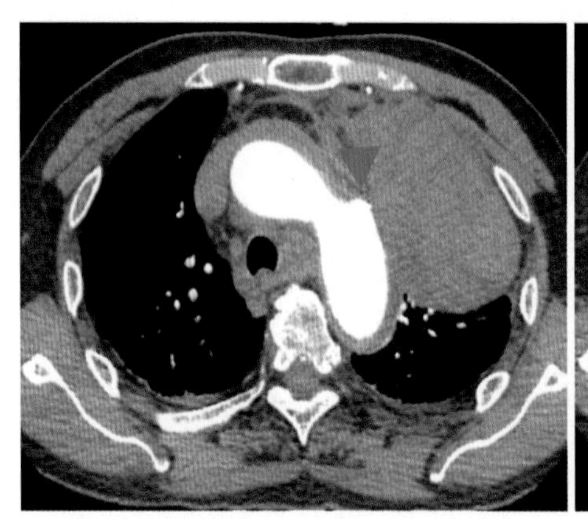
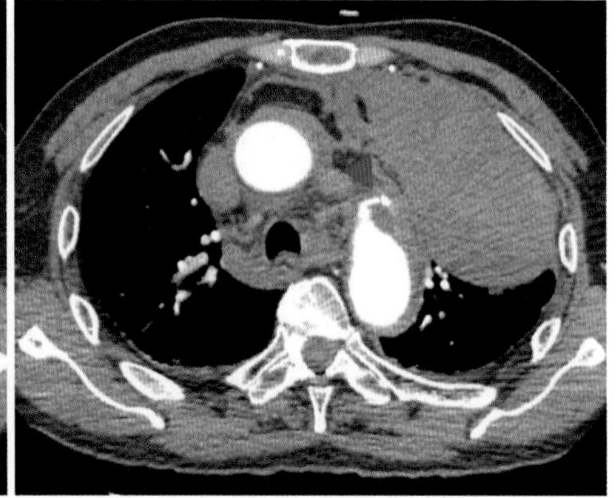

病例9图4 胸部CTA检查

蓝色三角：主动脉溃疡；红色三角：主动脉溃疡破口

明确诊断后考虑患者血流动力学不稳定，随时有猝死风险；同时给予镇静、稳定血流动力学及生命体征；向患者家属交代病情及可能出现风险。紧急联系心胸外科；同时输血补充红细胞，纠正贫血。

2 小时后，患者再次出现胸痛不适，血压下降，立即给予多巴胺升压及扩容治疗，效果不佳，患者呈昏迷状态，双侧瞳孔散大固定，呼吸停止，立即给予呼吸兴奋剂静脉推注，并给予气管插管，呼吸机辅助呼吸，同时持续给予胸外按压，碳酸氢钠纠正代谢性酸中毒。后抢救无效，患者死亡。最终死亡原因为主动脉穿通性溃疡。

三、疾病介绍

1. 急性主动脉综合征定义 急性主动脉综合征包括主动脉夹层、主动脉壁内血肿和穿通性溃疡（病例 9 图 5）[1]。

（1）主动脉夹层（aortic dissection，AD）：主动脉内膜破裂，血液经破裂口进入主动脉壁中层，造成内膜纵向剥离，形成双腔主动脉，主要病因为动脉硬化和高血压。

（2）主动脉壁内血肿（intramural hemorrhage and hematoma，IMH）：指没有内膜撕裂口的主动脉夹层，也被称为不典型主动脉夹层，可继续发展为主动脉夹层或自行吸收。主要病因为主动脉粥样硬化，粥样斑块上溃疡破裂形成 IMH；主动脉管壁内滋养血管破裂形成 IMH[2]。

（3）穿通性溃疡（penetrating aortic ulcer，PAU）：主动脉粥样硬化基础上形成的溃疡，特征性病理是粥样硬化斑块破裂形成溃疡，溃疡穿通内弹力层并在动脉中层形成血肿，血肿往往是局限的或延伸数厘米，不形成假腔[3]。

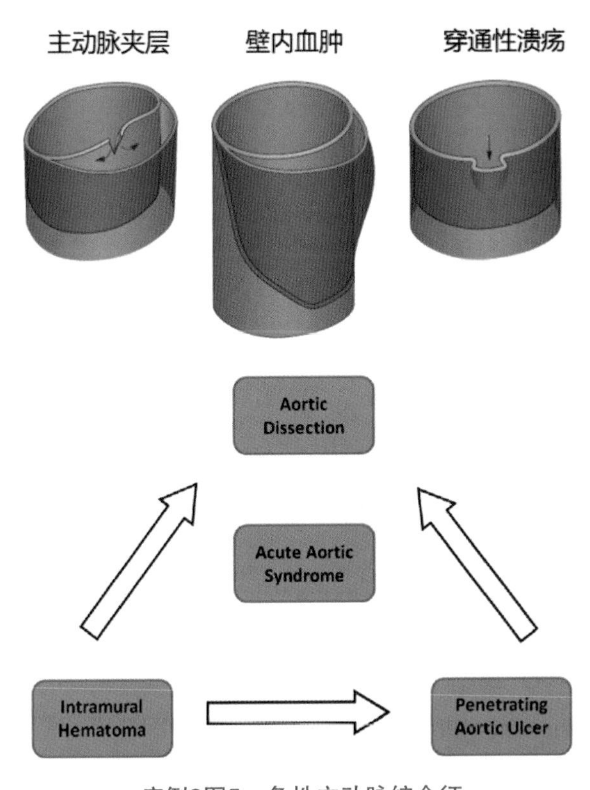

病例9图5　急性主动脉综合征

2. 穿通性溃疡的临床表现　PAU 的症状通常在溃疡发展后不久发生，并且可能因人而异。当穿通性溃疡出现症状时，患者通常会突然出现胸痛或背痛[3-5]。其他症状可能包括：严重腹痛、呼吸急促、手臂或腿部疼痛、衰弱、意识丧失、脉搏细速、大汗淋漓、焦虑、皮肤苍白、恶心等。PAU 通常发生在降主动脉，由于升主动脉很少受累，所以脉搏不对称、神经功能缺损、主动脉瓣反流和心包积液等临床体征较少见，约 20% 的病例发生胸腔积液[3，4]。

3．穿通性溃疡的危险因素 PAU 常见于老年男性患者（＞65 岁），特别是合并冠心病和肾功能不全患者[4，6]。发生 PAU 的危险因素包括：高血压、糖尿病、抽烟、高胆固醇、肥胖、心脏病、动脉粥样硬化家族史、年龄因素、烟雾病、动脉夹层、纤维肌发育不良、大动脉炎等[7]。

4．穿通性溃疡的诊断应用 影像学检查对 PAU 的诊断具有重要意义。CTA 因其视野大、能检测钙和动脉粥样硬化斑块及快速获取整个降主动脉图像等优点，是目前诊断和随访 PAU 最常用的影像学技术。TEE 和 MRI 检查也有助于 PAU 和其他主动脉溃疡的诊断。在有症状的病例中，CTA 和 TEE 通常是评估 PAU 的首选技术。TEE 对于不稳定的患者或在围术期监测疾病进展具有特殊价值。MRI 则是对于不稳定或有症状的患者的第三种选择[8，9]。最近的研究显示，因为在病变中发现了血管壁炎症，所以正电子发射断层扫描 / 计算机断层扫描研究可能成为一种检测发展主动脉并发症的工具。

5．穿通性溃疡的治疗 PAU 的治疗建议主要基于以下三个方面评估：①患者的临床状态；②病变的复杂程度；③病变部位。在无症状的病例中，当没有潜在风险时，推荐药物治疗，首选使用 β－受体阻滞药及降压药物，将血压控制在 130/80mmHg 以下，并通过影像学技术进行密切随访[9-11]。当出现新发症状时，或影像学检查显示最大主动脉直径超过 55mm，每年增加至少 5mm 均提示发生主动脉破裂的风险增加，应考虑侵入性治疗[10，11]。

在有症状的患者中，任何潜在的演变迹象都是病变不稳定的标志，因此应推荐有创治疗[9-11]。对于内科治疗效果良好、无升主动脉受累、无血流动力学不稳定、无主动脉破裂征象、无明显或增加的胸腔积液、无 IMH、病变水平最大主动脉直径＞55mm 或住院期间主动脉直径快速增长的病例，应考虑内科治疗，但住院期间需密切影像学随访[5，9，10，12，13]。虽然溃疡大小的临界值没有达成共识，但病变部位的生长速度和最大主动脉直径被认为是潜在的危险因素[13]。A 型病变或 B 型病变不适合腔内治疗的患者推荐手术治疗[9-11]。然而，制订最佳治疗方案必须根据患者临床特点，病例进行个体化评估。

四、病例点评

该病例对我们具有重要的教育意义：首先，我们应该对急性主动脉综合征提高警惕，急性主动脉综合征不仅包括主动脉夹层，还包括主动脉壁内血肿、穿通性溃疡。其次，虽然，我们有各种检查手段，但是仍不应该忽视体格检查。如果该例患者在接诊时进行体格检查，将有助于尽快明确诊断。

（病例撰写：文　雯　火箭军特色医学中心）
（点评专家：张　铮　火箭军特色医学中心）

参考文献

[1]Erbel R，et al.2014 ESC guidelines on the diagnosis and treatment of aortic diseases[J].Kardiologia polska，2014，72：1169-1252.

[2]Oderich GS，Kärkkäinen JM，Reed NR，et al.Penetrating aortic ulcer and intramural hematoma[J].Cardiovascular and interventional radiology，2019，42：321-334.

[3]Evangelista A，Moral S.Penetrating atherosclerotic ulcer[J].Current opinion in cardiology，2020，35：620-626.

[4]Botta L，et al.Endovascular repair for penetrating atherosclerotic ulcers of the descending thoracic aorta：early and mid-term results[J].The Annals of thoracic surgery，2008，85：987-992.

[5]Timperley J，Banning AP.Prognosis of aortic intramural hematoma with and without penetrating atherosclerotic ulcer：a clinical and radiological analysis[J].Circulation，2003，107：e63.

[6]Eggebrecht H，et al.Endovascular stent-graft treatment of penetrating aortic ulcer：results over a median follow-up of 27 months[J].American heart journal，2006，151：530-536.

[7]Vaduganathan P，et al.Pathologic correlates of aortic plaques，thrombi and mobile "aortic debris" imaged in vivo with transesophageal echocardiography[J].Journal of the American College of Cardiology，1997，30：357-363.

[8]Evangelista A，et al.Imaging modalities for the early diagnosis of acute aortic syndrome[J].Nature reviews Cardiology，2013，10：477-486.

[9]Erbel R，et al.2014 ESC guidelines on the diagnosis and treatment of aortic diseases：document covering acute and chronic aortic diseases of the thoracic and abdominal aorta of the adult.The task force for the diagnosis and treatment of aortic diseases of the

european society of cardiology （ESC）[J].European heart journal，2014，35：2873–2926.

[10]Evangelista A，et al.Interdisciplinary expert consensus on management of type B intramural haematoma and penetrating aortic ulcer[J].European journal of cardio–thoracic surgery：official journal of the european association for cardio–thoracic surgery，2015，47：209–217.

[11]Evangelista A，et al.Intramural hematoma and penetrating ulcer in the descending aorta：differences and similarities[J].Annals of cardiothoracic surgery，2019，8：456–470.

[12]Coady MA，Rizzo JA，Elefteriades JA.Pathologic variants of thoracic aortic dissections. Penetrating atherosclerotic ulcers and intramural hematomas[J].Cardiology clinics，1999，17：637–657.

[13]Bischoff MS，Geisb ü sch P，Peters AS，et al.Penetrating aortic ulcer：defining risks and therapeutic strategies[J].Herz，2011，36：498–504.

病例10 巨细胞心肌炎及时诊断和有效治疗

一、病历摘要

(一)病史介绍

主诉：患者男性，38岁，因“发作性心悸20天”于2021年2月22日收入我科。

现病史：患者20天前突发心悸不适，就诊于当地医院行动态心电图示：窦性心律，频发室性期前收缩，室性心动过速（病例10表1）。冠脉造影未见异常，行室性期前收缩射频消融治疗。术后10天患者再次出现心悸，患者为进一步诊治，就诊于我院。

病例10表1 患者动态心电图情况

项目编号	时间	本院	平均心率（次/分）	VPC（个/24h）	NSVT（阵）
1	2021-02-20	否	73	42161	1368
2	2021-03-18	是	52	1769	8
3	2021-04-24	否	62	31777	3717
4	2021-05-07	是	58	4886	44
5	2021-07-02	是	57	4861	34
6	2021-10-13	是	61	3138	22
7	2022-02-28	是	59	1170	1
8	2023-02-27	是	57	2059	26

注：VPC：室性期前收缩；NSVT：短阵室性心动过速

(二)体格检查

血压103/60mmHg，身高173cm，体重80kg。双肺呼吸音清，未闻及干湿性啰音。心率60次/分，律不齐，各瓣膜区听诊未闻及病理性杂音，腹部平软，无压痛及反跳痛，双下肢及眼睑无水肿。

(三)辅助检查

实验室检查示：总胆固醇6.16mmol/L，甘油三酯2.35mmol/L，低密度脂蛋白胆固醇4.15mmol/L。氨基酸末端脑钠素前体（NT-proBNP）516pg/ml。血常规、C-反应蛋白、血沉正常。超声心动图示：LA 42mm，LV 53mm，EF 67%，左房增大，

二、三尖瓣少 - 中量反流。

（四）入院初步诊断

1. 心律失常

短阵室性心动过速

频发室性期前收缩

心脏射频消融术后

2. 高脂血症

二、诊治经过

患者于我院 2021 年 2 月 25 日行心脏射频消融术：消融标测右室下基底部及右室流出道室性心动过速；同时给予右室间隔心内膜心肌活检。患者因工作原因，要求院外等待活检结果。2 天后我院心内膜活检病理诊断：巨细胞性心肌炎（giant cell myocarditis，GCM）。镜下所见：心肌细胞坏死广泛，伴弥漫性淋巴单核和多核巨细胞浸润（病例 10 图 1）。电话告知患者心肌活检结果，患者就诊于当地医院，给予甲泼尼强龙（40mg/ 次，1 次 / 日）、吗替麦考酚酯分散片（1.5g/ 次，2 次 / 日）治疗 3 天，同时辅以“螺内酯（20mg/ 次，1 次 / 日）、培哚普利叔丁胺片（4mg/ 次，1 次 / 日）、呋塞米（20mg/ 次，1 次 / 日）”等药物治疗。及时诊断和合理治疗是本病例的亮点。

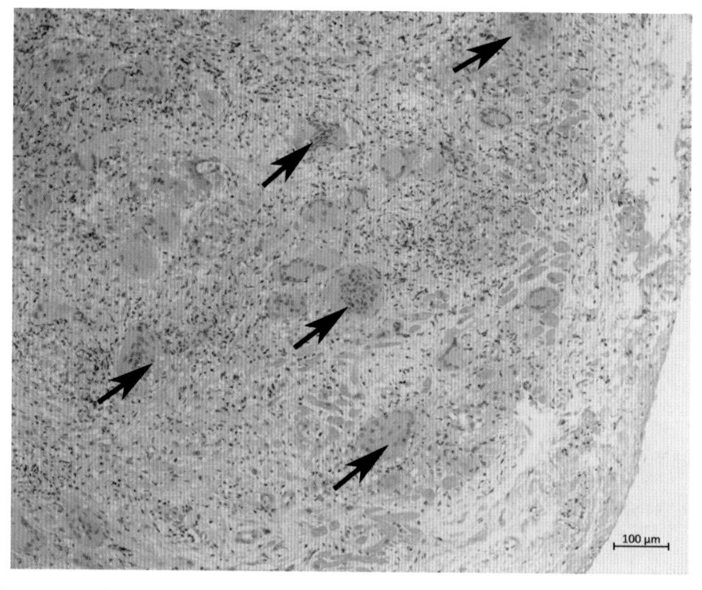

病例10图1 大片炎症灶，箭头所指为部分多核巨细胞（HE染色*100倍）

及时诊断：患者于当地医院治疗后仍心悸不适，2021 年 3 月再次入住我科，入院诊断为“巨细胞心肌炎，心律失常 短阵室性心动过速 频发多源性室性期前收缩，心脏射频消融术后，高脂血症”。给予甲强龙 80mg/ 次、1 次 / 日冲击治疗，吗替麦考酚酯分散片 1g/ 次、2 次 / 日，同时给予“沙库巴曲缬沙坦钠片、美托洛尔缓释片、螺内酯、碳酸钙 D_3 片、阿托伐他汀钙片、盐酸胺碘酮”治疗（病例 10 表 2A）。4 天后患者心悸较前好转，动态心电图示：室性期前收缩较前明显减少（病例 10 表 1–2），停用甲强龙，更换为泼尼松 60mg/ 次、1 次 / 日（病例 10 表 2B）。鉴于患者短阵室性心动过速、频发多源性室性期前收缩，有植入式心律转复除颤器（implantable cardioverter defibrillators，ICD）指征，建议患者植入 ICD 治疗。患者与家属充分协商后，拒绝植入 ICD，要求药物治疗。

病例10表2　患者用药方案情况

药品类别方案	激素及免疫抑制剂	抗心律失常药物	其他药物
A	甲强龙 80mg、1 次 / 日 ×4 天 吗替麦考酚酯分散片 1g、2 次 / 日	美托洛尔缓释片 47.5mg、1 次 / 日 盐酸胺碘酮 200mg、1 次 / 日	碳酸钙 D_3 片 0.6g、1 次 / 日 雷贝拉唑钠肠溶片 10mg、1 次 / 日 沙库巴曲缬沙坦钠片 50mg、2 次 / 日 螺内酯 20mg、1 次 / 日 阿托伐他汀钙片 20mg、1 次 / 晚
B	泼尼松 60mg、1 次 / 日（维持 1 周，以后每周减少 5mg；减至 40mg 后改为每 2 周减 5mg，减少至 30mg 维持） 吗替麦考酚酯分散片 1g、2 次 / 日	同 A 方案	同 A 方案
C	泼尼松 50mg、1 次 / 日（50mg 维持 1 个月，1 月后每 2 周减少 5mg，减量到 35mg 维持） 吗替麦考酚酯分散片 1g、2 次 / 日	美托洛尔缓释片 47.5mg、1 次 / 日 盐酸胺碘酮 200mg、2 次 / 日（服用 3 个月后，减为 200mg、1 次 / 日）	同 A 方案
D	泼尼松片 35mg、1 次 / 日（35mg 维持 2 周后减量 5mg，此后每 2 周减量 5mg） 吗替麦考酚酯分散片 1g、2 次 / 日	同 A 方案	同 A 方案

续表

药品类别方案	激素及免疫抑制剂	抗心律失常药物	其他药物
E	醋酸泼尼松片 15mg、1 次 / 日，吗替麦考酚酯分散片 1g、2 次 / 日	美托洛尔缓释片 47.5mg、1 次 / 日 盐酸胺碘酮 100mg、1 次 / 日	同 A 方案
F	醋酸泼尼松片 5mg、1 次 / 日，吗替麦考酚酯分散片 1g、2 次 / 日	同 E 方案	同 A 方案
G	醋酸泼尼松片 15mg、1 次 / 日，吗替麦考酚酯分散片 1g、2 次 / 日	同 A 方案	同 A 方案

合理治疗：出院激素方案为泼尼松（50mg/ 次，1 次 / 日）维持 1 周后，每周减少 5mg，减至 40mg 后改为每 2 周减 5mg，减少至 30mg 维持（病例 10 表 2B）。患者激素减量至泼尼松 35mg/ 次，1 次 / 日，再次出现心悸不适，就诊当地医院，动态心电图示：室性前期收缩、短阵室速数量较前明显增加（病例 10 表 1–3）。患者于 2021 年 4 月再次入住我科，查体、实验室检查未见明显异常，结合患者症状及外院动态心电图结果，考虑与患者疾病状态、激素减量情况相关，将激素加量至泼尼松 50mg/ 次、1 次 / 日，胺碘酮调整为 200mg/ 次、2 次 / 日，余同前方案（病例 10 表 2C）。调整药物后，患者心悸症状较前明显改善，动态心电图提示室性早搏及短阵室速较前明显好转（病例 10 表 1–4）。

2021 年 6 月患者无心悸不适，可慢跑 5 公里无不适，为行心肌活检再次入住我科，用药方案同前（病例 10 表 2C）。患者入院后常规查体、实验室检查及超声心动图较前无明显变化，于 2021 年 7 月 1 日心肌活检示：交界性或慢性心肌炎改变；与前一次活检相比，未见巨细胞浸润，淋巴细胞浸润显著减轻，未见心肌损伤（病例 10 图 2）。复查动态心电图较 4 月份无明显变化（病例 10 表 1–5）。综合心肌活检及动态心电图结果，考虑患者炎症较前明显好转，但不除外慢性炎症可能，患者用药方案调整为：维持泼尼松（50mg/ 次，1 次 / 日）1 个月，1 个月后每 2 周减少 5mg，减量到 35mg 每日 1 次后维持（病例 10 表 2C）。2021 年 10 月患者无心悸不适，常规复查，动态心电图较上次无明显变化（病例 10 表 1–6），用药方案调整为：泼尼松（35mg/ 次、1 次 / 日），维持 2 周后减量 5mg，此后每 2 周减量 5mg。（病例 10 表 2D）。

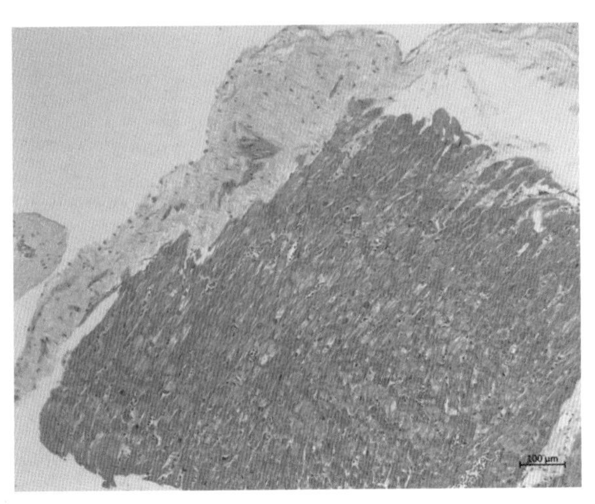

病例10图2　心肌活检未见炎症（HE染色×100倍）

患者无心悸不适，一周可慢跑2～3次，每次慢跑3公里，于2022年2月常规入院复查。常规查体、实验室检查及超声心动图较前无明显变化，复查动态心电图结果较前有所改善（病例10表1–7），我院心脏核磁检查示：左室轻度增大，收缩功能正常，左、右室及室间隔心肌多发纤维化，结合临床，考虑心肌炎后遗症改变（病例10图3）。患者一般状态好，巨细胞心肌炎得到控制，长期维持当前用药方案（病例10表2E）。

患者无心悸不适，每周坚持1～2次慢跑，慢跑3～5公里，于2023年2月常规入院复查。常规查体、实验室检查及超声心动图较前无明显变化。患者因担心长期应用激素不良反应，自行减量激素泼尼松（5mg/次，1次/日）（病例10表2F）。复查动态心电图结果较上次室性期前收缩、短阵室性心动过速稍有增加（病例10表1–8）。复查心脏核磁示：心肌炎复查，左室轻大，收缩功能正常底限，左、右室及室间隔心肌多发纤维化，较2022年3月3日无显著变化（病例10图3）。综合患者动态心电图情况、用药治疗期间曾有一过性病情反复，调整泼尼松（15mg/次、1次/日）、胺碘酮（200mg/次、1次/日）长期维持（病例10表2G）。

随访：截至2023年8月23日，患者目前一般状况好，无心悸不适，每周可慢跑5公里2次。

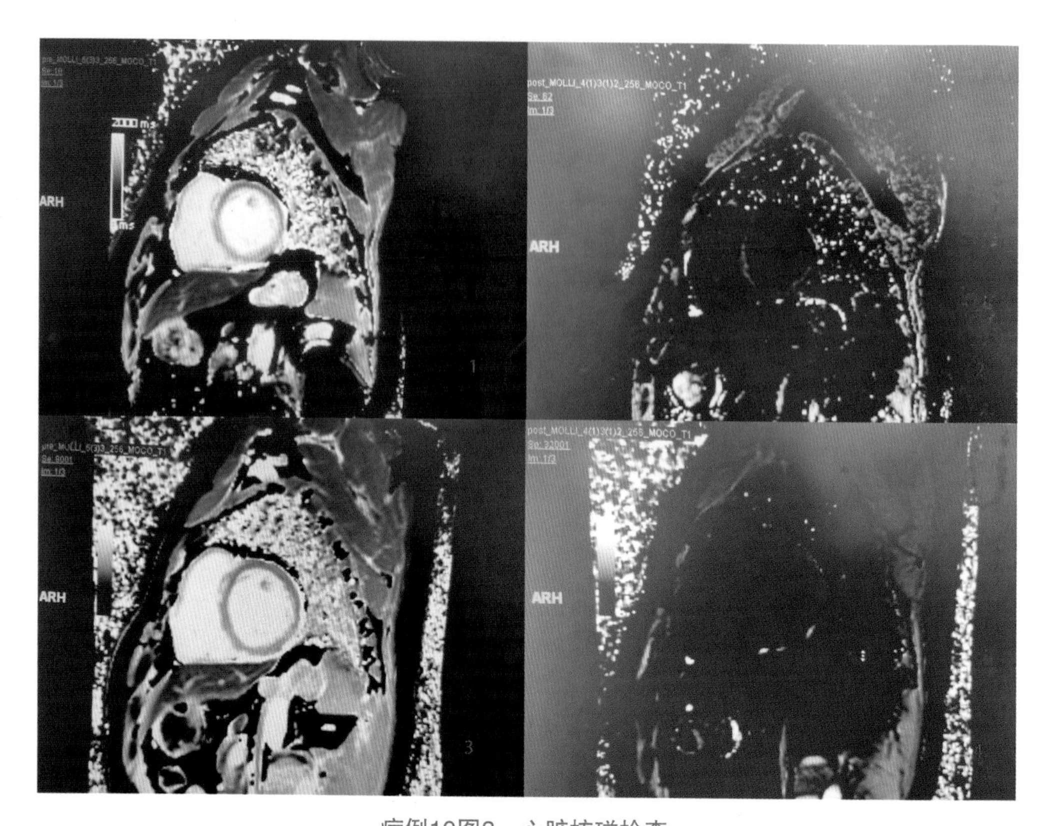

病例10图3 心脏核磁检查

上方图为2022年核磁图像，下方图为2023年核磁图像

三、疾病介绍

巨细胞性心肌炎（giant cell myocarditis，GCM）是一种罕见且严重的心肌炎，大型尸检患病率为 0.007 ~ 0.051%[1]，最早由 Saltykow 报道，主要发病于体健的青中年，平均年龄 42 岁[2 ~ 3]。GCM 发病原因仍在研究中，目前认为是由炎症、自身免疫及基因共同参与形成[4–5]。临床以“心力衰竭、室性心律失常、高度房室传导阻滞”为主要临床表现[6–7]。患者就诊时表现为心力衰竭占 31% ~ 75%，室性心动过速占 14% ~ 22%，完全性心脏阻滞占 5% ~ 31%，胸痛及心电图表现酷似急性心肌梗死占 6% ~ 13%[6]。诊断主要依靠病理学检查，即 CD_8^+ T 淋巴细胞、嗜酸性粒细胞和多核巨细胞的多灶性或弥漫性浸润心肌细胞坏死，而没有肉芽肿形成[1，8]。

本病多急性起病，进展迅速，预后极差，多中心回顾研究显示：未接受任何激素、免疫抑制剂患者的中位生存期为 3 个月，仅接受激素治疗的患者为 3.8 个月，接受激素和免疫抑制剂组合治疗患者的平均生存期为 12.6 月[9]。采用适当的免疫抑制疗法，5年生存率可以从52%升高到72%[10]。

目前GCM药物治疗为激素联合免疫抑制剂。激素可包括甲基泼尼松龙、泼尼松等，免疫抑制剂包括环孢素、他克莫司、硫唑嘌呤、吗替麦考酚酯、免疫球蛋白等，重症GCM个别病例有使用小剂量秋水仙碱改善心功能的报道[11]。使用高剂量激素治疗，室性心动过速多可以完全缓解[2]。由于缺乏治疗GCM的最佳方案，迄今为止，移植仍然是治疗GCM最有效的方法[12]。然而，大约25%的心脏移植患者仍可能复发GCM[4，6]。

四、病例点评

本例患者系中年男性，急性起病，临床表现为频发室性期前收缩、短阵室性心动过速，动态心电图及电生理检查提示为多源性室性期前收缩，2次心脏射频消融术效果不佳。我院行心内膜活检确诊为巨细胞心肌炎。本例患者先后给予3天甲泼尼松龙、4天甲强龙冲击治疗＋吗替麦考酚酯治疗后，逐渐过渡到泼尼松＋吗替麦考酚酯，辅以"碳酸钙D_3片、雷贝拉唑钠肠溶片、沙库巴曲缬沙坦钠片、美托洛尔缓释片、螺内酯、阿托伐他汀钙片、盐酸胺碘酮"治疗。根据患者心悸症状及动态心电图结果，动态调整，缓慢减量泼尼松的剂量，目前患者自发病至今，存活30个月，治疗结果满意。

（病例撰写：张　硕　中国医学科学院阜外医院）
（点评专家：樊晓寒　中国医学科学院阜外医院）

参考文献

[1]Shih JA.Small steps for idiopathic giant cell myocarditis[J].Curr Heart Fail Rep，2015，12（3）：263-268.

[2]Dusík M，Daud A，Šmíd O，et al.Giant cell myocarditis in an older patient-reassessing the threshold for endomyocardial biopsy[J].ESC Heart Failure，2020，1-4.

[3]Cooper LT Jr，Berry GJ，Shabetai R.Idiopathic giant-cell myocarditis--natural history and treatment.Multicenter giant cell myocarditis study group investigators[J].NEngl J Med，1997，336（26）：1860-1866.

[4]Blauwet LA，Cooper LT.Idiopathic giant cell myocarditis and cardiac sarcoidosis[J].Heart Fail Rev，2013，18（6）：733-746.

[5]Xu J，Brooks EG.Giant cell myocarditis：a brief review[J].Arch Pathol Lab Med，2016，140：1429-1434.

[6]Kandolin R，Lehtonen J，Salmenkivi K，et al.Diagnosis，treatment，and outcome of giant-cell myocarditis in the era of combined immunosuppression[J].Circ Heart Fail，2013，6（1）：15-22.

[7]Ekström K，Lehtonen J，Kandolin R，et al.Incidence，risk factors，and outcome of life-threatening ventricular arrhythmias in giant cell myocarditis[J].Circ Arrhythm Electrophysiol，2016，9（12）：e004559.

[8]刘琳，丁文惠.巨细胞性心肌炎的诊治进展[J].中华心力衰竭和心肌病杂志，2022，6（4）：335-339.

[9]Tanahashi N，Sato H，Nogawa S，et al.A case report of giant cell myocarditis and myositis observed during the clinical course of invasive thymoma associated with myasthenia gravis[J].Keio J Med，2004，53：30-42.

[10]Maleszewski JJ，Orellana VM，Hodge DO，et al.Long-term risk of recurrence，morbidity and mortality in giant cell myocarditis[J]. Am J Cardiol，2015，115（12）：1733-1738.

[11] Fluschnik N，Escher F，Blankenberg S，et al. Fatal recurrence of fulminant giant cell myocarditis and recovery after initialisation of an alternative immunosuppressive regime[J].BMJ case rep published online，2014，22.doi：10.1136/bcr-2014-206386.

[12]Chih-Hsien Lin，Po-Sheng Chen，Chih-Chan Lin，etal.Giant cell myocarditis presenting with predominant right ventricular dysfunction treated successfully with heart transplantation[J].Acta Cardiol Sin，2021，37：108-110.

病例11　伴心房颤动的急性脑梗死患者静脉溶栓及抗凝治疗

一、病历摘要

（一）病史介绍

主诉：患者男性，81岁，因“发现意识不清45分钟”于2023年4月17日09：03分入院。

现病史：患者于45分钟前被人发现倒地，意识不清，伴小便失禁，无肢体抽搐，双眼上吊，无发热，呕吐，家属呼叫120，当时测血糖3.9mmol/L，急送我院急诊。

既往史：冠心病、心房颤动病史3年，高脂血症病史3年，长期口服利伐沙班20mg、1次/日，阿托伐他汀20mg、1次/晚，近一周未服用；腰椎骨折术后3年；胸椎骨折保守治疗后1年。

个人史：否认吸烟史；饮酒60年，白酒2两/日。

（二）入院查体

血压165/74mmHg，昏迷，双侧瞳孔3.0mm，光反射弱，双眼左侧凝视，问话不语，伸舌不出，双肺呼吸音清，肺底可闻及少许湿性啰音，心界不大，心率90次/分，房颤律，第一心音强弱不等，各瓣膜听诊区未闻及病理性杂音，左侧肢体刺激可回缩，右侧肢体肌力0级，右侧病理征阳性。NIHSS评分31分。

（三）辅助检查

颅脑CT示：右侧基底节、右侧额叶脑软化灶，双侧侧脑室后角旁缺血灶（病例11图1）。

血常规：血小板计数113×10^9/L，血红蛋白128g/L。

血糖：5.6mmol/L（随机）。

心电图示：异位心律，心房颤动（病例11图2）。

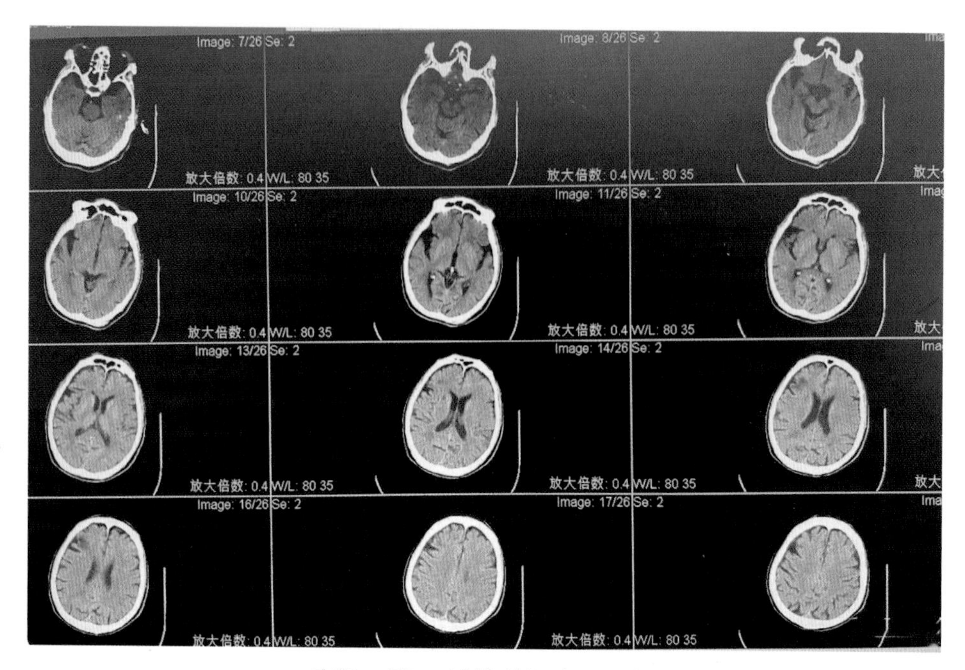

病例11图1　溶栓前颅脑CT平扫

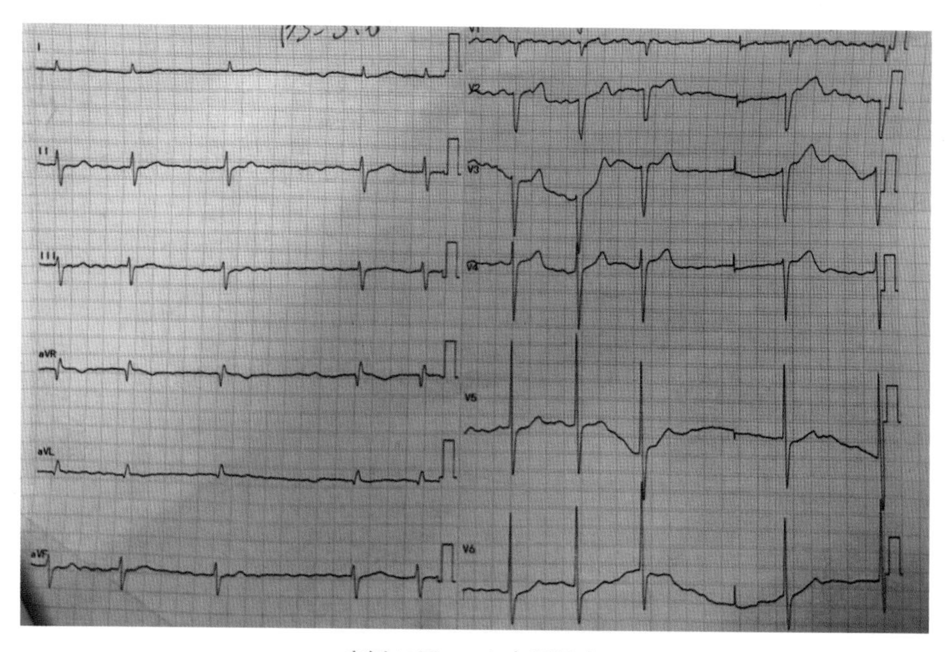

病例11图2　心电图检查

（四）初步诊断

1. 脑梗死

责任血管：左侧颈内动脉或左侧大脑中动脉。

病因：心房颤动所致心源性栓塞可能性大。

2．冠状动脉粥样硬化性心脏病

心脏扩大

心房颤动

心功能Ⅱ级（NYHA 分级）

3．高脂血症

二、诊治经过

患者家属知情同意签字后，于 09：55 给予标准剂量阿替普酶 51.3mg 静脉溶栓治疗。按 0.9mg/kg 计算，体重 57kg，给予阿替普酶 5.13mg 静脉推注 1 分钟，46.17mg 静脉泵入 1 小时。术中给予心电及血压等生命体征监测，同时监测神经功能体征变化。溶栓结束后患者症状无明显变化，皮肤，口腔，黏膜无出血。向家属交代病情，家属同意进一步上级医院评估有无大血管狭窄及闭塞。上级医院头颈部 CTA（病例 11 图 3）示：左侧大脑中动脉 M3 段考虑部分闭塞，左侧额顶叶局部脑梗死，伴少许核心梗死区形成；右侧大脑中动脉 M3-4 段纤细，部分显示不清，右侧额叶局部脑灌注轻度减低；桥脑、右侧基底节区腔隙性脑梗死可能，建议必要时进一步检查；双侧大脑皮层下、双侧脑室旁缺血灶；老年性脑改变；头颈动脉硬化：双侧颈总动脉管腔多发轻中度狭窄；双侧颈内动脉管腔多发轻度狭窄；双侧颈外动脉近端管腔轻中度狭窄。

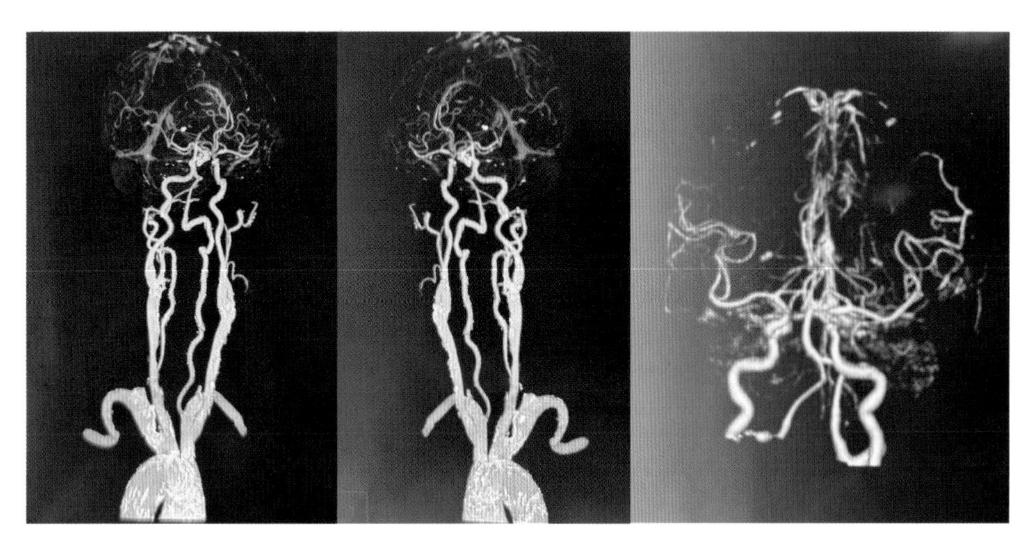

病例11图3　头颈部CTA

患者头颈部 CTA 完成后意识逐渐好转，因为无急诊介入指征，转回我院住院治疗。查体：体温 36.5℃，脉搏 80 次 / 分，呼吸 20 次 / 分，血压 135/77mmHg，嗜睡，精神弱，浅表淋巴结不大，双侧颈动脉听诊区未闻及血管杂音，双肺呼吸音粗，可闻及湿性啰音，心界不大，心率 86 次 / 分，房颤律，第一心音强弱不等，各瓣膜听诊区未闻及杂音，腹软，全腹无压痛及反跳痛，肝脾肋下未触及，双下肢无水肿。不全运动性失语，构音障碍，皮层功能检查不配合，双瞳孔等大等圆，D = 3.0mm，光反射灵敏，眼动充分，未见眼震，右侧面纹浅，伸舌右偏，口角左偏，咽后壁抬举正常，颈软，无抵抗，四肢肌张力正常，右上肢腱反射活跃（3+），余腱反射适中（2+），左上肢肌力Ⅴ级，左下肢肌力Ⅳ－级，右上肢肌力Ⅳ－级，右下肢肌力Ⅳ－级，右侧病理征（+），右侧肢体针刺觉减退，NIHSS 评分 7 分，洼田饮水试验 2 级。CHA2DS2-VASc-60 评分 3 分，HAS-BLED 评分 2 分。溶栓后 24 小时复查颅脑 CT 示左侧额叶低密度灶，考虑新发脑梗死，内可见点状高密度影，考虑出血转化可能（病例 11 图 4）。

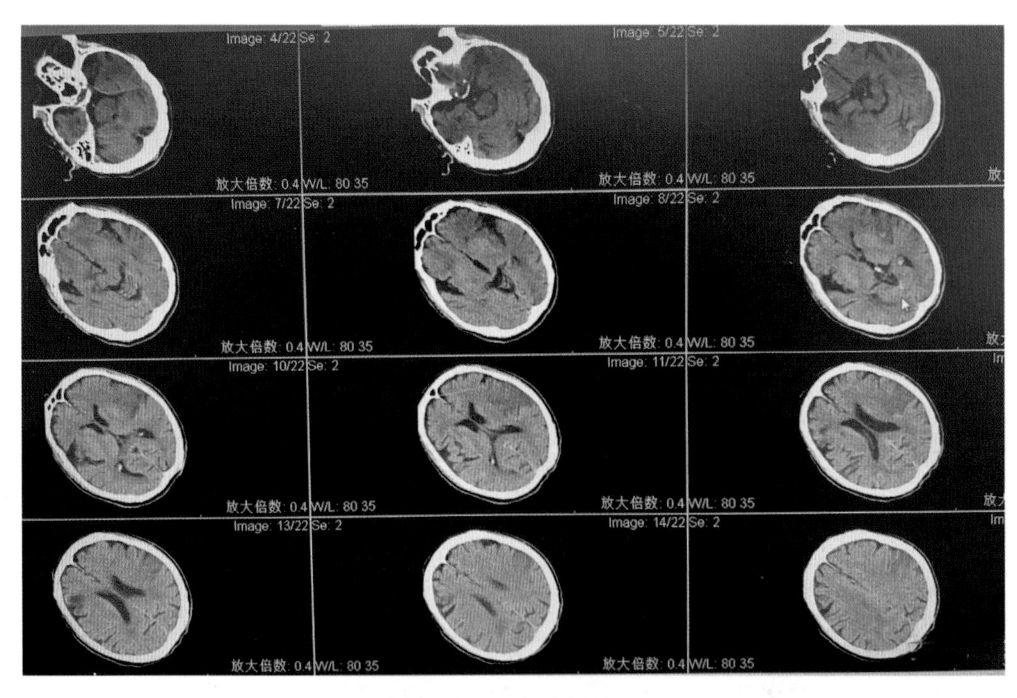

病例11图4　复查颅脑CT

给予阿司匹林抗血小板聚集、阿托伐他汀降脂稳定斑块、改善循环等治疗，患者病情逐渐好转。完善颅脑核磁检查（颅脑平扫＋ DWI）：左侧额顶颞枕叶新发脑梗死，灶内出血转化（病例 11 图 5）。

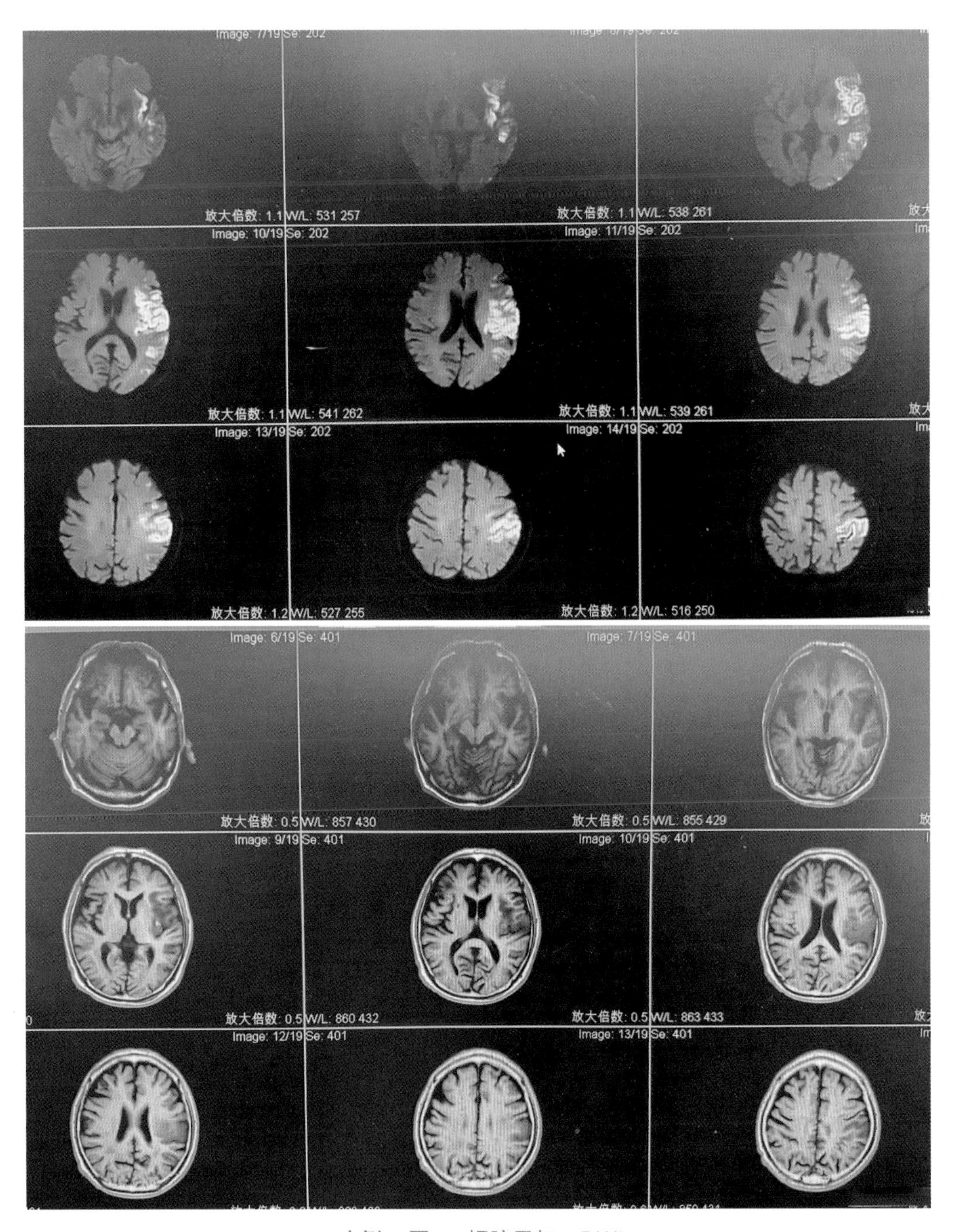

病例11图5　颅脑平扫＋DWI

心脏彩超示（病例 11 图 6）：双房增大，升主动脉内径增宽，二尖瓣反流（轻度），主功脉瓣反流（轻度），三尖瓣反流（重度），肺动脉收缩压升高。EF 63%。复查颅脑 CT（病例 11 图 7）示：左侧额颞叶脑梗死，右侧额叶软化灶。

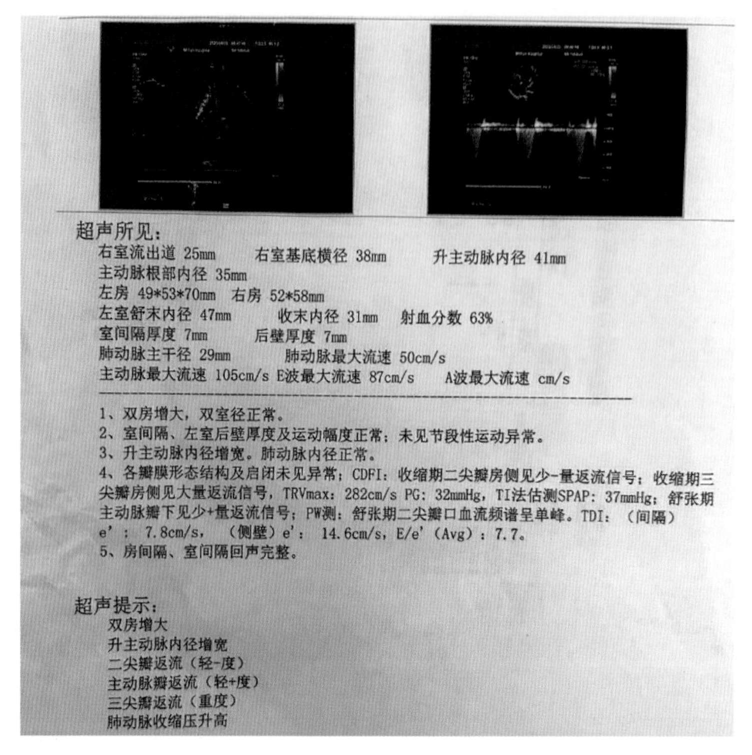

超声所见：

右室流出道 25mm　　右室基底横径 38mm　　升主动脉内径 41mm

主动脉根部内径 35mm

左房 49*53*70mm　右房 52*58mm

左室舒末内径 47mm　　收末内径 31mm　射血分数 63%

室间隔厚度 7mm　　后壁厚度 7mm

肺动脉主干径 29mm　　肺动脉最大流速 50cm/s

主动脉最大流速 105cm/s E波最大流速 87cm/s　A波最大流速 cm/s

1、双房增大，双室径正常。

2、室间隔、左室后壁厚度及运动幅度正常；未见节段性运动异常。

3、升主动脉内径增宽。肺动脉内径正常。

4、各瓣膜形态结构及启闭未见异常；CDFI：收缩期二尖瓣房侧见少-量返流信号；收缩期三尖瓣房侧见大量返流信号，TRVmax：282cm/s PG：32mmHg，TI法估测SPAP：37mmHg；舒张期主动脉瓣下见少+量返流信号；PW测：舒张期二尖瓣口血流频谱呈单峰。TDI：（间隔）e'：7.8cm/s，（侧壁）e'：14.6cm/s，E/e'（Avg）：7.7。

5、房间隔、室间隔回声完整。

超声提示：

双房增大

升主动脉内径增宽

二尖瓣返流（轻-度）

主动脉瓣返流（轻+度）

三尖瓣返流（重度）

肺动脉收缩压升高

病例11图6　心脏彩超

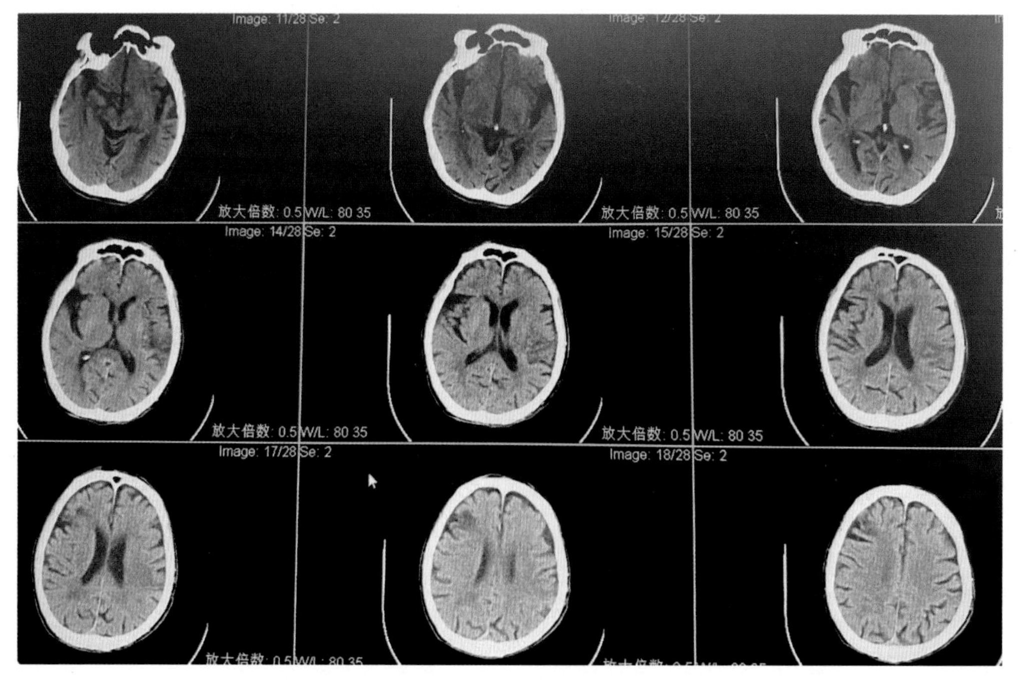

病例11图7　复查颅脑CT

5 月 2 日停用阿司匹林，加用利伐沙班 15mg、1 次 / 日。患者治疗好转出院，出院查体：神清，不全运动性失语，构音障碍，右侧面纹浅，伸舌右偏，口角左偏，左上肢肌力Ⅴ级，左下肢肌力Ⅴ级，右上肢肌力Ⅴ－级，右下肢肌力Ⅴ－级，右侧病理征（+），右侧肢体针刺觉减退。NIHSS 评分 4 分（面瘫 1 分，感觉 1 分，运动性失语 1 分，构音障碍 1 分）。

三、疾病介绍

心房颤动（房颤）是最常见的持续性心律失常，显著增加死亡、卒中、心力衰竭（心衰）、认知功能障碍和痴呆风险[1-3]，严重影响患者生活质量。我国大规模流行病学调查显示，房颤患者患病率是逐年增加的，2003 年 35 ~ 85 岁人群中房颤患病率为 0.61%[4]，2012—2015 年 35 岁以上人群中房颤患病率为 0.71%[5]。2014—2016 年我国 45 岁以上人群的房颤患病率为 1.8%（男性与女性分别为 1.9% 与 1.7%），房颤患病率随年龄增长而升高，在 75 岁以上人群中，男性和女性的患病率分别为 5.4% 和 4.9%[6]。随着人口老龄化进程加速，房颤将给社会和医疗服务系统带来沉重的负担。房颤患者的死亡风险是无房颤患者的 1.5 ~ 1.9 倍[7]，其机制可能与血栓栓塞、心衰风险增加，以及共患疾病的协同作用有关。未接受抗凝治疗的房颤患者卒中、短暂性脑缺血发作（transient ischemic attack，TIA）及体循环栓塞的发生率约 34.2/1000 人年[8]，是无房颤人群的 3 ~ 5 倍[2]；与非房颤相关性卒中相比，房颤所致卒中往往病情更严重，致残、致死率和复发率均更高[9]。房颤的治疗包括预防卒中、节律控制和室率控制，以及综合管理等，由于其非常高的卒中发病率，故卒中预防是房颤治疗中非常重要的一部分。

卒中患者心房颤动筛查：房颤是不明原因卒中的重要原因。荟萃分析表明，7.7% 的急性缺血性卒中或 TIA 患者可通过首次急诊心电图检查发现房颤，结合多种心电监测手段可在 23.7% 的患者中发现新诊断房颤[10]。延长监测时间，提高监测频率可提高房颤检出率[11-13]。STAF 评分（病例 11 表 1）是经过多项研究证实的用于识别心源性卒中的常用工具，从年龄、卒中的严重程度、心房是否扩大、血管因素四个方面进行评分，总分为 8 分，Suissa 等人研究发现，总分在 5 分以内的患者，心源性卒中的可能性小于 10%，总分≥ 5 分的患者心源性卒中的可能性高达 90%[14]。Malik 的人研发了 LADS 评分（病例 11 表 2），该评分对不同的观察指标分层记分，总分 6 分，规定≥ 4 分为心房颤动高风险患者，特异性为 53.1%，敏感性为 85.5%[15]。对于 STAF 评分≥ 5 分或 LADS 评分≥ 4 分的缺血性卒中患者，应通过延长监测时间，提高监测频率可提高房颤检出率。

病例11表1 STAF评分

项目		评分
年龄（岁）	≥ 62	2
	＜ 62	0
NIHSS（分）	≥ 8	1
	＜ 8	0
左房增大	是	2
	否	0
血管病因	是	0
	否 *	3

*TOAST 分型中无近段血管狭窄≥ 50% 证据，无临床 – 影像腔梗（小血管）证据，无症状性血管夹层证据。

病例11表2 LADS评分

项目		评分
左房直径（mm）	＜ 35	0
	35 ~ 44	1
	≥ 45	2
年龄（岁）	＜ 60	0
	60 ~ 79	1
	≥ 80	2
诊断	TIA	0
	缺血性卒中	1
发病前 1 年有吸烟史	有	0
	无	1

心房颤动卒中风险评估：2023 年心房颤动诊断和治疗中国指南[16]采用 CHA2DS2–VASc–60 评分（病例 11 表 3），将年龄 60 ~ 64 岁评分的患者增加为 1 分，年龄≥ 65 岁的患者增加为 2 分，推荐 CHA2DS2–VASc–60 评分≥ 2 分的男性或≥ 3 分的女性房颤患者应使用 OAC（口服抗凝药）。CHA2DS2–VASc–60 评分为 1 分的男性和 2 分的女性，在权衡预期的卒中风险、出血风险和患者的意愿后，也应当考虑使用 OAC。CHA2DS2–VASc–60 评分 0 分的男性或 1 分的女性患者不应以预防卒中为目的使用 OAC。

病例11表3　CHA2DS2-VASc-60评分

项目	危险因素	说明	分值
C	充血性心力衰竭	包括 HFrEF、HFmrEF、HFpEF 及左心室收缩功能障碍（LVEF < 40%）	1
H	高血压	高血压病史，或目前血压≥ 140/90mmHg	1
A_2	年龄≥ 65 岁	亚洲房颤患者≥ 65 岁	2
D	糖尿病	包括 1 型和 2 型糖尿病，病程越长，卒中风险越高	1
S_2	卒中	既往卒中、短暂性脑缺血发作或体循环栓塞；包括缺血性和出血性卒中	2
V	血管疾病	包括影像证实的冠心病或心肌梗死病史、外周动脉疾病（外周动脉狭窄≥ 50% 或行血运重建）、主动脉斑块	1
A	年龄 60 ~ 64 岁	亚洲房颤患者 60 ~ 64 岁	1
Sc	性别（女性）	卒中风险的修正因素，但不是独立危险因素	1

注：心衰为心力衰竭，HErEF 为射血分数降低的心衰，HEmrEF 为射血分数轻度降低的心衰，HEpEF 为射血分数保留的心衰，LVEF 为左心室射血分数；1mmHg = 0.133kPa

心房颤动抗凝治疗出血风险评估：在房颤患者启动抗凝治疗时，应对潜在的出血风险进行充分评估。HAS-BLED 出血评分（病例 11 表 4）是应用最广泛的出血风险预测模型[17]。HAS-BLED 评分≤ 2 分为低出血风险，评分≥ 3 分时提示高出血风险。出血评分高的患者仍可从抗凝治疗中显著获益，因此高出血风险评分不能作为使用 OAC 的禁忌[18-20]，其意义在于提醒临床医生关注并纠正患者的可改变危险因素，对高出血风险的患者需加强监测和随访。

病例11表4　HAS-BLED评分

临床特点	计分	说明
未控制的高血压（H）	1	定义为收缩压> 160mmHg
肝肾功能异常（各 1 分）（A）	1 或 2	肝功能异常定义为肝硬化或胆红素> 2 倍正常上限，AST/ALT/ALP > 3 倍正常上限；肾功能异常定义为透析或肾移植或血清肌酐> 200 μ mol/L
卒中（S）	1	包括缺血性卒中和出血性卒中
出血（B）	1	出血史或出血倾向（既往大出血[a]、贫血[b]或严重血小板减少[c]）
INR 值易波动（L）	1	INR 不稳定 / 过高，或在治疗窗内的时间< 60%
老年（E）	1	年龄> 65 岁

续表

临床特点	计分	说明
药物或过量饮酒（各1分）（D）	1或2	药物指合并应用抗血小板药物或非甾体类抗炎药，过量饮酒是指乙醇摄入量＞112g/周

注：INR为国际标准化比值，AST为谷草转氨酶，ALT为谷丙转氨酶，ALP为碱性磷酸酶；a. 大出血为任何需要住院治疗和（或）导致血红蛋白水平降低＞20g/L和（或）需要输血的出血（除外出血性卒中）；b. 贫血诊断标准未在HAS-BLED评分原始研究中提及，多以男性血红蛋白＜130g/L，女性＜120g/L作为评判标准；c. 严重血小板减少未在HAS-BLED评分原始研究中提及，血小板计数＜50×10^9/L是抗凝禁忌[21]，＜100×10^9/L需要多学科评估；1mmHg＝0.133kPa

心房颤动抗栓药物选择：OAC包括华法林和NOAC（非维生素K拮抗剂口服抗凝药）。华法林可使房颤患者的卒中风险降低64%[22]。服用华法林的患者应定期监测INR并调整剂量，以维持INR在治疗目标（2.0～3.0）之内[23]。INR在治疗目标范围内的时间百分比（TTR）＞70%的情况下，卒中与出血的总体风险较低[24]。由于华法林实际使用过长中需要频繁监测INR，而NOAC则不需要，另外NOAC在与华法林对照的3期临床试验中，预防缺血性卒中及体循环栓塞的疗效均不劣于或优于华法林，且颅内出血风险显著降低[25-29]，故目前临床上OAC治疗首选NOAC。

脑栓塞患者急性期治疗：发生急性缺血性卒中的房颤患者，急性期治疗策略应充分权衡卒中再发与出血转化的风险。急性缺血性卒中患者不需要具体病因分型，发病时间在4.5小时以内，无溶栓禁忌证患者都可溶栓治疗。对于服用NOAC的患者，如肾功能正常，末次服用NOAC后48小时以上药物已代谢完全，此时行溶栓治疗相对安全[30]。小规模研究显示，服用达比加群的患者应用特异性拮抗剂逆转其抗凝作用后溶栓治疗安全可行[31-32]。而对于服用Ⅹa因子抑制剂且目前抗凝强度无法确定的患者，不推荐使用Ⅹa因子抑制剂的拮抗剂后进行溶栓[33]。24小时内应用低分子肝素患者，不予溶栓。

脑栓塞患者抗凝治疗：2013年欧洲心脏节律协会指南建议：TIA患者，发病第1天启动抗凝治疗；轻型卒中患者（NIHSS＜8分），发病第3天启动抗凝治疗；对于中度卒中患者（NIHSS 8～15分），发病第6天如无出血转化则启动抗凝治疗；对于重度卒中（NIHSS＞16分），发病第12天除外出血转化后启动抗凝治疗。2021 AHA/ASA缺血性脑卒中和TIA二级预防指南：对于大多数合并房颤的AIS或TIA患者，在发病后14天内开始口服抗凝剂是合理的。2022年中国《缺血性卒中和短暂性脑缺血发作二级预防指南》对合并非瓣膜性心房颤动的缺血性卒中或TIA

患者，应根据缺血的严重程度和出血转化的风险，选择启动抗凝治疗的时机。对脑梗死出血转化高风险的患者，可以推迟到发病 14 天后启动抗凝治疗；出血转化低风险的患者可考虑发病后 2 ~ 14 天内启动抗凝治疗来减少卒中复发风险，TIA 患者可及时启动抗凝治疗以减少卒中风险。一项观察性研究显示，根据卒中危险分层早期重启 NOAC（早于不同严重程度患者中位抗凝启动时间，即 TIA 后 1 天内、轻型卒中后 2 天内、中型卒中后 3 天内、严重卒中后 4 天内）与卒中 / 栓塞风险降低相关，且颅内出血发生率未明显增加[34]。另一项观察性研究也显示，早期（≤ 5 天）重启 NOAC 并未显著增加颅内出血风险[35]。而重度卒中患者卒中后重启抗凝时机缺乏确切证据。正在进行的 OPTIMAS 研究、ELAN 研究与 START 研究将为卒中后抗凝重启时机提供更多证据。

四、病例点评

本例患者是一个持久性心房颤动患者，房颤病史 3 年，开始规律口服抗凝药物利伐沙班药物，发病 1 周前自行停药。CHA2DS2-VASc-60 评分 3 分，HAS-BLED 评分 2 分。根据评分需要给予充分抗凝治疗，患者自行停用抗凝药物后，出现脑血栓栓塞事件，在发病时间窗内给予阿替普酶静脉溶栓治疗，溶栓后患者症状明显好转，溶栓后出现出血转化，患者溶栓后 15 天再次及时给予口服利伐沙班抗凝治疗。这是一个很具有代表性心房颤动、脑栓塞患者，经过积极静脉溶栓，抗凝治疗，患者病情明显好转。虽然这个患者的预后很好，但是大多数脑栓塞患者预后还是比较差的。从这个患者我们能得到一些启示：一是如果患者按照指南规律口服抗凝药物，不自行停用，可能会避免此次血栓栓塞事件，所以还是建议对于有抗凝指征且病情允许的患者，需要坚持不间断的口服有效剂量的抗凝药物以预防血栓事件；二是房颤患者如果出现脑卒中症状要及时就诊，我们可以根据目前指南积极溶栓或血管内治疗治疗，有些患者还是能得到很好的预后。目前按指南要求对于 48 小时以内服用 NOAC 的患者是静脉溶栓的禁忌症，随着一些临床研究开展，将来可能也会逐渐改变；三是对于脑栓塞患者抗凝时机的选择，按照目前的指南我们充分评估后给予抗凝治疗。但是抗凝时机的选择目前仍是有争议的，我们期待随着相关的临床研究结果出现，可能会为卒中后抗凝重启时机提供更多证据，使其更具体、更具有操作性。目前我国已步入老龄化社会，心房颤动患者会越来越多，所以我们要做好这方面的健康教育，让老百姓认识这个疾病，知晓房颤的风险，及时就诊，坚持服药，定期随访。另一方面要做好医护的培训，对于房颤患者要进行标准化评估及治疗。通过医患共同努力，使房颤患者能够得到最好的预后。

（病例撰写：孙振锋 北京市密云区医院）

（点评专家：李 杰 北京市密云区医院）

参考文献

[1]Chung MK，Refaat M，Shen WK，et al.Atrial fibrillation：JACC Council perspectives[J].J Am Coll Cardiol，2020，75（14）：1689–1713.

[2]Andrade J，Khairy P，Dobrev D，et al.The clinical profile and pathophysiology of atrial fibrillation：relationships among clinical features，epidemiology，and mechanisms[J].Circ Res，2014，114（9）：1453–1468.

[3]Madhavan M，Graff Radford J，Piccini JP，et al.Cognitive dysfunction in atrial fibrillation[J].Nat Rev Cardiol，2018，15（12）：744–756.

[4]Zhou Z，Hu D.An epidemiological study on the prevalence of atrial fibrillation in the Chinese population of mainland China[J].J Epidemiol，2008，18（5）：209–216.

[5]Wang Z，Chen Z，Wang X，et al.The disease burden of atrial fibrillation in China from a national cross–sectional survey[J].Am J Cardiol，2018，122（5）：793–798.

[6]Du X，Guo L，Xia S，et al.Atrial fibrillation prevalence，awareness and management in a nationwide survey of adults in China[J].Heart，2021，107（7）：535–541.

[7]Benjamin EJ，Wolf PA，D’Agostino RB，et al.Impact of atrial fibrillation on the risk of death：the framingham heart study[J].Circulation，1998，98（10）：946–952.

[8]Noubiap JJ，Feteh VF，Middeldorp ME，et al.A meta–analysis of clinical risk factors for stroke in anticoagulant–naïve patients with atrial fibrillation[J].Europace，2021，23（10）：1528–1538.

[9]Lin HJ，Wolf PA，Kelly Hayes M，et al.Stroke severity in atrial fibrillation.The Framingham study[J].Stroke，1996，27（10）：1760–1764.

[10]Sposato LA，Cipriano LE，Saposnik G，et al.Diagnosis of atrial fibrillation after stroke and transient ischaemic attack：a systematic review and meta analysis[J].Lancet Neurol，2015，14（4）：377–387.

[11]Haeusler KG，Kirchhof P，Kunze C，et al.Systematic monitoring for detection of atrial fibrillation in patients with acute ischaemic stroke（MonDAFIS）：a randomised，open label，multicentre study[J].Lancet Neurol，2021，20（6）：426–436.

[12]Wachter R，Gröschel K，Gelbrich G，et al.Holter electrocardiogram-monitoring in patients with acute ischaemic stroke [Find-AF（RANDOMISED）]：an open label randomised controlled trial[J].Lancet Neurol，2017，16（4）：282–290.

[13]Koh KT，Law WC，Zaw WM，et al.Smartphone electrocardiogram for detecting atrial fibrillation after a cerebral ischaemic event：a multicentre randomized controlled trial[J].Europace，2021，23（7）：1016–1023.

[14]Suissa L，Bertora D，Lachaud S，et al.Score for the targeting of atrial fibrillation（STAF）：a new approach to the detection of atrial fibrillation in the secondary prevention of ischemic stroke[J].Stroke，2009，40（8）：2866–2868.

[15]Malik S，Hicks WJ，SchultzL，et al.Development of a scoring system for atrial fibrillation in acute stroke and transient ischemic attack patients：the LADS scoring system[J].Neurol Sci，2011，301（1–2）：27–30.

[16]中华医学会心血管病学分会，中国生物医学工程学会心律分会.心房颤动诊断和治疗中国指南[J].中华心血管病杂志，2023，51（6）：572–618.

[17]Pisters R，Lane DA，Nieuwlaat R，et al.A novel user-friendly score（HAS-BLED）to assess 1 year risk of major bleeding in patients with atrial fibrillation：the Euro Heart Survey[J].Chest，2010，138（5）：1093–1100.

[18]Lopes RD，Al Khatib SM，Wallentin L，et al.Efficacy and safety of apixaban compared with warfarin according to patient risk of stroke and of bleeding in atrial fibrillation：a secondary analysis of a randomised controlled trial[J].Lancet，2012，380（9855）：1749–1758.

[19]Chao TF，Chan YH，Tuan TC，et al.Should oral anticoagulants still be prescribed to patients with atrial fibrillation with a single stroke risk factor but at high bleeding risk? A nationwide cohort study[J].Eur Heart J Qual Care Clin Outcomes，2022，8（5）：588–595.

[20]Bergmark BA，Kamphuisen PW，Wiviott SD，et al.Comparison of events across bleeding scales in the ENGAGE AF-TIMI 48 trial[J].Circulation，2019，140（22）：792–1801.

[21]Hindricks G，Potpara T，Dagres N，et al.2020 ESC Guidelines for the diagnosis and management of atrial fibrillation developed in collaboration with the European Association for Cardio-Thoracic Surgery（EACTS）：The Task Force for the diagnosis and management of atrial fibrillation of the European Society of Cardiology（ESC）Developed with the special contribution of the European Heart Rhythm Association

（EHRA） of the ESC[J].Eur Heart J，2021，42（5）：373–498.

[22]Hart RG，Pearce LA，Aguilar MI.Meta analysis：antithrombotic therapy to prevent stroke in patients who have nonvalvular atrial fibrillation[J].Ann Intern Med，2007，146（12）：857–867.

[23]Holbrook A，Schulman S，Witt DM，et al.Evidence–based management of anticoagulant therapy：Antithrombotic Therapy and Prevention of Thrombosis，9th ed：American College of Chest Physicians Evidence–Based Clinical Practice Guidelines[J].Chest，2012，141（2 Suppl）：e152S–e184S.

[24]Wan Y，Heneghan C，Perera R，et al.Anticoagulation control and prediction of adverse events in patients with atrial fibrillation：a systematic review[J].Circ Cardiovasc Qual Outcomes，2008，1（2）：84–91.

[25]Carnicelli AP，Hong H，Connolly SJ，et al.Direct oral anticoagulants versus warfarin in patients with atrial fibrillation：patient–level network meta–analyses of randomized clinical trials with interaction testing by age and sex[J].Circulation，2022，145（4）：242–255.

[26]Connolly SJ，Ezekowitz MD，Yusuf S，et al.Dabigatran versus warfarin in patients with atrial fibrillation[J].N Engl J Med，2009，361（12）：1139–1151.

[27]Granger CB，Alexander JH，McMurray JJ，et al.Apixaban versus warfarin in patients with atrial fibrillation[J].N Engl J Med，2011，365（11）：981–992.

[28]Giugliano RP，Ruff CT，Braunwald E，et al.Edoxaban versus warfarin in patients with atrial fibrillation[J].N Engl J Med，2013，369（22）：2093–2104.

[29]Patel MR，Mahaffey KW，Garg J，et al.Rivaroxaban versus warfarin in nonvalvular atrial fibrillation[J].N Engl J Med，2011，365（10）：883–891.

[30]Shahjouei S，Tsivgoulis G，Goyal N，et al.Safety of intravenous thrombolysis among patients taking direct oral anticoagulants：a systematic review and meta–analysis[J].Stroke，2020，51（2）：533–541.

[31]Kermer P，Eschenfelder CC，Diener HC，et al.Antagonizing dabigatran by idarucizumab in cases of ischemic stroke or intracranial hemorrhage in Germany–Updated series of 120 cases[J].Int J Stroke，2020，15（6）：609–618.

[32]Barber PA，Wu TY，Ranta A.Stroke reperfusion therapy following dabigatran reversal with idarucizumab in a national cohort[J].Neurology，2020，94（19）：1968–1972.

[33]Berge E，Whiteley W，Audebert H，et al.European Stroke Organisation（ESO）guidelines on intravenous thrombolysis for acute ischaemic stroke[J].Eur Stroke J，

2021，6（1）：I-LXII.

[34]Kimura S，Toyoda K，Yoshimura S，et al.Practical "1-2-3-4-day" rule for starting direct oral anticoagulants after ischemic stroke with atrial fibrillation：combined hospital based cohort study[J].Stroke，2022，53（5）：1540-1549.

[35]De Marchis GM，Seiffge DJ，Schaedelin S，et al.Early versus late start of direct oral anticoagulants after acute ischaemic stroke linked to atrial fibrillation：an observational study and individual patient data pooled analysis[J].J Neurol Neurosurg Psychiatry，2022，93（2）：119-125.

病例12　冠脉分叉病变合并弥漫重度钙化的治疗策略

一、病历摘要

（一）病史介绍

主诉：患者女性，53 岁，因“间断胸闷、胸痛 10 年，加重半年”于 2023 年 5 月 17 日入院。

现病史：患者于 10 年前活动时出现胸闷、胸痛，以心前区为主，伴有左背部放射痛，无其他不适症状，休息后即可缓解，因症状较轻，故未系统诊治。4 年前因出现胸闷、喘憋，于当地医院诊断为“心功能不全”并给予药物治疗后好转，自诉期间未进行冠状动脉评估，具体治疗不详。8 个月余前因活动时胸闷、胸痛症状明显，就诊于当地医院，行冠脉造影检查并于右冠状动脉植入支架，建议择期处理左冠状动脉（具体不详），术后长期口服“阿司匹林、氯吡格雷、阿托伐他汀、硝酸酯类”等药物，自诉症状减轻。但近半年来，自诉活动时再次出现上述不适症状，1 个月前于当地医院查冠状动脉 CT 血管造影（CTA）提示前降支近中段管腔中 – 重度狭窄，右冠支架通畅。今为进一步诊治遂来我院，门诊以“冠心病”收入我科。患者自发病以来，精神、饮食可，二便大致正常，体重无明显改变。

既往史：糖尿病病史 16 余年，口服“达格列净、阿卡波糖”治疗，血糖控制不详，自诉曾因降糖行胃部手术（具体不详）；发现结肠息肉病史 1 个月余，建议择期切除；否认高血压、脑血管病、慢性肾脏病等慢性疾病病史。无药物及食物过敏史，无输血史。否认肝炎、结核等传染病病史。

个人史、婚育史、家族史：无疫区、疫水、高风险传染病地区接触史。否认放射、毒物接触史。无冶游及其他嗜好。否认烟酒史。

（二）入院查体

体温 36.2℃，脉搏 63 次 / 分，呼吸 18 次 / 分，血压 130/67mmHg。患者一般情况可，自主体位，神志清楚，双肺呼吸音清，未闻及干湿性啰音，心律齐，未闻及期前收缩，心脏听诊未闻及瓣膜及其他病理性杂音，未闻及心包摩擦音，腹软无压痛及反跳痛，腹部平坦，双下肢无水肿。

（三）辅助检查

患者入院后完善相关检查。

1．常规检查　血常规：白细胞 3.89×10^9/L，中性粒细胞 1.76×10^9/L，血红蛋白 114.0g/L，血小板 171×10^9/L；尿常规、便常规＋OB 未见异常；血生化：白蛋白 28.0g/L，血清总蛋白 49.2g/L，谷丙转氨酶 22U/L，总胆红素 5.4μmol/L，直接胆红素 4.3μmol/L，碱性磷酸酶 121U/L，肌酐 52μmol/L，尿酸 206μmol/L，总胆固醇 1.7mmol/L，低密度脂蛋白胆固醇 0.42mmol/L，糖化血红蛋白 5.4%；甲状腺功能：T_4 56.8nmol/L，T_3 1.2nmol/L，FT_3 3.0pmol/L。

2．心脏相关评估　NT-proBNP 472.4pg/ml，cTnI 6.8ng/ml，CK-MB 1.5ng/ml（余见病例 12 表 1）；心电图示：窦性心律，心率 59 次 / 分，无明显 ST-T 异常。超声心动图提示二尖瓣反流（轻度），LVEF 63%，无节段性室壁运动异常。

病例12表1　患者入室心脏相关评估结果

检查项目	检查结果
血压	134/75mmHg
心电图	术前：窦性心律，心率 59 次 / 分，无明显 ST-T 改变（病例 12 图 1） 术后：窦性心律，心率 59 次 / 分，无明显 ST-T 改变（病例 12 图 2）
实验室检查	心肌标记物：NT-proBNP 472.4pg/ml，cTnI 6.80ng/ml，CK-MB 1.5ng/ml； 生化：ALT 22U/L，AST 27U/L，TP 49.2g/L，Cr 52μmol/L，UA 206μmol/L，Glu 3.9mmol/L，TC 1.67mmol/L，HDL-C 1.10mmol/L，LDL-C 0.42mmol/L，K 3.9mmol/L； 血常规：Hb 115g/L，WBC 3.89×10^9/L，PLT 171×10^9/L

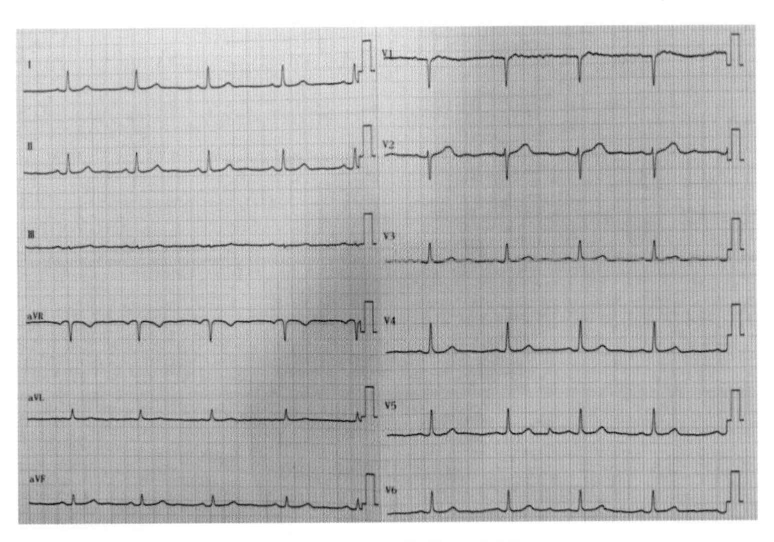

病例12图1　术前心电图

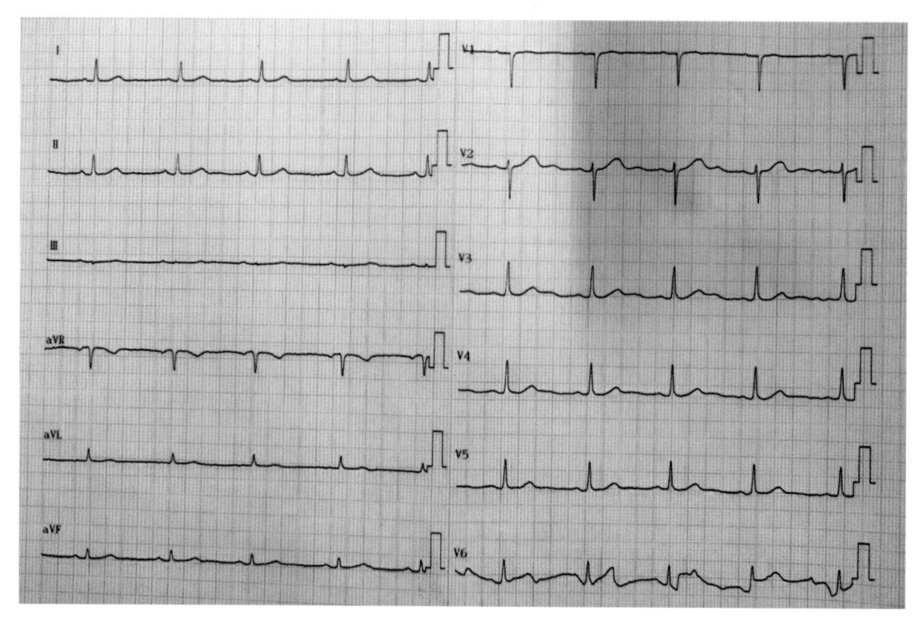

病例12图2 术后心电图

二、诊治经过

患者于2023年5月19日行冠脉造影提示LAD纤细，近中段弥漫性钙化病变，狭窄70% ~ 90%；LCX相对细小，未见明显狭窄；RCA近中段原支架通畅，第二转折处狭窄50%（病例12图3、病例12图4）。对LAD行介入治疗并置入3枚支架。

手术过程：选择导引导管Launcher 6F EBU3.5置于LM开口，将Runthrough NS、SION送至LAD及对角支远端，使用ELCA以50mJ/mm^2、频率50Hz消蚀1次，60mJ/mm^2、频率60Hz消蚀1次，消蚀过程中用盐水冲刷，复查造影LAD狭窄明显改善，而对角支闭塞，立即沿对角支导丝使用ELCA以50mJ/mm^2、频率50Hz消蚀1次，造影血流恢复，狭窄改善（病例12图5），使用球囊对LAD狭窄处进行扩张（病例12图6），将Resolute 2.25mm × 22mm置于LAD中远段病变部位以12atm加压释放，采用双支架策略DK-CRUSH术式，将Resolute 2.25mm × 26mm置于对角支病变部位，微创3.0mm × 33mm支架置于LAD近段病变部位释放支架，再对双支架对吻扩张（病例12图7），造影提示支架贴壁扩张良好，无夹层、血栓影，TIMI 3级（病例12图8）。术后规范冠心病二级预防药物治疗，患者恢复良好。

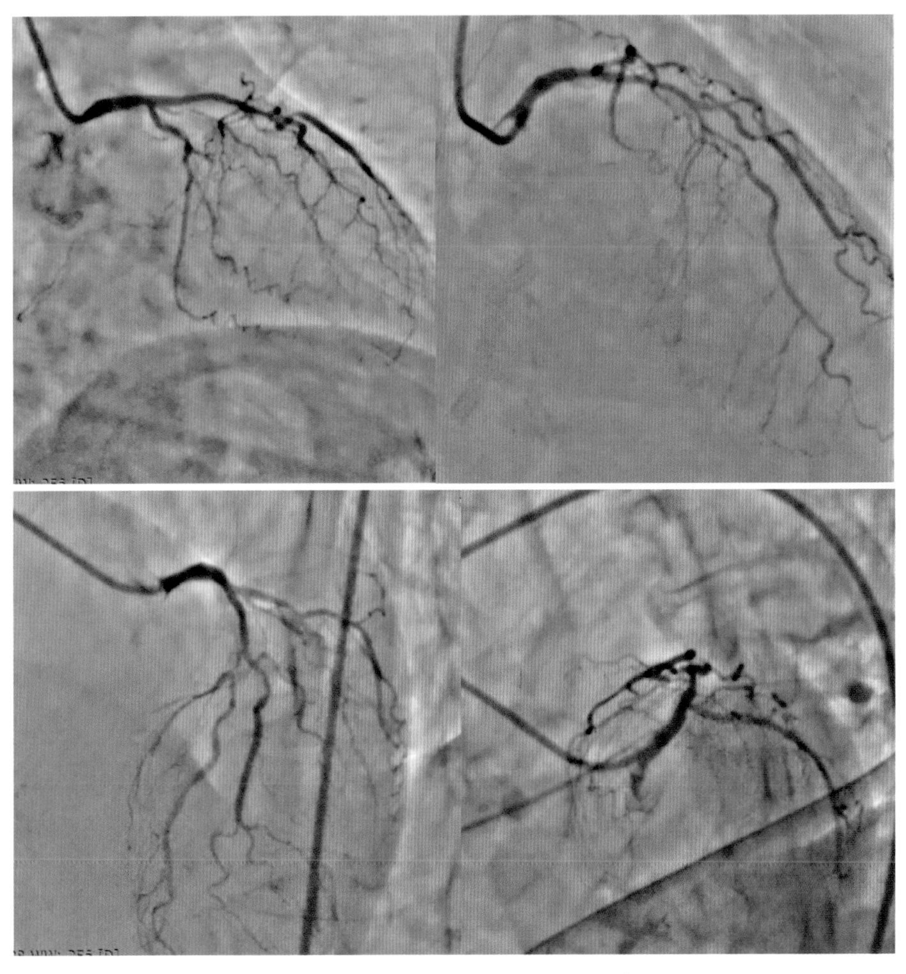

病例12图3　左冠状动脉（LCA）造影

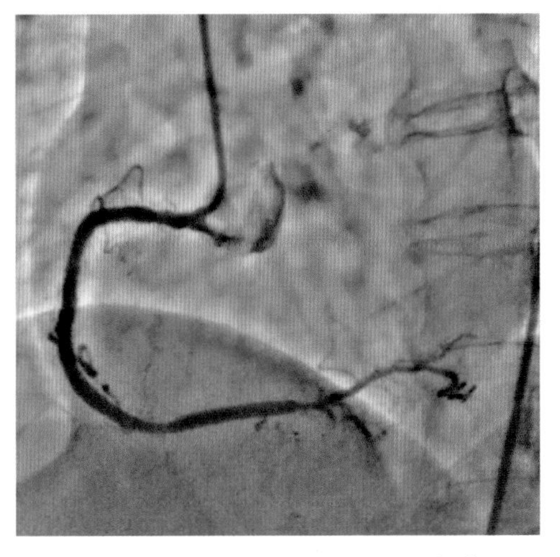

病例12图4　右冠状动脉（RCA）造影

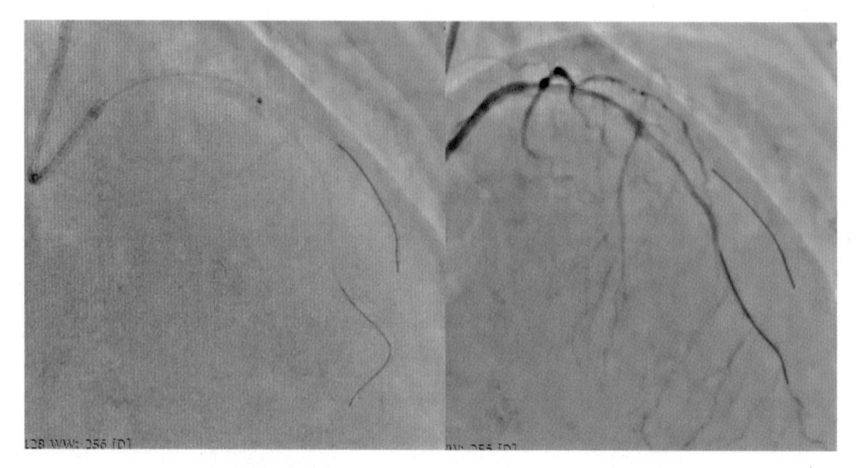

LAD 激光消蚀　　D1 无血流

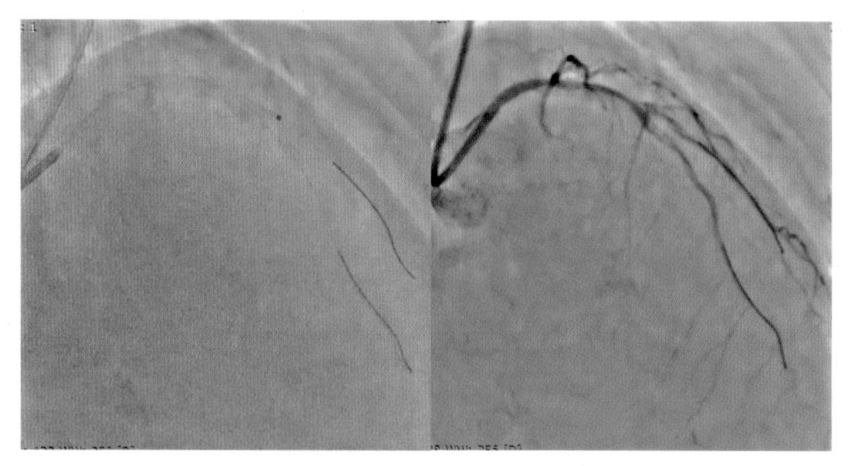

对 D1 进行激光消蚀　　消蚀后 D1 血流恢复

病例12图5　LAD激光消蚀

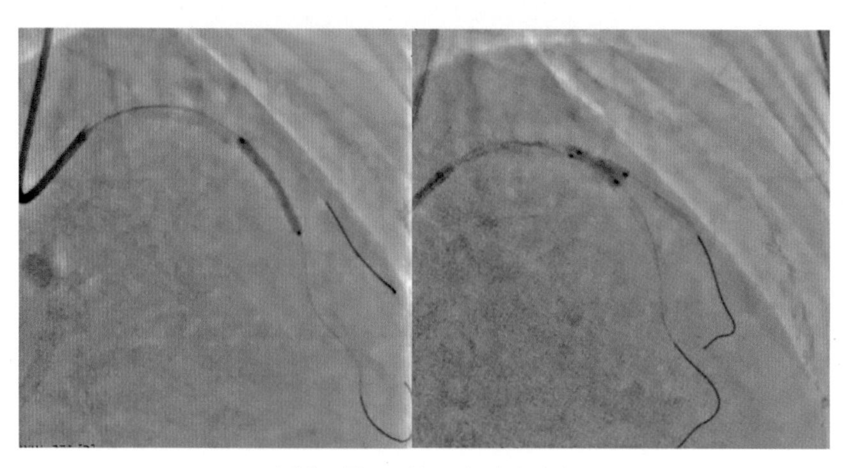

病例12图6　第一次对吻扩张

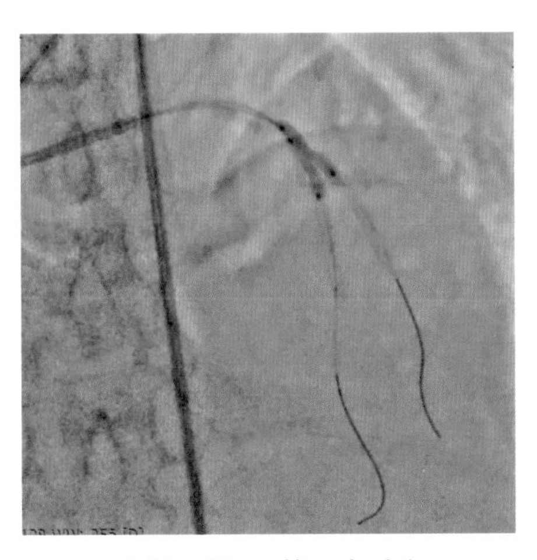

病例12图7　第二次对吻

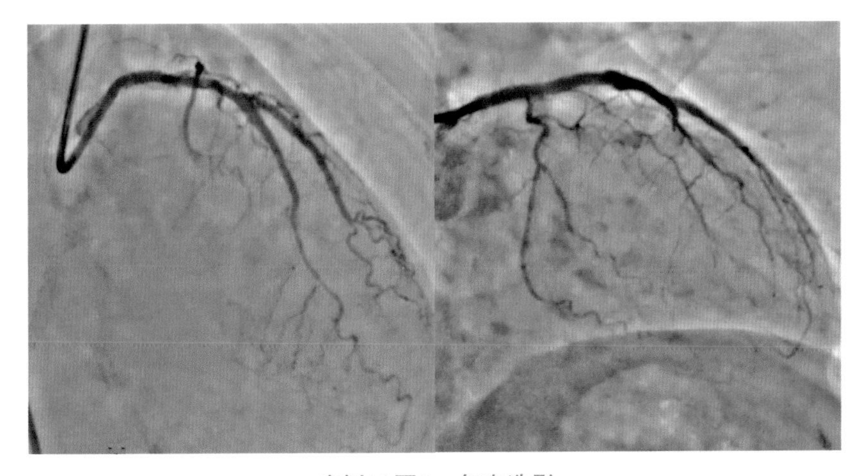

病例12图8　复查造影

三、疾病介绍

冠状动脉钙化是动脉粥样硬化的一个重要表现。轻度钙化一般对血管腔的狭窄影响较小，而重度钙化则会使血管腔明显狭窄，导致血管壁僵硬度和弹性降低，严重影响心肌供血。随着年龄的增加，冠状动脉钙化发生率逐渐升高，在 60 ~ 69 岁人群中，冠脉钙化的发生率接近 80%[1]。

由于冠状动脉钙化病变的存在，尤其是严重内膜钙化病变和钙化结节，使 PCI 的难度和风险明显增加，钙化病变导致血管壁僵硬，同时容易合并成角、扭曲病变，导致血管扩张困难，增加介入相关器械通过的难度，从而增加了介入器械不能到位、支架脱落、导丝断裂等 PCI 相关并发症的风险。由于钙化病变降低了血管顺应性，导致通过阻力明显增高，球囊难以充分扩张，容易导致球囊破裂，而且较高压力扩张钙化病变时，发生血管夹层、穿孔、破裂、无复流等概率明显增加。如果扩张不充分直接植入支架，会导致支架膨胀不全、贴壁不良、支架不规则变形等，进一步会增加支架内血栓形成、支架内再狭窄等风险[2-4]。

冠状动脉钙化病变增加手术并发症及主要心血管不良事件（MACE）的发生率，是心血管介入医生所面临的主要挑战之一。随着技术的发展，临床医生可使用的介入治疗手段不断更新，包括切割球囊、棘突球囊、冠状动脉斑块旋磨术、冠状动脉轨道旋磨术（OAS）、冠状动脉血管内碎石术（IVL）、准分子激光（ELCA）等，使手术成功率逐步增高。

纤细血管伴随钙化病变更容易导致并发症出现，为避免介入过程中血管闭塞，经过慎重考虑，决定使用ELCA进行介入治疗。在对LAD进行消蚀过程中，对角支出现闭塞，但因对角支保留导丝，所以可以迅速对对角支进行激光消蚀处理，之后很快恢复血流，假如选择旋磨进行处理LAD，旋磨过程中无法边支保护，一旦出现边支丢失，无法迅速进行处理。处理钙化病变时，可以边支保护，也是ELCA的优势之一。本病例选择ELCA进行处理钙化病变，无并发症出现，且明显缩短了手术时间。

四、病例点评

处理钙化病变时，准分子激光并非首选的治疗方式，而该病例血管很细，且为分叉病变，分支较粗，供血面积大，如果使用旋磨治疗，无法保护边支，且其他并发症风险很高。

准分子激光通过光化学作用破坏分子键，光热学作用产生热能，光机械作用产生动能，最后将消融的斑块裂解为水、汽及微小颗粒，化解钙化病变和支架内狭窄的坚固纤维组织。准分子激光除了消融动脉粥样硬化斑块，还具有促进血栓溶解并减少血小板聚集的作用。

ELCA与旋磨相比具有以下优势：ELCA导管可在普通0.014号的导丝上操作，无须交换专用导丝，尤其对于冠脉CTO病变（冠状动脉的慢性闭塞性病变），且可应用于桡动脉6Fr（7Fr）的导引导管；对金属无任何作用，不受边支保护导丝的限制；激光消蚀直接汽化钙化斑块，几乎不会出现微粒脱落的情况，对冠脉系统激惹较小，不易诱发痉挛，与旋磨术相比无/慢血流的发生率更低；ELCA还有促进血栓溶解和减少血小板聚集的作用，更适合应用于ACS和大隐静脉桥血管等血栓性病变，而这一点恰恰是旋磨的相对禁忌证；对金属无任何作用，不受已置入支架的限制；ELCA 无特殊的绝对禁忌证。激光能量的脉冲应该缓慢传输，激光导管推送大约 0.5mm/s，以允许足够的吸收和消蚀。

ELCA 与冠脉旋磨术的主要区别在于：穿过病变不是主要目的，而是软化斑块，通过“坐”在病变上消蚀后从而更好地扩张球囊，特别是在球囊或 ELCA 导管本身无法通过的情况下。如果导管推进得太快，组织没有时间吸收光能，消蚀将是次优的。

准分子激光与旋磨，两者具有互补性。只有利用好各种利器，才能更好地处理钙化病变，使手术成功，让患者更多获益。

（病例撰写：兰永昊　杨文涛　首都医科大学附属北京积水潭医院）
（点评专家：刘　巍　首都医科大学附属北京积水潭医院）

参考文献

[1]葛均波，王伟民，霍勇.冠状动脉内旋磨术中国专家共识[J].中国介入心脏病学杂志，2017，25（2）：61-66.

[2]Tanigawa J，Barlis P，Di mario C.Heavily calcifi ed coronary lesions preclude strut apposition despite high pressure balloon dilation and rotational atherectomy：in-vivo demonstration with optical conherence tomography[J].Cir J，2008，72（1）：157-160.

[3]Reimers B，von Birgelen C，van der Giessen WJ，et al.A word of caution on optimizing stent deployment in calcified lesions：acute coronary rupture with cardiac tamponade[J]. Am Heart J，1996，131（1）：192-194.

[4]Parviz Y，Shlofmitz E，Fall KN，et al.Utility of intracoronary imaging in the cardiac catheterization laboratory：comprehensive evaluation with intravascular ultrasound and optical coherence tomography[J].Br Med Bull，2018，125（1）：79-90.

病例13　右冠编织样血管引发的反复心绞痛发作

一、病历摘要

（一）病史介绍

主诉：患者男性，64 岁，因“胸痛 1 年，再发加重 1 个月余”于 2023 年 6 月 12 日入院。

现病史：患者于 1 年前活动时突发胸痛，以心前区及胸骨后为主，伴出汗、恶心，持续近半天后逐渐缓解，当时未予重视，次日就诊于当地医院，诊断为急性心肌梗死，建议行冠脉造影检查，患者予以拒绝，给予药物治疗好转后出院（具体情况不详，未见相关病例资料）；院外长期口服“阿司匹林、阿托伐他汀钙片、单硝酸异山梨酯”等药物，未再有胸痛发作，活动耐量尚可。近 5 个月余前活动时再次出现胸痛，以心前区及胸骨后为主，伴胸闷，休息 3 ~ 5 分钟即可缓解；如在情绪激动时诱发，则含服硝酸甘油有效，无肩背部放射痛，无咽部紧缩感，无恶心、呕吐，无呼吸困难、憋喘，无心悸、气短，无黑矇、晕厥；此后上述症状间断发作，与活动、劳累及情绪激动明显相关，未予重视。1 个月余前上述症状加重，主要表现为发作频繁，程度较前加重，胸痛缓解所需时间延长，活动耐量下降，就诊于我院门诊并以“冠心病”收入院，2023 年 4 月 21 日行冠脉造影检查提示 LAD 近段斑块，未见明显狭窄；LCX 远段局限性狭窄 80%；RCA 近段次全闭塞。对 RCA 行近段 PTCA 并使用药物球囊处理，手术顺利，术后第 2 天出院，院外坚持口服“阿司匹林（100mg，1 次 / 日）、氯吡格雷（75mg，1 次 / 日）、阿托伐他汀钙片（20mg，每晚一次）、沙库巴曲缬沙坦钠片（100mg，1 次 / 日）、单硝酸异山梨酯（30mg，1 次 / 日）”等药物治疗，自诉院外活动耐量明显增加，但仍有两次劳累相关的胸痛症状发作。此次为进一步诊治以“冠心病”收入我科。患者自起病以来，饮食、精神可，睡眠稍差，大小便正常，目前体重为 74.0kg，近 1 年内体重无明显变化。

既往史：高血压病史 30 年，血压最高达 180/100mmHg，长期口服硝苯地平缓释片治疗，近1个月余加用沙库巴曲缬沙坦钠片，自诉血压控制在130 ~ 140/70 ~ 80mmHg；否认糖尿病、脑血管病、消化道疾病、慢性肾病病史；否认药物、食物过敏史；无输血史；否认肝炎、结核等传染病病史。

个人史、婚育史、家族史：有吸烟史40年，约10 ~ 15支/日，未戒烟。无饮酒史，无心血管疾病家族史，一系亲属无猝死史。

（二）入院查体

体温36.2℃，脉搏65次/分，呼吸18次/分，血压109/52mmHg。双肺呼吸音清，未闻及干湿性啰音。无颈静脉怒张，皮肤巩膜无黄染，舌体无胖大，皮肤黏膜未见瘀斑。正常心界，心率65次/分，节律规整，心脏各瓣膜听诊区未闻及病理性杂音及额外心音。腹软，全腹无压痛及反跳痛，肠鸣音正常，约4次/分，移动性浊音阴性，肝脾肋下未触及，双下肢无水肿。正常生理反射存在，病理征未引出。

（三）辅助检查

患者入院后完善相关检查。

1．常规检查　血常规：白细胞5.73×10^9/L，中性粒细胞百分比3.11×10^9/L，血红蛋白165.0g/L，血小板107×10^9/L；尿常规、便常规＋OB未见异常；血生化：丙氨酸氨基转移酶32U/L，门冬氨酸氨基转移酶29U/L，白蛋白39g/L，肌酐73μmol/L，尿酸512μmol/L，胆固醇3.06mmol/L，高密度脂蛋白胆固醇0.81mmol/L，甘油三酯2.21mmol/L，低密度脂蛋白胆固醇2.34mmol/L，同型半胱氨酸20.4μmol/L；糖化血红蛋白6.8%，凝血功能及D-二聚体正常。

2．心脏相关评估　NT-proBNP 141.5 → 187pg/ml，CK-MB、hsTnI、MYO均正常（病例13表1）；心电图（病例13图1）：窦性心律，心率68次/分，电轴左偏，Ⅲ导联异常Q波，V_4 ~ V_6导联T波低平。术后复查心电图较术前无明显动态变化。超声心动图提示左室舒张功能减退。2023年4月12日冠脉造影图像见病例13图2，结果提示LM未见明显狭窄；LAD近段斑块，未见明显狭窄；LCX远段局限性狭窄80%；RCA近段次全闭塞。

病例13表1　患者入室心脏相关评估结果

检查项目	检查结果
心电图	入院：窦性心律，心率68次/分，电轴左偏，Ⅲ导联异常Q波，V_4 ~ V_6导联T波低平（病例13图1）

续表

检查项目	检查结果
影像学检查 超声心动图 冠脉造影	舒张功能减退 2023-4-12 冠脉造影（病例 13 图 2）提示 LM 未见明显狭窄；LAD 近段斑块，未见明显狭窄；LCX 远段局限性狭窄 80%；RCA 近段次全闭塞；给予 RCA 近段球囊扩张并 1 枚药物球囊 2.0mm × 20mm 处理。 2023-6-13 冠脉造影（病例 13 图 3）提示 LM 未见明显狭窄；LAD 近段斑块，未见明显狭窄；LCX 远段局限性狭窄 80%；RCA 近中段弥漫狭窄 70% ~ 90%，远段呈编织样改变；IVUS 证实中远段可见机化血栓，结合冠脉造影的表现，考虑为机化血栓再通所致。

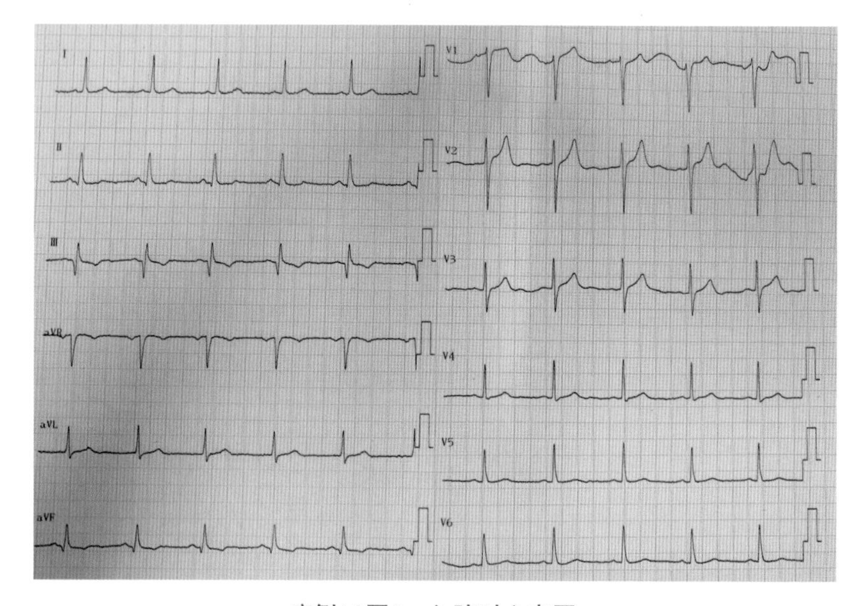

病例13图1 入院时心电图

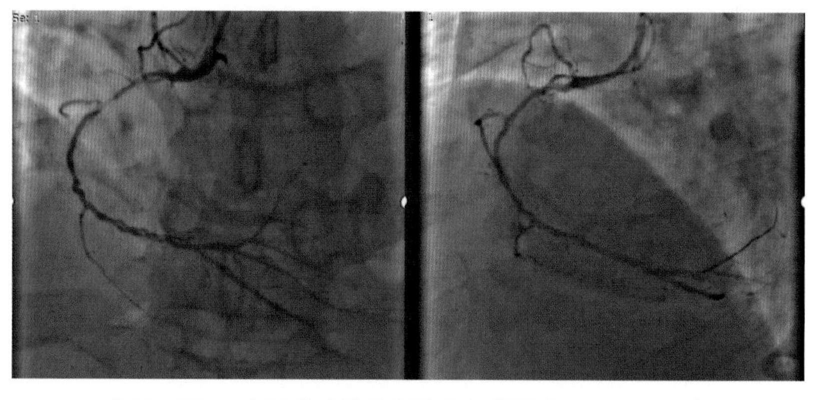

病例13图2 右冠状动脉造影及介入干预（2023-4-12）

A．右冠造影结果；B．右冠PTCA后效果

二、诊治经过

完善检查后给予 RCA 近段球囊扩张并 1 枚药物球囊 2.0mm × 20mm 处理；IVUS 可见远段机化血栓。2023 年 6 月 13 日行冠脉造影见病例 13 图 3，结果提示 LM 未见明显狭窄；LAD 近段斑块，未见明显狭窄；LCX 远段局限性狭窄 80%；RCA 近中段弥漫狭窄 70% ~ 90%，远段呈编织样改变；IVUS 证实中远段可见机化血栓，结合冠脉造影的表现，考虑为机化血栓再通所致；在 IVUS 指导下于 PDA-RCA 开口共植入 4 枚支架。术后继续给予阿司匹林肠溶片（100mg，1 次 / 日）、硫酸氢氯吡格雷片（75mg，1 次 / 日）、（阿托伐他汀钙片（20mg，每晚一次）、琥珀酸美托洛尔缓释片（47.5mg，1 次 / 日）、沙库巴曲缬沙坦钠片（200mg，1 次 / 日），术后无不适，术后第 2 天出院。术后 1 个、3 个月随访，院外再无心绞痛症状发作。

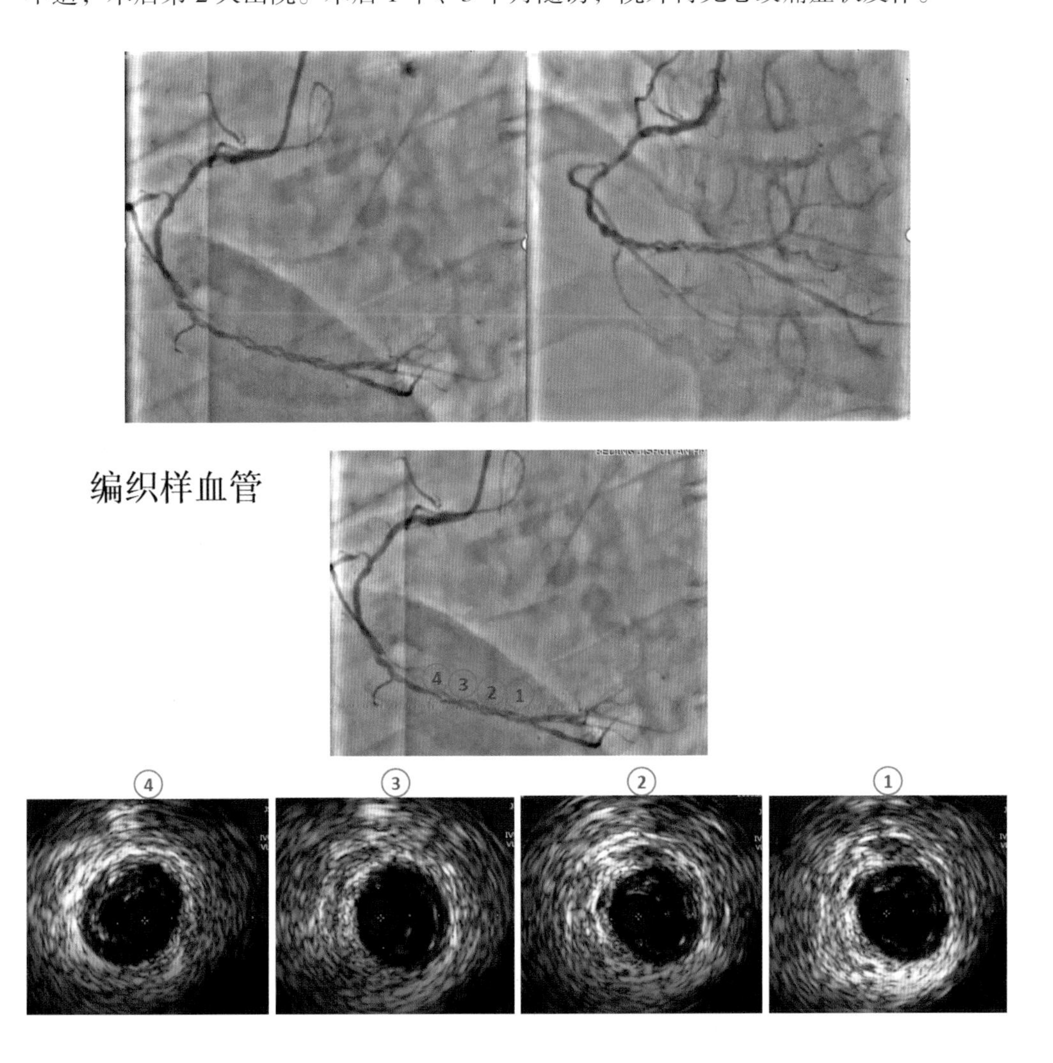

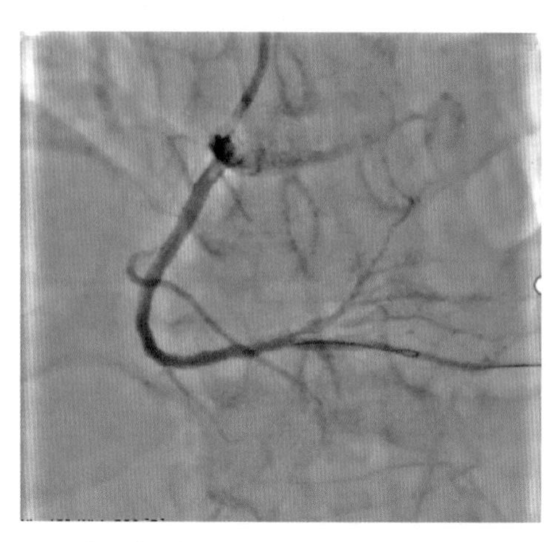

病例13图3 右冠状动脉介入及IVUS结果（2023-06-13）

A、B：造影结果；C：IVUS检查；D：RCA支架植入术后

三、病例讨论

本例患者临床以反复发作的胸痛、胸闷起病，以心前区及胸骨后为主，与活动、劳累及情绪激动有关，休息 3 ～ 5 分钟可缓解，含服硝酸甘油有效，表现为典型的心绞痛症状；患者有陈旧性心肌梗死的病史，经冠脉造影证实冠脉存在严重狭窄病变，右冠近段次全闭塞，中远段存在冠状动脉编织样表现。

1988 年曾有学者报告了首例右冠状动脉造影呈“8”字形的病例，血管畸形呈“编织样”，因此被命名为“编织样”冠状动脉（woven coronary artery，WCA）[1]。由于编织样冠状动脉病例数量很少，这种异常的病因尚未得到充分解释。此病特征性地表现为心外膜冠状动脉在近端分为多条细小通道，在远端汇合，TIMI 血流 3 级。一项针对编织样冠状动脉组织病理学的病例报告显示，这些腔共有一层弹性被膜，并且每个都有内皮层[2]，由于大多数病例无恶性临床结局，且最年轻的患者为 9 个月大的川崎病婴儿[3]；因此这种异常被认为是一种罕见的良性先天性畸形，无须治疗[4]。然而，据报道它与血栓、心肌梗死或猝死有关[5，6]。此外，冠状动脉血栓再通和冠状动脉的自发螺旋夹层也可能类似于冠状动脉造影中的编织冠状动脉[7-9]。

冠脉血栓再通是血栓闭塞后发生的一种疾病。它在临床实践中很少被发现，并且经常被误诊；血栓再通在造影图像中常表现为蜂窝状、螺旋状，与 WCA 编织样改变存在相似之处，故单凭借冠状动脉造影诊断 WCA 存在一定误诊可能[9]。血管内超声、OCT 检查，有助于判断不同隧道的管腔、管壁结构，明确诊断[10]。因血栓再通所致的不同隧道，均位于同一个完整的血管腔内，故植入支架风险不大。反之，WCA 则可能因支架植入而发生血管破裂。在确诊 WCA 时，应尽量选择血管内影像明确不同隧道的管壁结构，若不同管腔之间相互独立，且均存在完整的血管壁结构，方可诊断。

本病例冠脉造影提示 RCA 中远段冠脉编织样表现，初步印象为 WCA，但结合其陈旧性心肌梗死病史，我们进一步行腔内影像学检查以资鉴别，血管内超声（intravenous ultrasound，IVUS）提示不同隧道之间同属一个大的管腔，故倾向于血栓机化再通，故在 IVUS 指导下给予冠脉支架的植入，术后效果尚可，未再有心绞痛发作。

四、病例点评

编织样冠状动脉的治疗策略和预后因病因不同而有很大差异，冠状动脉内影像学的发展有助于识别该影像学特征的具体病因，并指导其临床治疗[11]。本例患者右冠状动脉编织样表现，IVUS 提示不同隧道之间同属一个大的管腔，故倾向于血栓再通。该患者右冠全程弥漫性狭窄，结合患者临床特点及病史，考虑右冠为罪犯血管，需行 PCI 治疗。本病例应用 IVUS 来评价和指导冠状动脉血栓再通病变 PCI，再次体现了腔内影像在血栓再通病变中的作用价值。

机化血栓再通常继发于冠脉急性血栓，属于血栓的慢性演变过程：未溶解的血栓启动机化程序，形成许多微孔道（可相互沟通），最终在影像上呈现“蜂窝样”或“莲藕样”结构。临床中遇到类似编织样血管的冠脉，要仔细阅读病史及造影，注意与桥侧枝、机化血栓再通相鉴别，不同的解剖结构处理策略天壤之别。软导丝轻柔通过后，腔内影像可以提供更多信息，仔细辨别各个腔隙之间有无独立血管结构，避免出现介入相关并发症。

（病例撰写：杨文涛　兰永昊　首都医科大学附属北京积水潭医院）
（点评专家：刘　巍　首都医科大学附属北京积水潭医院）

参考文献

[1]Sane DC，Vidaillet JH.Woven right coronary artery：a previous undescribed congenital anomaly[J].Am J Cardiol，1988，61：1158.

[2]Abaci A, Gonul II, Ozkan S, et al.Pathological examination of the woven coronary anomaly[J].Eur Heart J, 2013, 34: 5682.

[3]Yildirim A, Oguz D, Olguntürk R.Woven right and aneurysmatic left coronary artery associated with Kawasaki disease in a 9-month-old patient[J].Cardiol Young, 2010, 20: 342-344.

[4]Rapp AH, Hillis LD.Clinical consequences of anomalous coronary arteries[J].Coron Artery Dis, 2001, 12: 617-620.

[5]Ayhan S, Ozturk S, Tekelioglu UY, et al.Woven coronary artery anomaly associated with acute coronary syndrome[J].Int J Angiol, 2013, 22: 55-58.

[6]Val-Bernal JF, Malaxetxebarria S, González-Rodilla I, et al.Woven coronary artery anomaly presenting as sudden cardiac death[J].Cardiovasc Pathol, 2017, 26: 7-11.

[7]Akyuz A, Alpsoy S, Akkoyun DC.Spontaneous coronary artery dissection and woven coronary artery: three cases and a review of the literature[J].Korean Circ J, 2013, 43: 411-415.

[8]Bi X, Yang H, Liu L, et al.Is every woven coronary artery benign? case report[J].Intern Emerg Med, 2019, 14: 177-178.

[9]Wen W, Liu H, Li J, et al.Woven-like change following intracoronary thrombosis recanalization: a case report[J].BMC Cardiovasc Disord, 2019, 19: 317.

[10]Yorifuji H, Shutta R, Egami Y, et al.Woven coronary artery anomaly: optical coherence tomography versus intravascular ultrasound[J].JACC Case Rep, 2020, 2: 1698-1699.

[11]Bamousa B, Sbitli T, Mohamed T, et al.Woven coronary artery anomaly: an incidental finding and literature review[J].Case Rep Cardiol, 2022, 14: 3235663.

病例14 家族性高胆固醇血症合并急性心肌梗死

一、病历摘要

（一）病史介绍

主诉：患者女性，32岁，因“胸闷2年，加重3小时”就诊。

现病史：患者近2年来反复于运动时出现胸闷、气短、乏力，休息数分钟可明显好转，日常活动自觉未见明显异常，未在意，未就诊。3小时前患者在晚饭后出现胸闷胸痛，疼痛持续不缓解，伴有大汗、恶心、呕吐，呕吐物为胃内容物，遂就诊于我院急诊。心电图（2022-01-10 18：42）示：aVL、aVR导ST段抬高0.2mV，Ⅱ、Ⅲ、aVF、$V_{4\sim9}$ ST段压低0.1～0.4mV。心肌损伤标志物：肌红蛋白740ng/ml、cTnI 1.2ng/ml；B型钠尿肽297pg/ml；D-二聚体0.396mg/L。考虑为急性冠状动脉综合征，急诊行冠脉造影检查提示为三支病变，LCX闭塞植入支架一枚，收入病房系统诊治。

既往史：高脂血症5个月余，低密度脂蛋白胆固醇7.52mmol/L，服用瑞舒伐他汀10mg、每晚一次，使用4周，自行停药。否认高血压、糖尿病病史。否认有关节肿痛、皮疹、脱发、光过敏等症状。

个人史：否认有吸烟及饮酒史，否认有胎停育及流产史。

家族史：父亲于52岁猝死。弟弟26岁时因急性心肌梗死行PCI治疗。

（二）体格检查

体温36.7℃，心率78次/分，呼吸16次/分，血压112/73mmHg。双肺呼吸音清，未闻及干湿性啰音，心律齐，心音低钝，未闻及病理性杂音及附加音。心界不大。

（三）辅助检查

1．心电图检查见病例14图1

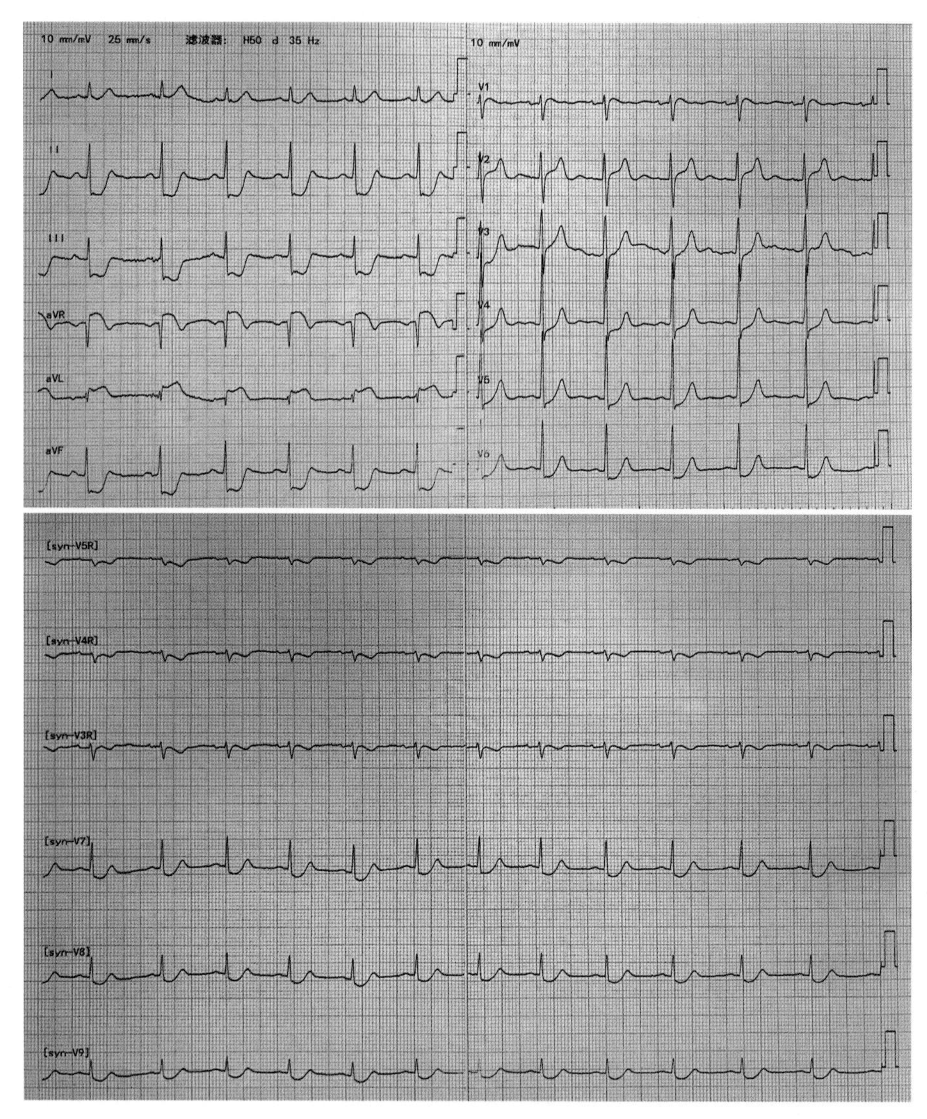

病例14图1 心电图检查

2. 心肌损伤标志物及BNP动态变化（病例14表1）

病例14表1 患者心肌损伤标志物及BNP的动态变化

	D1	D2	D3	D4	D5
肌酸激酶（U/L）	814	5780	1656	686	177
CK-MB（μg/L）	120.7	＞291	58.6	8	1.9
肌钙蛋白I（ng/L）	1824.4	＞27108	＞27108	18232.6	7294.4
B型钠尿肽（ng/L）	297	218		105	176

3. 实验室检查　血常规：白细胞 9.51×10^9/L，红细胞 4.33×10^{12}/L，血红蛋白126g/L；尿常规：尿蛋白（-），RBC（-），WBC（-），尿比重 1.049；尿 HCG：（-）；空腹血糖 4.5mmol/L，餐后 2h 血糖 6.3mmo/L，HbA1c 5.5%。血脂：甘油三酯 1.13mmol/L，低密度脂蛋白胆固醇 7.56mmol/L，高密度脂蛋白胆固醇 1.39mmol/L，总胆固醇 10.6mmol/L；肝功能：丙氨酸氨基转移酶 21U/L，门冬氨酸氨基转移酶 15U/L，总胆红素 16.6μmol/L，直接胆红素 2.1μmol/L；肾功能：肌酐 45.5μmol/L，尿素氮 5.03mmol/L，肾小球滤过率 98ml/min。ANA + ENA 谱：均未见异常。凝血功能：未见异常。

4. 超声心动图　节段性室壁运动异常（左室侧壁近中段运动减低），LVEF 42%；二尖瓣、三尖瓣轻度反流。

二、诊治经过

1. 胸痛急诊绿色通道（D-to-B 时间 74 分钟）　患者就诊我院急诊后，结合患者症状及心电图表现，考虑“ST 段抬高型心肌梗死、多支血管病变可能性大”，立即开通胸痛绿色通道，予阿司匹林 300mg、替格瑞洛 180mg、阿托伐他汀 40mg 嚼服，行急诊冠脉造影示冠脉呈右优势型，右冠开口于左窦，冠脉走行可见钙化，LM 未见狭窄，LAD 近段可见 30% ~ 40% 狭窄，D1 开口可见 80% 狭窄，LAD 远端血流 TIMI 3 级；LCX 近段闭塞，远端血流 TIMI 0 级；RCA 开口不规则，近段 90% ~ 95% 狭窄，中段 70% ~ 90% 狭窄，远端血流 TIMI 3 级。考虑此次罪犯血管为 LCX 近段病变，植入支架一枚 Promus Permier 2.75mm × 20mm 支架一枚；D-to-B 时间为 74 分钟。择期处理 RCA，于近段植入 Promus Permier 3.5mm × 24mm、中段植入 Promus Permier 3.5mm × 28mm、远段植入 Promus Permier 2.5mm × 32mm。

虽该患者明确诊断为急性心肌梗死，但对于育龄期女性，需特别注意鉴别诊断：①肺栓塞：育龄期女性，是否有避孕药服用史很关键，该患者可除外。②宫外孕：尿妊娠 HCG 阴性可除外。③自身免疫性疾病：如大动脉炎、血管炎等，该患者无多系统受累表现，且完善了 ANA、ENA 自身免疫抗体谱未见阳性发现，暂不考虑。④冠脉自发性血肿、夹层，多见于孕妇，该患者影像学特点亦不支持。

2. 冠心病二级预防治疗　急诊介入治疗后收入 CCU，密切检测生命体征变化，动态监测心电图、心肌酶、cTnI 水平；患者心率波动在 80 ~ 90 次 / 分，血压波动在 100 ~ 110/70mmHg。予阿司匹林 0.1g、1 次 / 日，替格瑞洛 90mg、2 次 / 日抗血小板治疗；阿托伐他汀 20mg、每晚一次联合依折麦布 10mg、1 次 / 日降脂治疗；

倍他乐克6.25mg、2次/日，沙库巴曲缬沙坦钠片25mg、2次/日治疗改善心肌重构；尼可地尔扩张冠脉、改善微循环等治疗。

3．高血脂治疗　该患者血脂异常升高，需进行继发性病因的筛查，如甲状腺功能减低、肾病综合征、血液系统疾病等，完善了甲状腺功能、尿常规、血清白蛋白、血常规等检查均可除外，考虑为原发性高胆固醇血症，经基因筛查确诊为家族性高胆固醇血症杂合子型。该患者经联合使用阿托伐他汀 20mg、每晚一次，依折麦布 10mg、1 次 / 日，低密度脂蛋白胆固醇不达标，加用依洛优单抗 140mg、1 次 /2 周后患者的低密度脂蛋白胆固醇降至 0.86mmol/L，随访 1 年患者的低密度脂蛋白胆固醇维持在 0.8 ~ 1.3mmol/L。

三、疾病介绍及病例讨论

家族性高胆固醇血症（familial hypercholesterolemia，FH）是常染色体显性遗传病，是由基因突变导致低密度脂蛋白受体功能异常，使肝脏清除低密度脂蛋白的能力下降从而引起异常升高的血浆低密度脂蛋白水平为特点的一种疾病，其中最常见的基因突变为 LDLR，其次为 APOB 及 PCSK。FH 杂合子的发病率约 1 ∶ 313，纯合子的发病率为 1 ∶ 100000。异常升高的 LDL 沉积于皮肤、肌腱、血管壁、心脏瓣膜，故多发黄色瘤及早发冠心病为其主要临床表现。主动脉瓣及瓣上狭窄亦为其重要特点。临床诊断标准国际上最常用的为荷兰 DCLN 诊断标准，但较繁杂，因人群特点及饮食结构的不同，该标准不太适用中国人群。2018 年《家族性高胆固醇血症筛查与诊治中国专家共识》[1] 制定了中国版 FH 诊断标准：① LDL ＞ 4.7mmol/L 或治疗后＞ 3.5mmol/L；②有黄色瘤、角膜弓；③本人或一级亲属有早发心脑血管疾病史或 FH 史。三条中满足两条即可临床诊断。国内赵冬教授发表的国内杂合子型 FH 的发病率约为 0.48%[2]。冠心病人群中 FH 发生率可高达 3% ~ 4%；在早发冠心病患者中 FH 的发生率在 3.8% ~ 16.4%；在小于 35 岁的急性冠状动脉综合征（ACS）患者中 FH 的发病率可高达 38.1%；而在严重高脂血症患者中（LDL ＞ 4.9mmol/L）FH 的发生率高达 7.2%[3-5]。与大众人群相比，FH 的患病率在缺血性心肌病、早发冠心病、严重高脂血症患者中分别为 10 倍、20 倍、23 倍。

该患者有明确的高脂血症，低密度脂蛋白胆固醇 7.56mmol/L，32 岁已罹患急性心肌梗死，且直系家属有猝死及早发冠心病的家族史，根据 2018 年《家族性高胆固醇血症筛查与诊治中国专家共识》诊断标准，该患者可临床诊断为 FH，结合患者及家属的发病年龄、发病特点及 LDL 水平，考虑为杂合子型可能性大，同时完善基因筛查（病例 14 图 2），明确为 LDLR 的第 19 号染色体的第 11230801 位点上的 1879 碱基 G 突变为 A，使 LDLR 第 627 位的丙氨酸突变为色氨酸，从而降低其清除 LDL 的能力。

<table>
<tr><td>检测项目</td><td colspan="3">全外显子组基因检测</td><td colspan="2">检测基因</td><td colspan="2">全外显子组 20, 000 个基因的检测</td></tr>
<tr><td>临床诊断</td><td colspan="7">家族性高胆固醇血症</td></tr>
<tr><td colspan="8">主要检测结果</td></tr>
<tr><td>基因</td><td>参考序列</td><td>染色体位置</td><td>变异位点</td><td>纯合/杂合</td><td>致病性</td><td>相关疾病（遗传模式）</td><td>变异亲缘</td></tr>
<tr><td>LDLR</td><td>NM_000527</td><td>chr19:11230801</td><td>c.1879G>A（p.Ala627Thr）</td><td>杂合</td><td>致病</td><td>1 型家族性高胆固醇血症（常染色体显性遗传）</td><td>-</td></tr>
</table>

病例14图2 患者全外显子组基因检测结果

FH 纯合子患者为罕见病，若不积极治疗，多于成年前死于心肌梗死、猝死。但 FH 杂合子患者并不罕见，结合中国庞大的人口基数，受累人群保守估计为 400 多万，极大影响患者的健康及生活质量。但若尽早发现、积极干预可尽可能地延缓患者动脉粥样硬化病变的进程及降低出现临床事件的可能，如病例 14 图 3。FH 杂合子患者若不积极采取降脂治疗，多于 35 岁时达到阈值出现心血管事件，恰如该例患者。若早期启动他汀治疗，即使是低剂量他汀，也可以看到事件曲线的右移约在 53 岁时出现临床事件，可见早期治疗的重要性；同样，他汀治疗启动较晚，予以高剂量亦可以看到曲线的右移约 48 岁时出现临床事件，可见经过积极降脂治疗可进一步获益。所以，降脂治疗是 FH 患者需全程管理的靶目标。

该患者低密度脂蛋白胆固醇 7.56mmol/L，回顾张建军教授报道的 105 例早早发冠心病患者中诊断为 HeFH 的低密度脂蛋白胆固醇平均水平为 5.77mmol/L。Chiou[6] 等报道的中国台湾地区杂合子 FH 患者的低密度脂蛋白胆固醇平均水平为 6.9mmol/L。Hu[7] 等报告的中国香港地区 252 例杂合子 FH 患者平均低密度脂蛋白胆固醇水平为 7.2mmol/L。美国 HeFH 患者中低密度脂蛋白胆固醇平均水平为 9.96mmol/L。虽存在地区、种族差异，但仍可见 FH 患者低密度脂蛋白胆固醇基值高，降脂治疗难度大。在降脂药物中，他汀类是基石，但因 FH 患者低密度脂蛋白胆固醇基值高及他汀“6”原则的局限性，无法单药达标，所以需尽早联合胆固醇吸收抑制剂、PCSK9i、血液透析、肝移植等多种降脂方式。根据《CSC 专家共识 2020 年》[8] 及《中国血脂管理指南 2023 年》[9] 要求：该患者属超高危 ASCVD

（早发冠心病及家族史、ACS、FH、多支冠脉病变），其低密度脂蛋白胆固醇目标值为＜ 1.4mmol/L 且较基线降低幅度＞ 50%，该患者经联合使用阿托伐他汀 20mg、每晚一次，依折麦布 10mg、1 次 / 日，依洛优单抗 140mg、1 次 /2 周后患者的低密度脂蛋白胆固醇降至 0.86mmol/L，随访 1 年患者的低密度脂蛋白胆固醇维持在 0.8 ~ 1.3mmol/L。且 1 年后复查冠脉造影未见支架内再狭窄，且 LAD 的第 1 对角支病变较前有减轻。

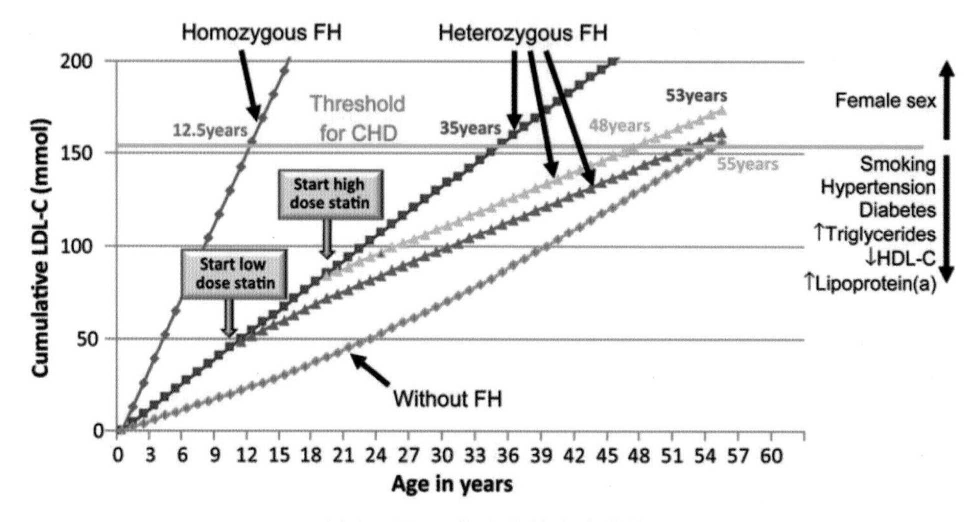

病例14图3 临床事件发生曲线图

四、病例点评

该患者诊断明确，为家族性高胆固醇血症杂合子，且进行了基因诊断。资料完备、亦很珍贵。但通过这个病例给我们临床医生带来了诸多的临床启示：

1. FH 杂合子型患者发生比率并不低，中国现实患病率被严重低估，可能的原因有：地区民族差异，中国人群平均 LDL 水平低于欧美；目前已发表的文献采纳临床诊断 FH 的标准均为荷兰 DCLN 诊断标准，虽然部分研究经过适当校正，但仍不符合中国的国情使用。但在疾病组如缺血性心脏病或早发冠心病家族史及高脂血症人群中 FH 的患病率与欧美一致，说明 FH 尤其是杂合子型 FH 的患病率在大众人群中被低估，而中国作为全球人口最多的国家，为此更需要建立中国的专家共识估测中国的 FH 的患病率，以更好地对 FH 进行筛查，实现早发现、早治疗。

2. FH 患者 LDL 基值高，治疗及达标难度大，往往存在治疗方案不规范、长期使用药物依存性差、失访率高、临床管理难度大。可能的原因为：①有限的可选择的治疗方案；②药物及定期随访等带来的经济负担；③FH患者低密度脂蛋白胆固醇水平达标的难度较大，使患者治疗信心不足；④患者对疾病认知水平较低，不能意识到降血脂治疗的重要性及必要性等。这些都会影响患者的治疗依从性和随访积极性。所以，需要积极筛查、积极宣教、积极降低医疗成本、让更多的患者获益。

3. 需大力宣传FH的概念、诊断标准，提高医生对FH的诊断意识，提高筛查FH的能力。

（病例撰写：亢爱春　民航总医院）

（点评专家：祖凌云　北京大学第三医院）

参考文献

[1]中华医学会心血管病学分会动脉粥样硬化及冠心病学组，中华心血管病杂志编辑委员会.家族性高胆固醇血症筛查与诊治中国专家共识（2018年）[J].中华心血管病杂志，2018，46（2）：99-103.

[2]Shi Z，Yuan B，Zhao D，et al.Familial hypercholesterolemia in China：prevalence and evidence of underdetection and undertreatment in a community population[J].Int J Cardiol，2014，174（3）：834-836.

[3]Pengwei H，Kanika ID，Christophe AS，et al.Prevalence of familial hypercholesterolemia among the general population and patients with atherosclerotic cardiovascular disease：a systematic review and meta-analysis[J].Circulation，2020，141：1742-1759.

[4]Chen PP，Chen X，Zhang S.Current status of familial hypercholesterolemia in China：a need for patient FH registry systems[J].Front Physiol，2019，10：280.

[5]Tamio T，Tomohiro S，Satoshi I，et al.The prevalence and diagnostic ratio of familial hypercholesterolemia （FH） and proportion of acute coronary syndrome in Japanese FH patients in a healthcare record database study[J].Cardiovasc Ther，2020，2020：5936748.

[6]Chiou KR，Charng MJ.Genetic diagnosis of familial hypercholesterolemia in Han Chinese[J].J Clin Lipidol，2016，10：490-496.

[7]Hu M，Lan W，Lam CW，et al.Heterozygous familial hypercholesterolemia in Hong

Kong Chinese.Study of 252 cases[J].Int J Cardiol，2013，167（3）：762-767.

[8]中华医学会心血管病学分会动脉粥样硬化与冠心病学组，中华心血管病杂志编辑委员会.超高危ASCVD患者血脂管理中国专家共识[J].中华心血管病杂志，2020，48（4）：280-286.

[9]中国血脂管理指南修订联合专家委员会.中国血脂管理指南（2023年）[J].中华心血管病杂志，2023，51（3）：221-255.

病例15 “血”气方刚，难负重“压”——成人主动脉缩窄的诊治

一、病历摘要

（一）病史简介

主诉：患者男性，60岁，因“喘憋4小时”入院。

现病史：患者于4小时前无明显诱因突发喘憋，伴大汗，不能平卧，无明显胸痛，无发热，伴咳嗽，咳粉红色泡沫痰，在家未做特殊处理，由120送至我院急诊，测血压测不出，急请我科会诊，手测血压示280/160mmHg，遂以“急性左心衰竭”收入我科。患者自发病来，神志清，精神差，大小便正常，体重无明显变化。

既往史：患者2015—2018年到尼泊尔工作3年，期间发现血压在180 ~ 200/110 ~ 120mmHg，未治疗，回国后血压最高280/150mmHg，曾多次于北京大学人民医院、北京良乡医院治疗，并联合服用多种降压药物治疗，血压均在180/100mmHg以上，近半年来，患者因自感降压药物无效，遂停用所有降压药物。2型糖尿病半年，未用药。

个人史：吸烟30年，约20支/日。少量饮酒。母亲有高血压病史。

（二）体格检查

体温36.3℃，脉搏130次/分，呼吸28次/分，血压280/120mmHg（左）、290/120mmHg（右）。端坐位，喘憋貌，急性病面容，呼吸急促，口唇发绀，双肺呼吸音粗，可闻及大量哮鸣音及湿性啰音。心界不大，心率130次/分，心律齐，各瓣膜区未闻及病理性杂音。腹软，全腹无压痛及反跳痛。双下肢轻度水肿。

（三）辅助检查

入院后心电图示：窦性心动过速、ST-T改变（病例15图1）。血常规：白细胞 11.88×10^9/L，中性粒细胞百分比89.5%，C-反应蛋白32.06mg/L。尿常规、大便常规：无明显异常。凝血功能检查：正常。NT-proBNP：7075pg/ml。血液生化：丙氨酸氨基转移酶10.1U/L，门冬氨酸氨基转移酶20.3U/L，甘油三酯1.5mmol/L，总胆固醇5.3mmol/L，低密度脂蛋白胆固醇3.92mmol/L，同型半胱氨酸124μmol/L，尿

素 6.9mmol/L，肌酐 98μmol/L，尿酸 540μmol/L，肌酸激酶 56U/L，肌酸激酶同工酶 25.5U/L，血糖 6.5mmol/L，糖化血红蛋白 6.2%。

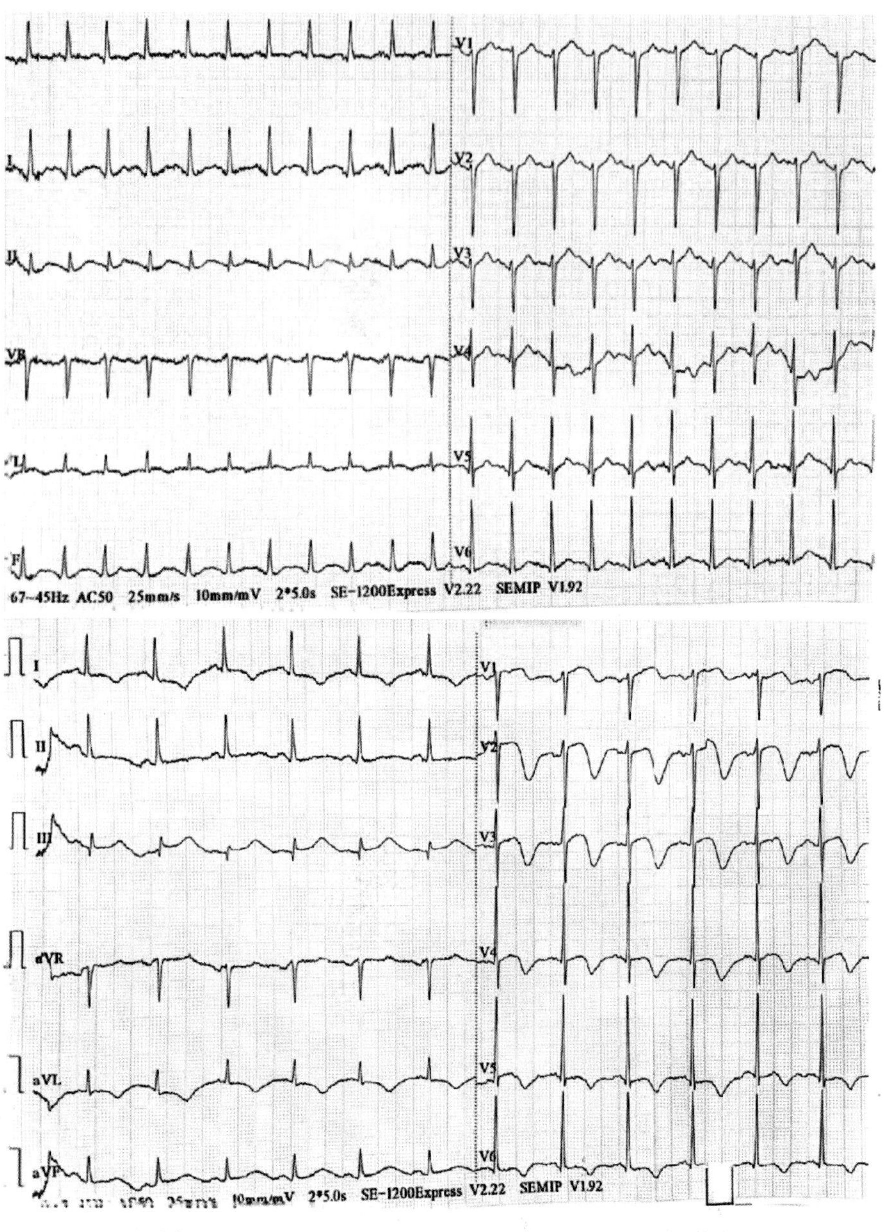

病例15图1 入院时心电图和心衰纠正后心电图的变化

二、诊治过程

患者入院后结合症状、体征及辅助检查，入院诊断考虑“急性左心衰竭”，给予泵入硝普钠、二羟丙茶碱，并给予“布美他尼利尿、吗啡减轻肺水肿”治疗，患者血压逐渐降至180/110mmHg，喘憋明显减轻。完善心脏超声提示：左室舒张末期内径54mm，LVEF 45%，左房扩大、二尖瓣少量反流、左室舒张功能减退。胸部CT提示：双肺炎症、双侧胸腔积液。考虑患者急性左心衰竭已纠正，且复查心电图较前出现T波倒置，考虑心肌缺血倒置急性左心衰竭可能性大。完善冠脉造影检查提示：右优势型，左主干无明显钙化及狭窄。前降支：无明显钙化及狭窄，管壁不规则，血流TIMI 3级；回旋支：无明显钙化，中段可见50%节段性狭窄，血流TIMI 3级；右冠状动脉：无明显钙化及狭窄，血流TIMI 3级。考虑患者心脏血管狭窄程度并不能导致急性左心衰竭，患者目前服用沙库巴曲缬沙坦钠片（200mg，2次/日）、苯磺酸氨氯地平（10mg，1次/日）、琥珀酸美托洛尔（95mg，1次/日）、盐酸特拉唑嗪（8mg，每晚一次）多种降压药物，血压控制在150～160/90～100mmHg，遂考虑患者急性左心衰竭可能为恶性高血压引起，给予查肾动脉超声提示肾动脉无明显狭窄，高血压立卧位提示肾素、醛固酮、皮质醇均在正常范围，血儿茶酚胺检查提示游离甲氧基去甲肾上腺素和游离甲氧基肾上腺素均正常。肾上腺CT提示双侧肾上腺瘤。根据上述检查，排除原发性醛固酮综合征、嗜铬细胞瘤、肾动脉狭窄，患者肩背部可闻及杂音，行肢体动脉检查提示：上肢血压165/80mmHg，下肢血压85/60mmHg，上肢血压明显高于下肢血压，考虑患者存在主动脉狭窄的可能性，完善主动脉CT提示降主动脉严重狭窄伴钙化，完善主动脉造影提示降主动脉严重钙化，狭窄约80%～90%，符合主动脉缩窄表现。但主动脉缩窄是先天性或继发于其他疾患未明，尤其需要与大动脉炎相鉴别。大动脉炎常常表现为多组动脉血管受损，且炎症指症可出现阳性，进一步完善炎性指标如类风湿因子、炎症六项、结缔组织全套、免疫八项、抗核抗体谱、抗心磷脂抗体等相关检查均阴性。四肢及颈部血管超声提示多发斑块形成，无大动脉炎征象。

目前诊断为“继发性高血压、主动脉缩窄”，考虑患者血压在服用多种药物的情况下仍难以控制，遂给予降主动脉球囊扩张，并植入14mm×60mm支架1枚（病例15图2），术后即刻上肢血压117/60mmHg，下肢血压115/60mmHg（病例15图3），后调整降压药物为沙库巴曲缬沙坦钠片200mg、2次/日，琥珀酸美托洛尔95mg、1次/日。

随访3个月，患者目前动态血压检测提示24小时平均血压为125/60mmHg。

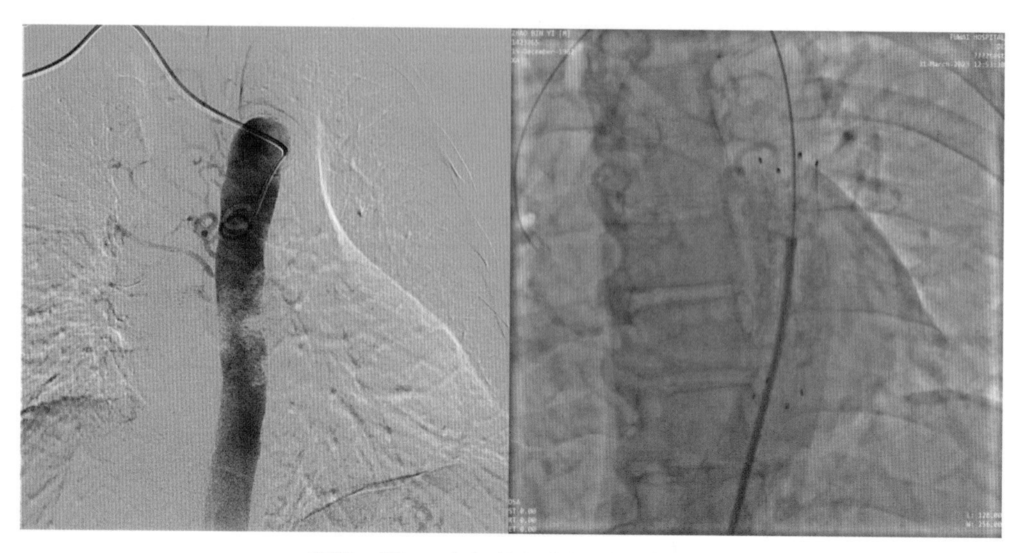

病例15图2　支架前和支架后图像对比

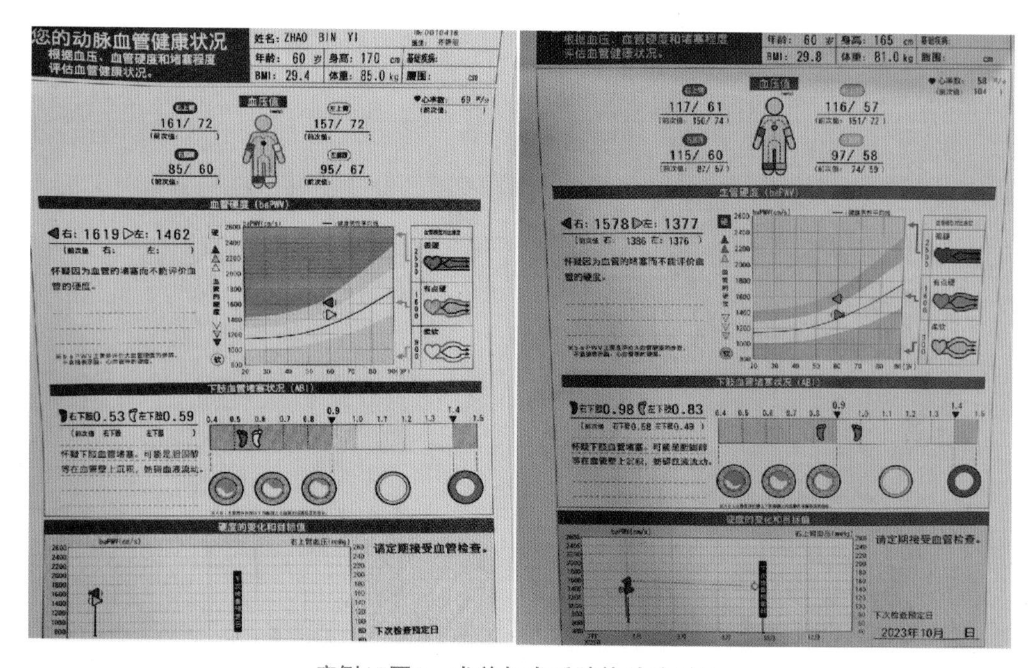

病例15图3　术前与术后肢体动脉对比

血压的随访情况见病例 15 图 4。

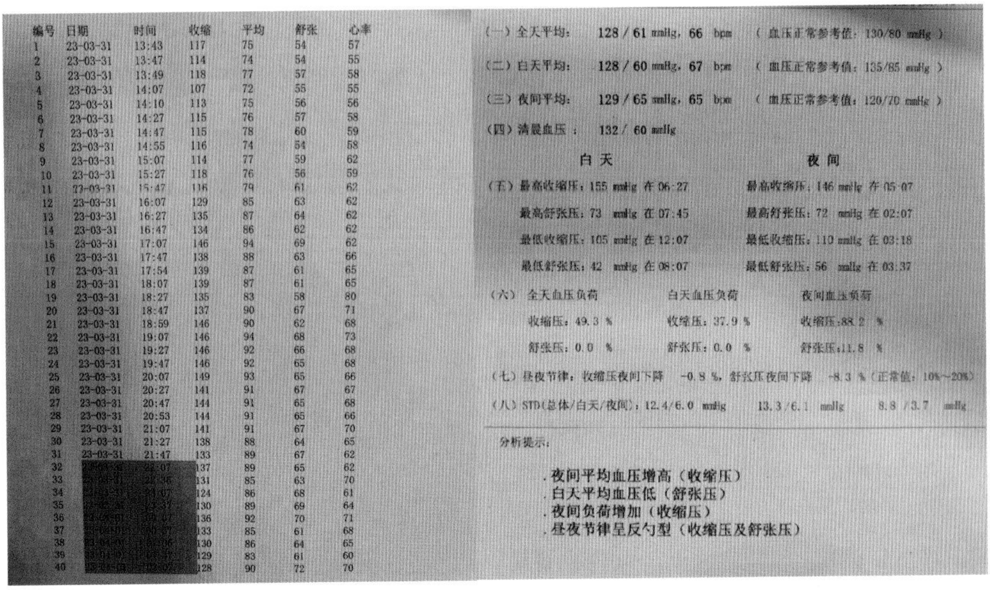

编号	日期	时间	收缩	平均	舒张	心率
1	23-03-31	13:43	117	75	54	57
2	23-03-31	13:47	114	74	54	55
3	23-03-31	13:49	118	77	57	58
4	23-03-31	14:07	107	72	55	55
5	23-03-31	14:10	113	75	56	56
6	23-03-31	14:27	115	76	57	58
7	23-03-31	14:47	115	78	60	59
8	23-03-31	14:55	116	74	54	58
9	23-03-31	15:07	114	77	59	62
10	23-03-31	15:27	118	76	56	59
11	23-03-31	15:47	116	79	61	62
12	23-03-31	16:07	129	85	63	62
13	23-03-31	16:27	135	87	64	62
14	23-03-31	16:47	134	86	62	62
15	23-03-31	17:07	146	94	69	62
16	23-03-31	17:47	138	88	63	66
17	23-03-31	17:54	139	87	61	65
18	23-03-31	18:07	139	87	61	65
19	23-03-31	18:27	135	83	58	80
20	23-03-31	18:47	137	90	67	71
21	23-03-31	18:59	146	90	62	68
22	23-03-31	19:07	146	94	68	73
23	23-03-31	19:27	146	92	66	68
24	23-03-31	19:47	146	92	65	68
25	23-03-31	20:07	149	93	65	66
26	23-03-31	20:27	141	91	67	67
27	23-03-31	20:47	144	91	65	68
28	23-03-31	20:53	144	91	65	66
29	23-03-31	21:07	141	91	67	70
30	23-03-31	21:27	138	88	64	65
31	23-03-31	21:47	133	89	67	62
32	[illegible]	22:07	137	89	65	62
33	[illegible]	[illegible]	131	85	63	70
34	[illegible]	[illegible]	124	86	68	61
35	[illegible]	[illegible]	130	89	69	64
36	[illegible]	[illegible]	136	92	70	71
37	[illegible]	[illegible]	133	85	61	68
38	[illegible]	[illegible]	130	86	64	65
39	[illegible]	[illegible]	129	83	61	60
40	[illegible]	[illegible]	128	90	72	70

（一）全天平均： 128 / 61 mmHg，66 bpm （血压正常参考值：130/80 mmHg）

（二）白天平均： 128 / 60 mmHg，67 bpm （血压正常参考值：135/85 mmHg）

（三）夜间平均： 129 / 65 mmHg，65 bpm （血压正常参考值：120/70 mmHg）

（四）清晨血压： 132 / 60 mmHg

	白天	夜间
（五）	最高收缩压：155 mmHg 在 06:27	最高收缩压：146 mmHg 在 05:07
	最高舒张压：73 mmHg 在 07:45	最高舒张压：72 mmHg 在 02:07
	最低收缩压：105 mmHg 在 12:07	最低收缩压：110 mmHg 在 03:18
	最低舒张压：42 mmHg 在 08:07	最低舒张压：56 mmHg 在 03:37

	全天血压负荷	白天血压负荷	夜间血压负荷
（六）	收缩压：49.3 %	收缩压：37.9 %	收缩压：88.2 %
	舒张压：0.0 %	舒张压：0.0 %	舒张压：11.8 %

（七）昼夜节律：收缩压夜间下降 -0.8 %，舒张压夜间下降 -8.3 %（正常值：10%~20%）

（八）STD（总体/白天/夜间）：12.4/6.0 mmHg 13.3/6.1 mmHg 8.8/3.7 mmHg

分析提示：

. 夜间平均血压增高（收缩压）
. 白天平均血压低（舒张压）
. 夜间负荷增加（收缩压）
. 昼夜节律呈反勺型（收缩压及舒张压）

病例15图4 血压动态观察

三、疾病介绍及病例讨论

主动脉缩窄在各类先天性心脏病中占 5% ~ 8%，一般是指左锁骨下动脉起始部远侧的降主动脉局限性狭窄，最常见的是主动脉峡部狭窄。极少数患者有家族史。临床发病率较低，一般为 6000 ~ 10000 人发现 1 例[1]。男性多于女性，男女之比为（3 ~ 5）：1。主动脉缩窄的发病机制尚未明确。许多学者认为胎儿期主动脉和肺动脉血流量失平衡是形成主动脉缩窄的主要病因。此外，主动脉缩窄临床病例也常发现血浆肾素含量升高，提示主动脉缩窄病例呈现高血压的原因，除机械因素外，还与肾脏缺血、肾素的作用有关。主动脉缩窄导致的缩窄段近端高血压及并发的先天性心脏血管畸形严重影响循环系统的正常功能，威胁患者生命。常见的致死原因有充血性心力衰竭、细菌性心内膜炎或动脉内膜炎、主动脉破裂和脑血管意外、Willis 动脉环动脉瘤破裂等。

主动脉缩窄常分为单纯型（成人型）和复杂型，复杂型又包括婴儿型（合并动脉导管未闭、室间隔缺损等畸形）和不典型型（合并主动脉弓发育不良或头臂动脉开口部狭窄及部位不典型或多发狭窄）。主动脉缩窄未经治疗常死于心力衰竭（26%）、主动脉破裂（21%）、感染性心内膜炎（18%）、颅内出血（12%）等致命并发症。

单纯型主动脉缩窄早期可无临床症状，部分患儿因合并其他心血管畸形体检时发现，多数患者可活到成年。婴儿型病情较重，往往早期出现呼吸困难、心力衰竭，常于出生后不久死亡。主动脉缩窄导致下肢血流量减少，下肢的脉搏和血压较正常低，而上肢的脉搏和血压较正常高。有些儿童由于上肢血压高出现头痛和鼻出血；由于下肢血压低出现运动后下肢疼痛。主动脉缩窄的儿童常有主动脉瓣的异常，如二叶主动脉瓣。体征：胸骨左上缘和左肩胛旁可闻及 2 ~ 3 级血流杂音[2]，上肢血压（收缩压）高于下肢 20 ~ 50mmHg，股动脉搏动减弱或消失。

主动脉缩窄应与多发性大动脉炎、动脉导管未闭、主动脉瓣狭窄等疾病鉴别。多发性大动脉炎临床表现典型者诊断并不困难，但不典型者则需与其他疾病进行鉴别。凡年轻人尤其女性具有下列一种以上表现者，应怀疑或诊断主动脉缩窄：①单侧或双侧肢体出现缺血症状，伴有动脉搏动减弱或消失，血压降低或测不出或两侧肢体脉压＞ 10mmHg 或下肢收缩压较上肢收缩压低于 20mmHg（相同宽度袖带）者。②脑动脉缺血症状，伴有单侧或双侧颈动脉搏动减弱或消失及颈部血管杂音者。但有些年轻人，由于脉压增大或心率增快，于右侧颈部可闻及轻度血管杂音。③近期发生的高血压或顽固性高血压，伴有上腹部二级以上高调血管性杂音。④低热、血沉快，伴有血管杂音、四肢脉搏或血压有异常改变者。并可累及肺动脉或冠状动脉引起相应的临床表现。

诊断：根据脉搏和血压的变化及体格检查，若怀疑本病，综合 X 线片、心电图、心动超声、CTA、MRA 及主动脉造影等可以确诊[3]。

1. X 线片，随年龄增大而异常征象增多。儿童期时可无异常改变，但 10 岁以上患者常显示心影增大，左心室更为明显。主动脉弓阴影减少，在主动脉结处可呈现扩大的左锁骨下动脉和缩窄段下端胸降主动脉狭窄后扩大所形成的“3”字征。扩大迂曲的肋间动脉侵蚀肋骨后段下缘而形成的切迹是主动脉缩窄病例的特殊 X 线征象。

2. 心电图，1 岁以上者，71% 左心室肥大，14% 双室肥大，仅 3% 单纯右室肥大，另 12% 正常。

3. 超声心动图，经胸超声心动图对主动脉缩窄的诊断有较好的敏感性。二维超声心动图经胸骨上窝探查。可显示出主动脉弓长轴的全貌，判断主动脉缩窄的部位和长度。

4. CT 和 MRI，使用对比增强对主动脉弓部进行连续扫描，可以显示主动脉缩窄部位。MRI 适于显示胸主动脉缩窄的内腔、管壁及左锁骨下动脉周围软组织结构的关系等形态变化。

5. 主动脉造影 /CTA，可明确缩窄段的部位、长度，主动脉腔狭窄程度，升主动脉及主动脉弓分支的分布情况和是否受累，侧支循环血管情况，有时尚可显示未闭的动脉导管。

治疗：主动脉缩窄病例一旦明确诊断，均应考虑施行手术治疗，但手术治疗的时期和手术方式的选择则需根据患者的年龄和心血管病变情况而定。主动脉缩窄的治疗目的是切除狭窄段，重建主动脉正常血流通道，使血压和循环功能恢复正常。

1. 外科手术治疗，是主动脉缩窄重要的治疗手段。手术方法主要有：主动脉缩窄段切除端 - 端吻合术、人造血管置换术、补片扩大成形术、左锁骨下动脉瓣翻转术、人工血管旁路术等。

2. 介入治疗，目前国内外已广泛开展介入方法治疗主动脉缩窄，包括经皮球囊扩张血管成形术（PTA）与血管内支架植入术。PTA 应用扩张球囊，造成缩窄段血管内膜及中膜局限性撕裂和过度伸展，从而使管腔扩大，达到改善血流动力学的目的。支架植入可将撕裂的内膜紧贴中膜。有效抵抗缩窄段血管的弹性回缩力，减少术中夹层、主动脉破裂等并发症的发生。

3. 镶嵌治疗，介入和手术协同治疗可提高复杂主动脉缩窄的手术成功率，改善手术近、远期效果。这种介入治疗和外科治疗相互结合应用的治疗模式称为镶嵌治疗。主动脉缩窄的镶嵌治疗主要应用于：严重主动脉缩窄而不能耐受体外循环者，可先应用 PTA 缓解症状，争取手术机会，后用外科手术根治；主动脉缩窄合并不太严重的心内畸形（如小室间隔缺损等）的婴幼儿，可一期手术治疗主动脉缩窄，二期介入治疗心内畸形等。目前，镶嵌治疗已渐成为趋势，使相应主动脉缩窄得到更好治疗。

结论：本患者为一例成人主动脉缩窄患者，诊断明确，给予降主动脉球囊扩张后植入 1 枚 14mm × 60mm 支架，术后恢复良好；随访 3 个月，患者目前动态血压检测提示 24 小时平均血压为 125/60mmHg。

四、病例点评

该患者为中老年男性，既往有高血压病史 8 年，不明原因血压急剧增高且波动较大，多种降压药物联合治疗效果不佳，并出现心脏、肾脏靶器官损害进程较快，排除缺血性因素后首先应考虑继发性高血压可能。查体发现患者上肢血压明显高于下肢血压，且胸骨左缘 2 ~ 3 肋间可闻及 3/6 级喷射样杂音，向背部传导，应考虑主动脉缩窄所致继发性高血压，进一步行主动脉 CTA 或者主动脉造影可以明确诊断。主动脉缩窄分先天性和继发性两种，先天性主动脉缩窄发病率在先天性心脏病中排名第六；曾经一度被认为是简单、可治愈的心脏病之一。先天性主动脉缩窄的治疗手段主要为外科切开端 - 端吻合或经皮球囊血管成形术。继发性主动脉缩窄原因多继发于多发性大动脉炎，先天性主动脉缩窄与大动脉炎致胸降主动脉狭窄的临床表现极为相似，难以区别，但多发大动脉炎狭窄段较长，且累计血管较多，常常合并肾动脉及头臂动脉的狭窄。治疗方面主要以外科手术与介入手术为主，两种手术均能明显改善患者预后。

（病例撰写：王志勇　北京燕化医院）

（点评专家：祖凌云　北京大学第三医院）

参考文献

[1]中国医药教育协会心血管内科专业委员会，中国医师协会高血压专业委员会，中华医学会心血管病学分会高血压学组.中国继发性高血压临床筛查多学科专家共识[J].心脑血管病防治，2023，1（23）：1–19.

[2]Meijs TA，van de Sande DAJP，Peek J，et al.Coarctation of the arota as a cause of difficult–to–control hypertension[J].Ned Tijdschr Geneeskd，2021，165：D5417.

[3]赵连友，孙英贤，李玉明，等，高血压合并动脉粥样硬化防治中国专家共识[J].中华高血压杂志，2020，28（2）：116–123.

病例16　急性左主干闭塞伴心源性休克的诊治

一、病历摘要

（一）病史简介

主诉：患者男性，59岁，主因“突发胸痛4小时”入院。

现病史：患者于2022年8月17日凌晨1时余出现心前区压榨样疼痛，可放射至后背痛，伴有胸闷，出虚汗，疼痛不剧烈，能忍受，但疼痛呈阵发性加重。无喘憋及咳嗽，无头痛、头晕，无恶心、呕吐。胸痛持续不缓解遂就诊于我院附近某卫生院，急查心动图考虑为“急性冠脉综合征”，由120急救车快速转至我院急诊科，急查心电图提示：心房颤动，Ⅰ、aVL、V_1 ~ V_4导联ST段抬高0.3 ~ 0.7mV，Ⅱ、Ⅲ、aVF V_7 ~ V_9导联ST段压低0.2 ~ 0.7mV。超声心动图示：左室节段性室壁运动异常（左室前壁、前间壁及侧壁运动幅度减低，心尖略圆钝），三尖瓣轻度反流，左室射血分数减低，EF：40%。考虑患者为急性广泛前壁心肌梗死，立即启动导管室，并给予阿司匹林肠溶片300mg、替格瑞洛片180mg嚼服，并给予阿托伐他汀钙片40mg口服。急诊以“急性广泛前壁心肌梗死，Killip Ⅰ级，心房颤动”收入院。于2022年8月17日5时49分由急诊室推入导管室行急诊介入手术，6时08分导丝通过闭塞病变，在IABP辅助下顺利置入1枚支架，术中患者出现左心衰竭，给予利尿对症治疗，术后转入我科CCU病房进一步治疗。

既往史：高脂血症病史10多年，未规律服药控制及定期复查血脂。否认高血压、冠心病、糖尿病病史。否认外伤史。

个人史：吸烟40年，每日40支，饮酒少量。

家族史：否认冠心病早发家族史。

（二）体格检查

体温36.5℃，脉搏102次/分，呼吸20次/分，血压111/80mmHg。患者神志清楚，查体合作，皮肤潮湿；双侧瞳孔等大，对光反射灵敏；颈软，无抵抗，颈静脉无怒张；胸廓对称，呼吸运动无异常，双肺呼吸音粗，未闻及干湿性啰音，心律绝对不齐，第一心音强弱不等，心率138次/分，各瓣膜听诊区未闻及明显病理性杂音。腹软，无压痛，肝脾无肿大，双下肢无水肿。

（三）辅助检查

心电图：心房颤动，Ⅰ、aVL、V_1 ~ V_4 导联 ST 段抬高 0.3 ~ 0.7mV，Ⅱ、Ⅲ、aVF、V_7 ~ V_9 导联 ST 段压低 0.2 ~ 0.7mV。（病例 16 图 1 右）

超声心动图：左室节段性室壁运动异常（左室前壁、前间壁及侧壁运动幅度减低，心尖略圆钝），三尖瓣轻度反流，左室射血分数减低，EF：40%。

血液生化检查：C 反应蛋白 18.3mg/L。血常规：白细胞 10.58×10^9/L，血红蛋白 152g/L，红细胞 4.78×10^{12}/L，血小板 235×10^9/L。凝血四项：凝血酶原时间 13.8 秒，活化部分凝血活酶时间 32.4 秒，国际标准化比值 1.06，凝血酶时间 16.1 秒。心梗三项、BNP 均正常。离子三项：血钾 4.03mmol/L，血钠 133.6mmol/L，血氯 98.5mmol/L。肝功能：谷丙转氨酶 23.4U/L，谷草转氨酶 19U/L，总胆红素 12.8 μ mol/L，直接胆红素 2.9 μ mol/L，间接胆红素 9.9 μ mol/L。肾功能：尿素氮 5.16mmol/L，肌酐 92mmol/L，尿酸 292 μ mol/L。心肌酶：肌酸激酶 69U/L，肌酸激酶同工酶 13.3U/L，乳酸脱氢酶 131U/L，羟丁酸脱氢酶（HBDH）83U/L。血脂：总胆固醇 4.1mmol/L，甘油三酯 0.68mmol/L，高密度脂蛋白胆固醇 1.34mmol/L，低密度脂蛋白胆固醇 2.24mmol/L。

余其他检查结果见病例 16 表 1。

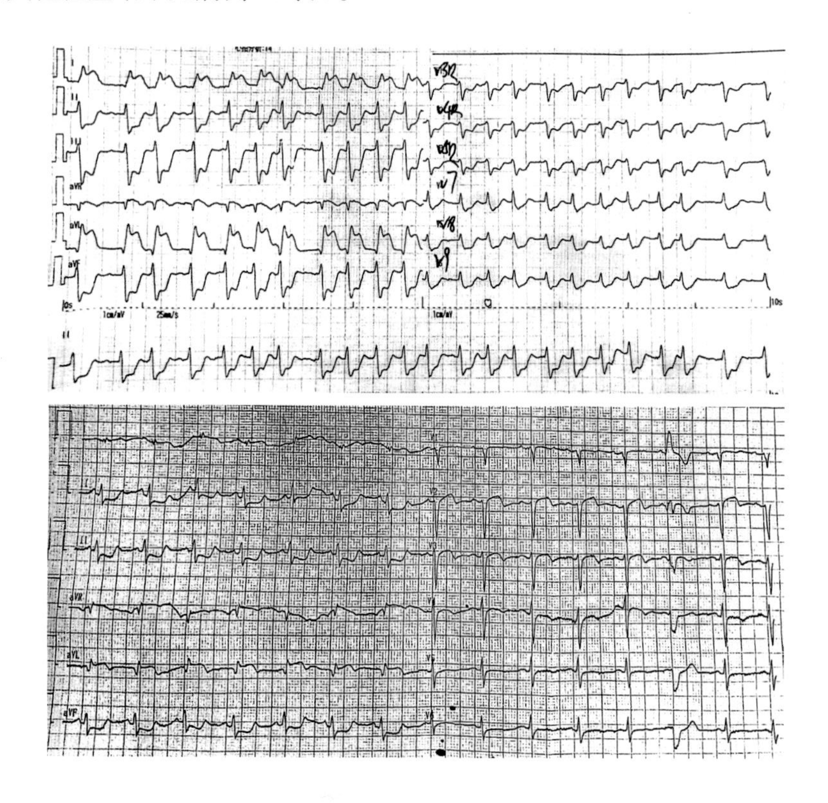

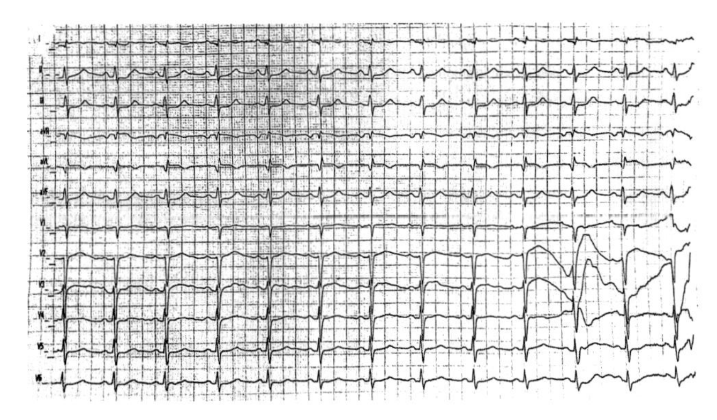

病例16图1　心电图对比：术前（上）、术后即刻（中）、出院前（下）

病例16表1　入院各项检查结果

时间	2022-08-17	2022-08-18 10：46	2022-08-18 14：58	2022-08-19	2022-08-20	2022-08-21	2022-08-22	2022-08-24	2022-08-30
PaO_2（mmHg）		49	57	47	61.5	44.5	80.1	104.8	
$PaCO_2$（mmHg）		28	26.1	32	32.5	38.5	36.1	31.9	
pH		7.5	7.54	7.5	7.46	7.48	7.51	7.48	
HCO_3^-		21.8	22.1	25	22.8	28.3	28.5	23.1	
Lac		3.2	3.66	2.3	2.04	2.54	2.16	1.28	
左房（mm）		35.7		40.6	40.3		37.1		41.7
左室舒末（mm）	31.7	50.3		51.7	51		50.3		54
EF（%）	47.7	44.5		35	42.1		38.9		46.8
NT-proBNP（pg/ml）	35.9	3227		4767	5941		1978		2113
TNT-HS（ng/ml）	-	> 10		7.43	6.08		5.64		0.419

二、诊疗过程

结合患者症状、体征及辅助检查，入院诊断考虑：急性ST段抬高型心肌梗死（广泛前壁），Killip Ⅰ级。入院后立即行急诊造影：右冠优势，LM 100%闭塞，RCA近中段40% ~ 60%弥漫狭窄；PD开口80%局限性狭窄（病例16图2右、中）。患者入导管室后出现低血压，予去甲肾上腺素升压，行IABP置入，在IABP支持下植入一枚支架（病例16图2左）。术中出现加速性室性自主心律、心源性休克、急性左心衰，予IABP 1 ∶ 1反搏、鼻导管及高流量吸氧、去甲肾上腺素［0.2μg/（kg·min）］升压、呋塞米注射液利尿、替罗非班冠脉内推入等治疗。术后送入我科CCU病房。

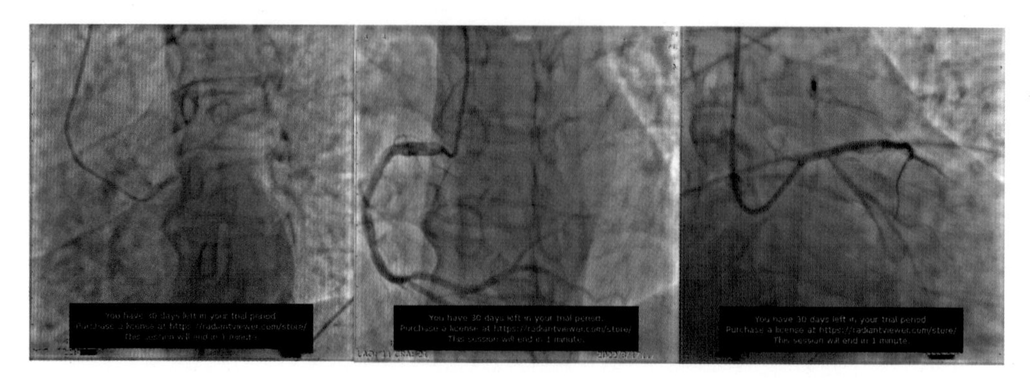

病例16图2 LM 100%闭塞（右）、右冠（中）、LM-LAD植入支架（左）

进入我科 CCU 后患者出现明显喘憋，剧烈咳嗽，咳粉红色泡沫痰，考虑患者急性左心衰竭加重，立即给予托拉塞米注射液 40mg 静脉推注。血气分析回报：pH 7.5，氧分压 49mmHg，二氧化碳分压 52mmHg，血氧饱和度 88%，血乳酸 3.2mmol/L。患者目前为 I 型呼吸衰竭，存在心源性休克，给予无创呼吸机对症治疗，应用新活素扩血管、减轻心脏负荷、呋塞米及托拉塞米交替利尿、应用头孢克肟抗感染、静脉泵入肝素抗凝防止 IABP 球囊出现血栓，同时监测活化部分凝血活酶时间，使活化部分凝血活酶时间数值维持在 50 ～ 70 秒。口服阿司匹林肠溶片、替格瑞洛片双抗、阿托伐他汀 40mg 强化降脂、螺内酯拮抗醛固酮、小剂量美托洛尔减少心肌耗氧。患者仍有喘憋发作、心电监护提示频发多源室早、阵发性心房颤动，予左西孟旦强心（应用 24 小时）、胺碘酮纠正心律失常、补钾补镁治疗。住院期间监测血糖升高，加用恩格列净治疗。2022 年 8 月 19 日患者出现发热症状，最高体温 38.6℃，考虑肺部炎症加重，病情较重给予抗生素升级改用美罗培南（1g，静脉滴注，1 次 /8 小时），继续应用去甲肾上腺素升压治疗［最大用量 0.8μg/（kg · min）］，应用 IABP 升压改善心功能治疗。22 日患者病情明显好转，无明显喘憋，但血压仍偏低，收缩压维持在 90 ～ 100mmHg，考虑患者病情明显好转，给予 IABP 逐渐降反搏比，当日停用 IABP，停用持续泵入肝素。考虑患者存在阵发房颤，给予利伐沙班片 10mg、1 次 / 日抗凝治疗。2023 年 8 月 23 日患者血压平稳，重酒石酸去甲肾上腺素注射液逐渐减量至停用，血压能维持在 90/60mmHg 以上。当日停用新活素，美罗培南降级对症治疗。8 月 26 日开始给予床旁心脏康复治疗，并逐渐过渡到蹬车训练，并于 9 月 5 日好转出院。

入院诊断：冠状动脉粥样硬化心脏病

急性 ST 段抬高型心肌梗死（广泛前壁）

Killip Ⅳ级

心源性休克

心律失常

频发室早

阵发性心房颤动

高脂血症

2 型糖尿病

肺部感染

低钾血症

低钠血症

出院带药：阿司匹林 100mg、1 次 / 日；替格瑞洛 90mg、2 次 / 日；阿托伐他汀 40mg、每晚一次；美托洛尔 12.5mg、2 次 / 日；螺内酯 20mg、1 次 / 日；恩格列净 10mg、1 次 / 日；托拉塞米 10mg、1 次 / 日；单硝酸异山梨酯 20mg、2 次 / 日。

随访检查（病例 16 图 3，出院 1 周）：①血常规：大致正常。②血液生化：钠 132.4mmol/L，白蛋白 33.7g/L，肌酐 117μmol/L，NT-proBNP 2346pg/ml。③心脏超声：左房增大（前后径 41mm，上下径 59.7mm，左右径 53.2mm），节段性室壁运动异常（左室前壁、侧壁、间隔），肺动脉瓣反流（轻度），二尖瓣反流（中度），三尖瓣反流（轻度），左心功能减低，EF 47.5%。

中文名称	英文缩写	结果	单位	参考值	中文名称	英文缩写	结果	单位	参考值
*白细胞数目	WBC	9.42	10^9/L	3.5-9.5	*红细胞数目	RBC	4.02	↓10^12/L	4.3-5.8
中性粒细胞#	Neu#	6.61	↑10^9/L	1.8-6.3	*血红蛋白浓度	HGB	129	↓g/L	130-175
淋巴细胞#	Lym#	1.57	10^9/L	1.1-3.2	*红细胞压积	HCT	39.7	↓%	40-50
单核细胞#	Mon#	0.94	↑10^9/L	0.1-0.6	平均红细胞体积	MCV	98.6	fL	82-100
嗜酸性粒细胞#	Eos#	0.28	10^9/L	0.02-0.52	平均红细胞血红蛋白含量	MCH	32.1	pg	27-34
嗜碱性粒细胞#	Bas#	0.02	10^9/L	0-0.06	平均红细胞血红蛋白浓度	MCHC	326	g/L	316-354
中性粒细胞%	Neu%	70.17	%	40-75	红细胞分布宽度变异系数	RDW-CV	14.2	%	11.5-14.5
淋巴细胞%	Lym%	16.6	↓%	20-50	*血小板数目	PLT	341	10^9/L	125-350
单核细胞%	Mon%	10.0	%	3-10	平均血小板体积	MPV	6.2	↓fL	7.0-11.0
嗜酸性粒细胞%	Eos%	3.0	%	0.4-8	血小板分布宽度	PDW	17.4	↑fl	15.0-17.0
嗜碱性粒细胞%	Bas%	0.2	%	0-1	血小板压积	PCT	0.212	%	0.108-0.282

中文名称	英文缩写	结果	单位	参考值	中文名称	英文缩写	结果	单位	参考值
1 *钾	K	4.38	mmol/L	3.5-5.5	11 白蛋白/球蛋白	A/G	0.97 ↓		1.2-2.3
2 *钠	Na	132.4 ↓	mmol/L	135-145	12*总胆红素	TBIL	13.4	umol/L	2-20
3 *氯	CL	98.4	mmol/L	96-108	13 直接胆红素	DBIL	3.7 ↑	umol/L	0-3.4
4 *谷丙转氨酶	ALT	20.3	U/L	0-40.0	14 间接胆红素	IBIL	9.7	umol/L	0-16.6
5 *谷草转氨酶	AST	18	U/L	0-40	15 总胆汁酸	TBA	3.8	umol/L	0-10
6 腺苷脱氨酶	ADA	11.4	U/L	4-18	16*尿素氮	BUN	6.21	mmol/L	2.5-7.1
7 前白蛋白	PA	135 ↓	mg/L	200-400	17*尿酸	UA	194	umol/L	120-430
8 *总蛋白	TP	68.5	g/L	60-83	18*肌酐	CRE	117 ↑	umol/L	40-97
9 *白蛋白	ALB	33.7 ↓	g/L	37-53	19 二氧化碳结合率	CO2cp	27.6	mmol/l	22.0-31.0
10 球蛋白	GLO	34.8	g/L	20-45	20 血β2-微球蛋白	S-BMG	3.76 ↑	mg/L	0.8-2.8

序号	中文名称	英文缩写	结 果		单 位	参 考 值	方法
1	B型利钠肽前体	NT-proBNP	2346	↑	pg/ml	0-125	电化学发光

病例16图3 随访检查结果

三、病例讨论

患者为中年男性，发病突然，既往体健，生活极其不规律，吸烟 40 年，每日吸烟 40 支。患者发病 4 小时入院，但入院时快速心梗三项检查（肌红蛋白及肌钙蛋白 I）、心肌酶均正常，考虑冠脉完全闭塞应在 1.5 小时之内，如果患者冠脉血管闭塞为 4 个小时，那么患者入院时心梗三项（肌红蛋白及肌钙蛋白）应该已经升高，所以患者血管闭塞时间应该不足 2 小时。通过冠脉造影检查提示左主干闭塞明确，根据患者疾病发展过程诊断为：急性 ST 段抬高型心肌梗死（广泛前壁），心源性休克，心房颤动，肺部感染。针对该患者应尽快开通闭塞血管[1]，使 FMC 至导丝通过 IRA 时间≤ 90 分钟。本病例属于无保护左主干病变，不存在移植血管桥和自身的侧支循环，左主干分叉病变是左主干介入治疗中较为复杂且难度较大的类型，由于左主干提供左心室 70% 的血供，无保护左主干血流被阻断后果严重，易出现严重的心肌缺血的并发症，如室颤、心搏骤停或心源性休克，术中死亡风险及远期符合终点事件发生率都极高；总之，左主干病变导致的心肌梗死、心源性休克的治疗在世界范围内都是一个难题。急诊 PCI 实现血运重建是基础，缩短 D2B 时长尤为重要，及早开通冠脉血流是治疗关键。我科介入团队曾在 80 分钟内在 IABP 保驾护航下完成了 D-to-W。针对急诊冠脉介入手术风险较高、心肌电活动不稳定，尤其左主干闭塞患者病情危重，应尽快开通血管，开通血管后在 LM-LAD 植入一枚支架，保证 LAD 及 LCX 血流为 3 级，我们选择充分抗血小板聚集及抗凝治疗，择期复查冠脉造影。术后患者胸痛缓解，但患者咳嗽、喘憋逐渐加重，咳血色痰，存在心源性休克及急性左心衰竭，急给予利尿、升压、无创呼吸机、新活素等治疗。急性心肌梗死合并心源性休克，治疗难度大、死亡率高，是心血管医生需要面对的最严重的挑战之一。术后应用阿司匹林肠溶片 100mg 联合替格瑞洛片 90mg、2 次 / 日抗血小板聚集治疗。持续泵入普通肝素，维持活化部分凝血活酶时间（APTT）数值在 50 ～ 70 秒。根据 CRUSADE 出血评分为 40 分，出血风险为中危，术后未加用Ⅱ b/ Ⅲ a 类抗血小板药物。

急性心肌梗死合并心源性休克的病因主要是 AMI 引起的泵衰竭，其他病因还包括严重的心电不稳定导致心排血量明显减少、右心肌梗死导致的低血容量、机械并发症、严重的心脏瓣膜病、重症心肌炎以及大量应用负性肌力药物[2]。当然心肌梗死后出现机械并发症也是出现 AMICS 的重要原因。AMI 机械并发症包括乳头肌功能不全、腱索断裂导致急性二尖瓣反流，室间隔穿孔及游离壁破裂。乳头肌或腱索断裂多发生于 AMI 后 5 ~ 7 天，乳头肌及腱索断裂引起急性二尖瓣反流，导致左心室容量负荷增加，以及左心房压升高，引起肺淤血。室间隔穿孔常发生于 AMI 后 3 ~ 7 天。游离壁破裂常在 AMI 后 1 周内出现，一旦发生，可迅速进展为血流动力学衰竭、急性心包填塞和电机械分离。本例患者主要是心肌损伤及坏死导致心脏收缩及舒张功能受损所致，尚未发生机械并发症。患者持续低血压状态，收缩压低于 90mmHg。根据血流动力学表现分类，常将休克分为湿冷型、干冷型、湿暖型及干暖型，约 2/3 的 AMICS 表现为经典的湿冷型休克，本例患者休克为湿冷型。根据《急性心肌梗死合并心源性休克诊断和治疗中国专家共识（2021 年版）》推荐：① AMICS 应进行有创的动脉压监测：无创血压监测在高血压或低血压状态、心律失常或外周动脉硬化时准确性差，不适用于重症患者的血压监测。通过监测外周动脉的有创压力变化为容量管理及血管活性药物的应用提供依据。② AMICS 患者应以动脉血乳酸水平作为判断预后和评估疗效的指标。每隔 2 ~ 4 小时动态监测血乳酸水平，判定低心输出量的严重程度、液体复苏疗效及组织缺氧改善情况。③床旁超声心动图的评估，可以早期评估左右心室功能，心包积液情况和有无机械并发症。④ AMICS 患者应进行 CVP 监测：CVP 监测用于评估患者容量负荷、右心功能、心脏顺应性等。⑤不建议所有患者进行有创心排血量的监测。对于心源性休克的器械支持治疗，指南仅推荐在有经验的中心对顽固性心源性休克使用。《2017- 美国心脏协会（AHA）心源性休克的当代管理声明》指出，在无法获得其他器械支持的心源性休克患者中也可以应用 IABP，在无法应用其他器械解决的缺氧患者中首选使用 VA-ECMO，ECMO 也可考虑在心肺复苏期间使用。

患者术后一直应用普通肝素抗凝治疗，使 APTT 维持在 50 ~ 70 秒。在入院第 6 天患者病情明显好转，应用小剂量重酒石酸去甲肾上腺素注射液维持血压，拔出 IABP 球囊，随之停用普通肝素。患者 PCI 术后合并阵发性心房颤动，需要我们对抗血小板聚集及抗凝治疗给出合理方案。针对阵发房颤根据 CHA2DS2-VASc 评分为 3 分需要抗凝治疗，根据抗凝出血 HAS-BLED 评分为 1 分，为出血低风险。我们考虑患者左主干植入了支架，需要更强的抗血小板聚集药物。在抗血小板聚集的药物上选择了阿司匹林肠溶片＋替格瑞洛片，针对房颤抗凝科里讨论后考虑患者阵发房颤出现与心肌梗死后心房压力改变和肺部感染有关，目前经过治疗心力衰竭及肺部感染明显好转，房颤发生次数逐渐减少，讨论后决定给予利伐沙班 10mg、1 次 / 日抗凝治疗，定期复查 24 小时动态心电图，密切观察患者有无消化道出血情况。在住院后期我科康复团队给予患者系统的心脏康复治疗，住院 20 天后病情明显好转出院。出院后给予定期门诊随诊。

四、病例点评

本例患者为中年男性，合并高脂血症、吸烟等冠心病多重危险因素，突发胸痛，结合患者症状、心电图、心肌酶，STEMI 诊断明确，患者病情进展迅速，出现反复室性心动过速、心源性休克等。急性心肌梗死合并心源性休克，由于其治疗难度大、死亡率高，是心血管医生需要面对的最严重的考验之一。然而，关于这类患者的治疗，其临床证据十分有限，最优临床策略依然存在争议。休克（SHOCK）研究表明侵入性地再血管化治疗能够显著降低患者 6 个月及长期死亡率。对于心源性休克患者合并多支血管病变，急诊 PCI 时选择仅处理罪犯血管的策略，而对于非罪犯血管，建议择期干预。本例患者进行急诊 PCI，开通罪犯血管，为挽救患者生命奠定基础。本例患者使用了 IABP。在这里，需要强调一点，无论是哪种器械辅助治疗，须考虑患者血运重建的时间，器械辅助治疗的时机选择非常重要。本例也在恰当时机应用和及时撤除了 IABP。

急性左主干闭塞的患者病情凶险，死亡率极高。在治疗上早期血运重建对预后至关重要。STEMI 合并 CS 患者的院内死亡率与首次医疗接触到球囊开通时间的长短有关，在最新心肺复苏指南中，也强调了 door-to-ECMO 的时间。如果首次医疗接触到球囊开通时间更短一些，患者心功能损伤会更小一些，血管开通时间每延长 10 分钟，院内死亡增加 3.31 例 /100 例。本例患者在介入治疗上给予肯定，针对 AMICS 的治疗比较成功，早期 IABP 的应用对心肌灌注、心源性休克及心力衰竭的改善比较重要[3]。心源性休克联合使用 IABP 感染的预防和治疗是一大难题，本例患者休克期感染的控制及时升级抗生素（美罗培南）有助于改善休克及心力衰竭。血管活性药物的应用及时，并能根据病情需要及时调整用量。患者病情好转后我科康复团队及时进行心脏康复治疗，从床旁康复到康复训练室蹬车训练，针对此患者制定了详细的康复计划。通过此患者体现了科室治疗水平及科室全体医护管理重症患者的能力。

（病例撰写：周洪伟　张　冰　北京市大兴区中西医结合医院）

（点评专家：邱　惠　首都医科大学附属北京友谊医院）

参考文献

[1]国家卫生计生委合理用药专家委员会，中国药师协会.急性ST段抬高型心肌梗死溶栓治疗的合理用药指南（第2版）[J].中国医学前沿杂志（电子版），2019，11（02）：139.

[2]郭美良，李娜.急性心肌梗死合并心源性休克治疗的研究进展[J].中西医结合心脑血管病杂志，2022，20（24）：4508-4512.

[3]马贵洲，徐荣和，周琳洁，等.急性前壁心肌梗死患者急诊经皮冠脉介入术后主动脉内球囊反搏与重组人脑利钠肽对心功能的保护作用[J].实用医学杂志，2022，38（21）：2720-2726.

病例17　急性心肌梗死合并急性心力衰竭

一、病历摘要

（一）病史简介

主诉：患者女性，69岁，主因“胸痛3小时”入院。

现病史：患者于2022年10月5日20时无明显诱因出现胸痛、胸闷，位于胸骨后，呈压榨样疼痛，伴恶心，未呕吐，伴咳嗽、咳白色痰，无咳血，无反酸、烧心，无腹痛、腹泻，无尿频、尿急、尿痛，无呕血及黑便，无晕厥及黑矇不适，当时未予特殊处理。后遂由家属送至我院急诊，完善心电图提示“窦性心律，Ⅱ、Ⅲ、aVF、V_5 ~ V_6导联ST段抬高”，予阿司匹林300mg、替格瑞洛180mg嚼服（23：26），cTnI ≤ 0.5ng/ml，CK-MB 3.99ng/ml，MYO < 30ng/ml（23：37），2022-10-06 00：17于导管室行急诊冠脉造影术，术中示左主干（LM）未见明显狭窄，前降支（LAD）近中段管壁不规则，TIMI血流3级，回旋支（LCX）近段管壁不规则，钝圆支（OM）开口闭塞，TIMI血流0级。右冠（RCA）管腔细小，中段管壁不规则，TIMI血流3级。00：55导丝通过病变血管，于OM支近段行经皮冠状动脉腔内成形（PTCA）术，术后TIMI血流3级。急诊遂以“急性下壁高侧壁ST段抬高型心肌梗死”收入我科。患者自患病以来饮食、睡眠、精神一般，大小便正常，体重无明显变化。

既往史：平素身体一般，否认肝炎、结核传染病病史；有糖尿病20余年，平素使用达格列净1片、1次/日，门冬胰岛素午餐前12U皮下注射，自诉血糖控制良好；否认高血压等病史，否认输血史；20余年前因“子宫肌瘤”于外院行子宫及卵巢全切术，术后恢复可；无过敏史；无吸烟、饮酒史；否认家族性遗传病及传染病密切接触史。

（二）体格检查

体温36.5℃，脉搏99次/分，呼吸18次/分，血压106/62mmHg，体重60kg，BMI 22。发育正常，营养中等，神清语利，精神可，自主体位。双侧瞳孔等大等圆，对光反应灵敏，口唇无发绀，颈静脉无怒张，双肺呼吸音粗，可闻及双肺湿性啰音。心率99次/分，心律齐，各瓣膜听诊区未闻及病理性杂音。腹软，无压痛及反跳痛，无肌紧张，肠鸣音 4 次 / 分，无双下肢水肿。四肢肌张力、肌力正常，双侧巴宾斯基征（-）。

（三）辅助检查

1．急诊术前检查　①血常规：白细胞计数 7.1×10^9/L，中性粒细胞百分比 40.9%，淋巴细胞百分比 51.2%，血红蛋白 137g/L，血小板计数 281×10^9/L。②心梗三项：cTnI ≤ 0.5ng/ml，CK-MB 3.99ng/ml，MYO < 30ng/ml。③凝血＋D- 二聚体：凝血酶原时间 11.4 秒，活化部分凝血活酶时间 30 秒，D- 二聚体 0.58μg/ml。④血液生化：天冬氨酸氨基转移酶 19U/L，肌酐 62μmol/L，血钾 3.4mmol/L，血钠 138mmol/L，血糖 9.5mmol/L。⑤心电图（病例 17 图 1）：窦性心律，Ⅱ、Ⅲ、aVF、V_5 ~ V_6 导联 ST 段抬高 0.05 ~ 0.1mV，Ⅰ、aVL 导联可疑 Q 波形成，房性期前收缩。⑥床旁心脏彩超：各房室腔未见明显增大。左室后壁中间段、心尖段运动幅度及室壁增厚率减低，主动脉瓣、二尖瓣、三尖瓣少量反流。预估 LVEF > 50%。

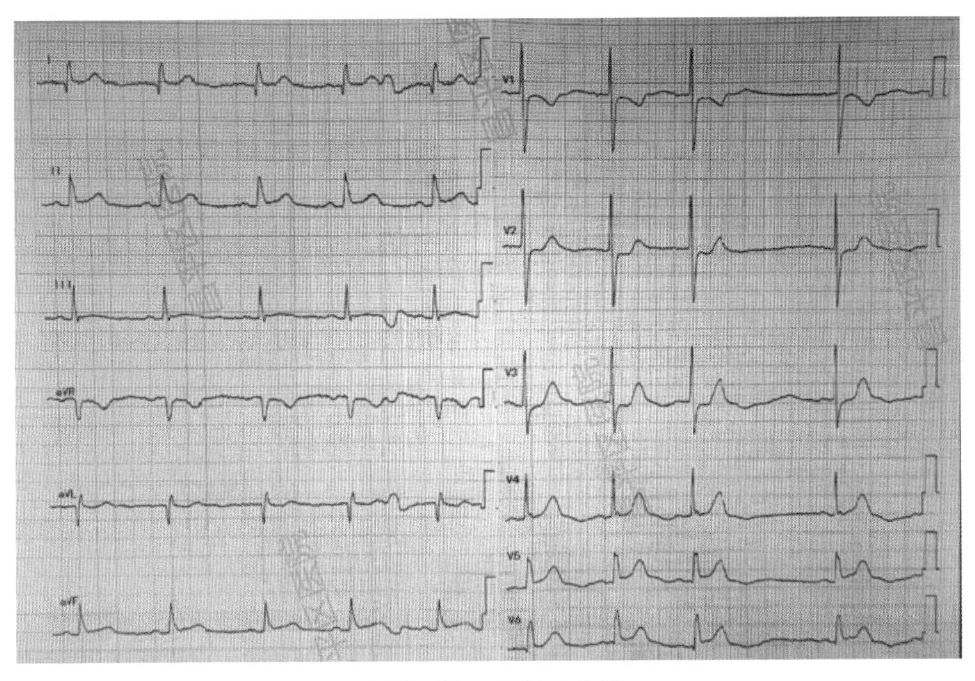

病例17图1　急诊心电图

2．急诊 PTCA　急诊冠状动脉造影提示：LM 未见明显狭窄，LAD 近中段管壁不规则，TIMI 血流 3 级，LCX 近段管壁不规则，OM 开口闭塞，TIMI 血流 0 级。RCA 管腔细小，中段管壁不规则，TIMI 血流 3 级。导丝通过病变血管，于 OM 支开口及近段行 PTCA 术，术后 TIMI 血流 3 级。如病例 17 图 2A 示红色箭头所指为

OM 开口闭塞，局部可见血栓影。病例 17 图 2B 示红色箭头所指为球囊扩张开通血管后所显影 OM 支血管影，可见 OM 血管迂曲明显，开口角度刁钻。

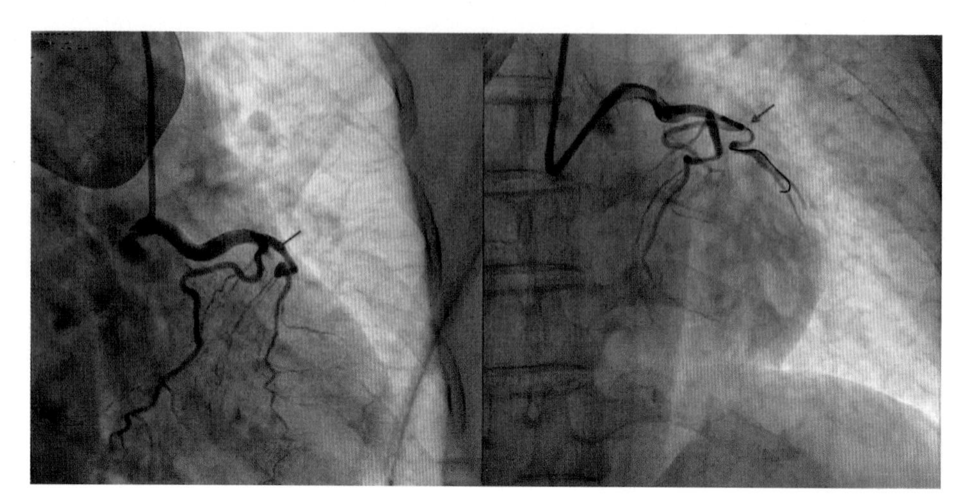

病例17图2 急诊冠状动脉造影

A. LCX-OM闭塞；B. LCX-OM开通后

3. 入院后检查 入院后予以病重通知、心电监护，嘱患者卧床休息，完善各项评估检查（血常规、肝肾功能、电解质、血糖、凝血功能、炎症指标、心肌酶、B 型钠尿肽、心电图等）。病例 17 图 3 至病例 17 图 7 为住院期间体温、肌钙蛋白、血浆 D- 二聚体、NT-proBNP、心脏彩超左室射血分数变化情况。

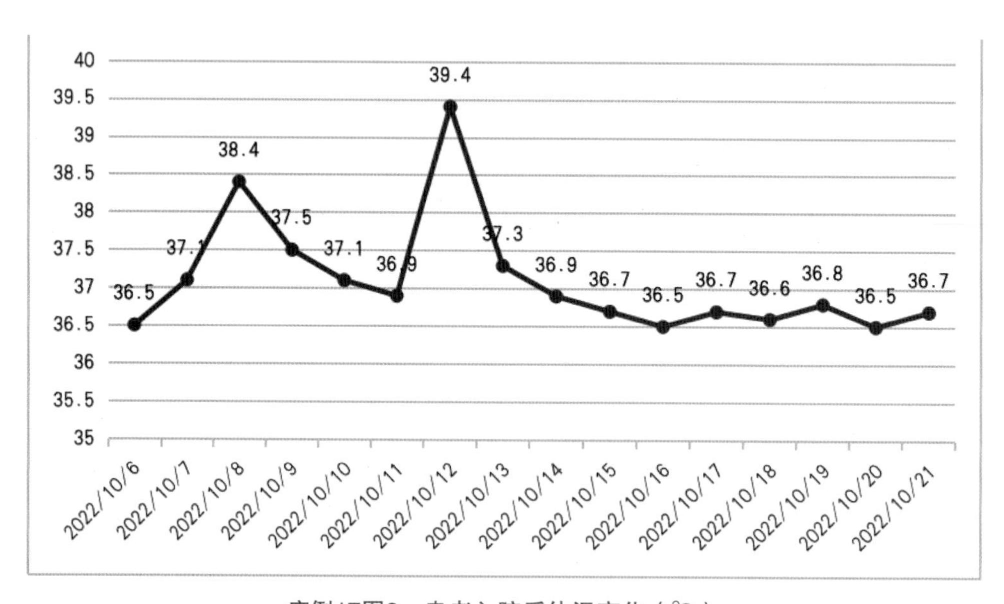

病例17图3 患者入院后体温变化（℃）

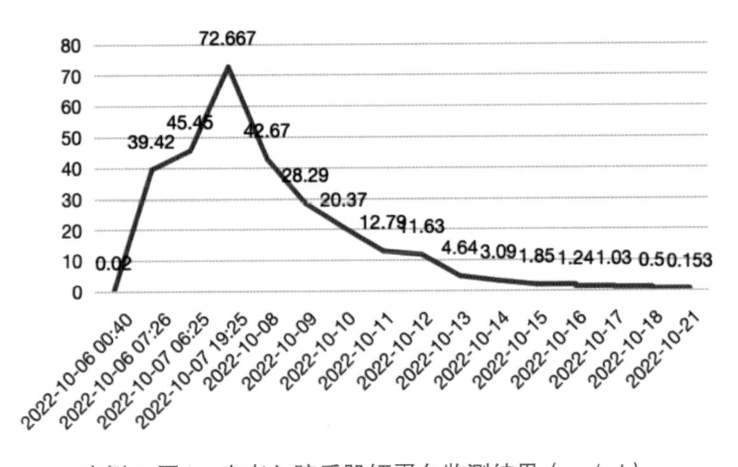

病例17图4　患者入院后肌钙蛋白监测结果（ng/ml）

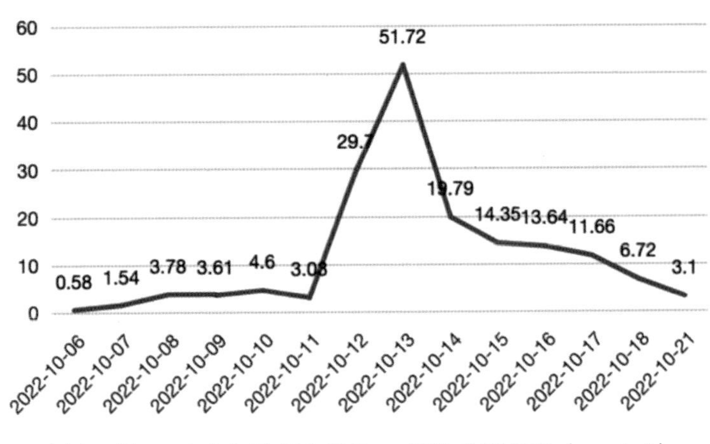

病例17图5　患者入院后血浆D–二聚体监测结果（μg/ml）

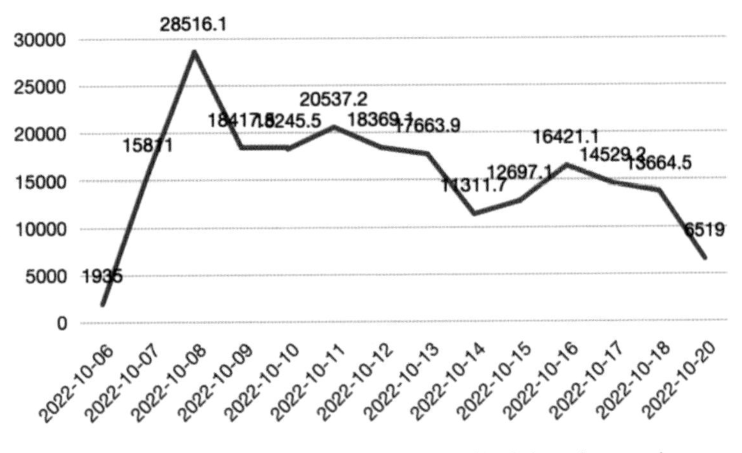

病例17图6　患者入院后NT–proBNP监测结果（pg/ml）

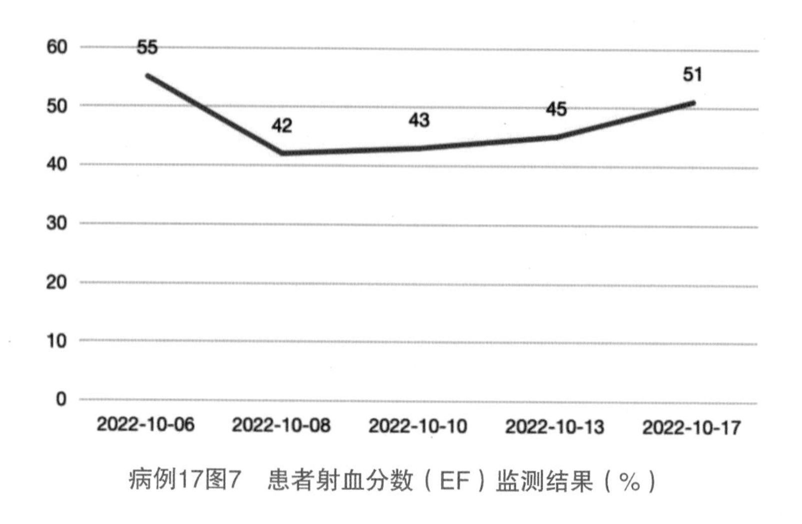

病例17图7 患者射血分数（EF）监测结果（%）

二、诊治经过

结合患者症状、体征、辅助检查及PCI手术过程，入院诊断考虑为“①冠状动脉粥样硬化性心脏病，急性下壁侧壁ST段抬高型心肌梗死，急诊PTCA术，心功能Ⅳ级（Killip’s分级）；②2型糖尿病；③高脂血症；④肺部感染”。入院后生命体征尚平稳，当时予以吸氧、心电监护、告病重、绝对卧床、留置尿管，同时予以给予阿司匹林100mg、1次/日，替格瑞洛90mg、2次/日双联抗血小板，依诺肝素6000U、1次/12小时抗凝，阿托伐他汀20mg每晚一次降脂稳定斑块，福辛普利10mg、1次/日抑制心室重构，奥美拉唑20mg、1次/日抑酸保护胃黏膜预防出血，头孢唑肟2g、1次/12小时抗炎等治疗方案。

患者于2022年10月6日2:51入院，当时病情平稳，未诉胸闷、胸痛等不适。10月7日12时左右无明显诱因（可疑为情绪激动后）出现胸闷、憋气，伴恶心、呕吐，伴大汗，伴咳嗽、咳粉红色泡沫样痰，烦躁不安，端坐呼吸，听诊双肺可闻及广泛湿性啰音，检测血压150/95mmHg，考虑急性左心衰竭发作，当时予以吗啡皮下注射镇静，硝普钠静脉泵入，呋塞米静脉推注等治疗后约10分钟症状缓解，复查心电图提示Ⅱ、Ⅲ、aVF、V_5～V_6导联ST段较前术后抬高，考虑不除外再发心梗可能，且患者存在血流动力学不稳定表现，依据2019年中华医学会《急性ST段抬高型心肌梗死诊断和治疗指南》，考虑应行二次介入手术治疗，结合患者入院前造影情况，LCX血管迂曲、OM相对细小，介入治疗效果有限，与患者家属充分沟通后暂继续目前药物治疗，待病情稳定后行心外科冠脉搭桥手术，住院期间必要时行主动脉内球囊反搏（intra-aortic balloon pump，IABP）植入术对症支持治疗。

2022年10月7日14：30患者突发意识丧失，当时呼之不应，血压测不出，血氧饱和度70%，立即呼叫麻醉科予以气管插管转往重症监护室继续治疗。患者为心肌梗死急性期，出现急性左心衰竭、心源性休克、急性肾损伤等并发症，药物治疗效果差，重症监护室予以气管插管接呼吸机辅助通气、补液、大剂量血管活性药物维持血压后，患者血压仍维持不佳，且逐渐出现少尿、血尿等肾功能恶化、出凝血障碍及循环系统紊乱等表现。10月7日17时重症监护室联合心内科会诊讨论，于23：30行床旁IABP植入术，在稳定循环系统、维持血压及心率平稳后进一步行连续肾脏替代治疗（continuous renal replacement therapy，CRRT）以维持出入量、恢复肾功能，同时间断予以新鲜冰冻血浆、悬浮红细胞输入。考虑患者凝血功能障碍，给予阿司匹林100mg、1次/日抗血小板＋普通肝素持续泵入抗凝治疗，患者化验指标基本稳定。10月12日，监测D-二聚体明显升高，心肌酶、NT-proBNP无明显变化，同时患者出现体温波动，考虑导管相关血栓形成可能，立即完善彩超检查提示多发静脉血栓形成，与血管外科、心内科、感染科联合会诊讨论后，加用依诺肝素3000U、1次/12小时抗凝治疗，逐步撤除IABP、CRRT、CVP等管路，依据病原学细菌培养结果及药敏结果予以万古霉素＋美罗培南等抗炎治疗。

患者病情逐渐稳定，拔除气管插管。生命体征平稳，D-二聚体、NT-proBNP、感染相关指标逐渐好转，转回普通病房继续治疗。考虑患者有出血风险，请血管外科评估后暂缓行滤器植入治疗，嘱患者卧床，减少患肢活动，与患者家属充分沟通并考虑患者出血及血栓风险，在心内科病房继续予以阿司匹林100mg、1次/日＋氯吡格雷75mg、1次/日＋利伐沙班20mg、1次/日三联抗栓治疗，患者未再发作胸痛、胸闷、憋气等症状，生命体征平稳，后转往上级医院心外科行心脏搭桥手术治疗。

三、疾病介绍

急性心肌梗死后心力衰竭为急性心肌梗死（急性ST段抬高型心肌梗死或急性非ST段抬高型心肌梗死）后、在住院期间或出院后出现的心力衰竭，其主要发病机制包括心肌细胞丢失、心室重构、心肌细胞凋亡后触发的严重炎症反应、神经内分泌系统的激活及压力或容量负荷的改变，其诊断主要依赖于病史、症状、体征及辅助检查。急性心肌梗死后心衰的治疗措施主要包括：尽早实现心肌再灌注、预防心室重构、规范化的药物治疗等，临床治疗目标主要为稳定血流动力学状态、纠正低氧、缓解心力衰竭症状、维护脏器灌注和功能，同时应重视改善患者的生活质量及预后。其中可使用的抗心衰治疗药物包括：利尿药（液体潴留的患者）、β－受体阻滞药、ACEI 或 ARB 类药物、ARNI、醛固酮拮抗剂、伊伐布雷定、钠－葡萄糖共转运蛋白 2（sodium-dependent glucose transporters 2，SGLT2）抑制剂、维利西呱等。对于心肌梗死后心力衰竭的非药物治疗包括 IABP、ICD 或 CRT、机械通气、CRRT、体外膜肺氧合（extracorporeal membrane oxygenation，ECMO）或心室辅助泵、冠状动脉血运重建、心脏移植等[1]。

四、病例讨论

本例患者为老年女性，既往有 2 型糖尿病、高脂血症等冠心病危险因素，先后诊断为急性心肌梗死、急性左心衰竭、心源性休克、急性肾损伤、静脉血栓形成等。患者入院前有典型的胸痛症状，心电图存在相关导联及对应导联的 ST-T 改变，心脏彩超提示节段性室壁运动异常，根据中华医学会《急性 ST 段抬高型心肌梗死诊断和治疗指南 2019 年》，结合患者既往病史、发病症状、心电图变化及影像学改变，考虑急性 ST 段抬高型心肌梗死诊断基本明确，应立即行再灌注治疗[2]。参照指南立即对该患者进行 PCI 治疗，开通 LCX-OM 并于 OM 开口行 PTCA 术，术后患者胸痛症状明显缓解，心电图提示 ST 段回落，但因 LCX 血管迂曲且 OM 细小，不适宜行 PCI 手术治疗，行 PTCA 术后暂予以药物治疗，强化抗凝、抗血小板治疗，择期行冠状动脉搭桥手术。患者术后第二天出现急性心力衰竭，参照指南，心力衰竭可发生在 STEMI 的急性期或亚急性期，为心肌顿抑或心功能永久受损。心力衰竭不仅是 STEMI 最常见的并发症，也是最重要的预后不良指标之一，对患者进行 Killip 分级及全球急性冠状动脉事件注册（global registry of acute coronary events，GRACE）评分。Killip 分级标准为：Ⅰ级：无明显的心力衰竭；Ⅱ级：有左心衰竭，肺部啰音＜ 50% 肺野，奔马律，窦性心动过速或其他心律失常，静脉压升高，X 线胸片有肺淤血的表现；Ⅲ级：肺部啰音＞ 50% 肺野，可出现急性肺水肿；Ⅳ级：心源性休克，有不同阶段和程度的血液动力学障碍。GRACE 评分包括：年龄、收缩压、心率、入院就诊时是否有心搏骤停、心电图 ST 段偏移、心功能 Killip 分级、肌酐、心肌酶八个指标。患者 GRACE 评分为高危，Killip 分级为Ⅳ级，预估住院期间病死率为 80% ～ 90%，虽经积极再灌注治疗，但临床预后极差。

患者于术后 24 小时内发作急性左心衰竭、心源性休克、少尿等情况，考虑为急性心肌梗死后心力衰竭、急性肾损伤，依据中华医学会《急性 ST 段抬高型心肌梗死诊断和治疗指南（2019 年版）》，立即予以气管插管、正压通气、去甲肾上腺素等维持循环稳定，但药物治疗效果极差，同时床旁彩超未见明显机械并发症表现。根据《心肌梗死后心力衰竭防治专家共识（2020年版）》提示当急性心肌梗死导致急性心衰伴血流动力学障碍、严重心肌缺血并发心源性休克，且不能由药物纠正时，可以给予IABP治疗（ⅠA），如患者发生急性肺水肿且对袢利尿剂不敏感并肾功能进行性减退者，适合血液透析等净化治疗，故急性期给予患者IABP及CRRT治疗以期稳定病情。患者在重症监护室的治疗过程中出现导管相关血栓形成，但无肺栓塞等表现，参考《输液导管相关静脉血栓形成中国专家共识》，当出现导管相关血流性感染或患者合并抗凝禁忌，或在规范抗凝治疗下仍持续进展应考虑拔除导管[3]。按照指南，综合考虑后逐步撤除留置导管，同时强化抗凝，患者生命体征平稳，无血栓栓塞表现，顺利脱机同时逐步暂停血管活性药物，转回普通病房继续药物治疗。

患者出院前给予阿司匹林100mg、1次/日＋氯吡格雷75mg、1次/日＋利伐沙班20mg、1次/日三联抗栓治疗，新型口服抗凝药物（NOAC）有不需要常规监测、使用方便、与食物的相互影响较小等优点。参照《冠心病双联抗血小板治疗中国专家共识》，共识建议针对急性冠脉综合征合并房颤患者，至少三联抗栓治疗1个月[4]，患者虽无房颤，但考虑患者同样存在高凝风险及血栓情况，故暂继续目前三联抗栓治疗，同时给予相应抑酸保护胃黏膜等治疗预防消化道出血。患者病情相对稳定，未再发作急性左心衰竭，经与上级医院心脏外科讨论后转往上级医院进一步行冠脉搭桥手术。

五、病例点评

急性心肌梗死是临床常见的心血管急危重症，而心肌梗死后心力衰竭是临床上较为棘手的疾病之一，预后一般较差。根据心肌损伤的面积及位置不同，临床表现及结局各不相关，而早期发现、及时干预是改善此类患者预后的关键。

本例患者根据GRACE评分为高危，临床病死率极高，虽经积极血运重建治疗，但因患者冠脉分支血管闭塞、血管扭曲严重，介入治疗效果有限，权衡利弊并充分与家属沟通后未行二次介入手术治疗。后经积极给予气管插管正压通气、IABP稳定循环、CRRT维持代谢平衡，患者最终心功能逐渐恢复并顺利脱机。同时逐步调整抗血小板、抗凝等治疗，患者最终顺利出院，为行外科搭桥手术赢得时间。

从本病例中可以看出，高危急性心肌梗死后心力衰竭患者院内起病急骤，进展迅速，药物治疗效果较差。此时，积极的有创干预措施更有助于挽救患者濒临崩溃的循环系统，为顿抑心肌细胞及内环境的恢复以及之后的外科搭桥手术赢得宝贵时间。

（病例撰写：刘晓曦　北京市昌平区医院）
（点评专家：常佩芬　北京中医药大学东直门医院）

参考文献

[1]中国医师协会心血管内科医师分会，中国心血管健康联盟，心肌梗死后心力衰竭防治专家共识工作组.2020心肌梗死后心力衰竭防治专家共识[J].中国循环杂志，2020，35（12）：1166-1180.

[2]中华医学会心血管病学分会，中华心血管病杂志编辑委员会.急性ST段抬高型心肌梗死诊断和治疗指南（2019）[J].中华心血管病杂志，2019，卷缺失（10）：766-783.

[3]傅麒宁，吴洲鹏，孙文彦，等.《输液导管相关静脉血栓形成中国专家共识》临床实践推荐[J].中国普外基础与临床杂志，2020，27（4）：412-418.

[4]中华医学会心血管病学分会动脉粥样硬化与冠心病学组，中华医学会心血管病学分会介入心脏病学组，中国医师协会心血管内科医师分会血栓防治专业委员会，等.冠心病双联抗血小板治疗中国专家共识[J].中华心血管病杂志，2021，49（5）：432-454.

第二部分

常见疾病规范化诊疗病例

病例18 高血压合并慢性心力衰竭的诊治

一、病历摘要

（一）病史简介

主诉：患者女性，78 岁，因“间断双下肢水肿 10 年，加重伴喘憋 20 天”入院。

现病史：患者于 10 年前无明显诱因出现双下肢水肿，伴胸闷、无胸痛、心悸，无喘憋，无阵发性呼吸困难、端坐呼吸，无粉红色泡沫痰，无痰中带血及咯血，无鼻塞、流涕，无呕吐、腹泻，于大兴区人民医院就诊，考虑诊断为“心功能不全、肾功能不全”，予利尿后好转，后间断出现双下肢水肿，自行服用呋塞米、螺内酯后可好转。20 天前无明显诱因出现双下肢水肿较前加重，伴喘憋、乏力，诉行走 100m 即可出现喘憋。2021 年 1 月 7 日患者家属携患者就诊于我院门诊，为求进一步治疗，门诊以“心功能不全”收入院。患者自患病以来，神志清楚，精神可，二便无殊，胃纳一般，体重无明显变化。

既往史：有高血压、冠心病［心功能Ⅲ级（NYHA 分级）］、慢性支气管炎、房颤、肾功能不全等病史，口服硝苯地平缓释片（Ⅰ）20mg、1 次 / 日；吲达帕胺缓释片 1.5mg、1 次 / 日；阿司匹林肠溶片 0.1g、1 次 / 日；单硝酸异山梨酯 40mg、1 次 / 日；螺内酯 20mg、1 次 / 日；呋塞米 20mg、1 次 / 日；氨茶碱缓释片 0.1g、1 次 / 日治疗。否认糖尿病等慢性病病史，否认乙肝、结核等传染病病史，否认家族相关遗传病史。

（二）体格检查

体温 36.5℃，脉搏 64 次 / 分，呼吸 20 次 / 分，血压 160/100mmHg。神志清楚，言语流利，查体合作，双侧瞳孔等大等圆，直接、间接对光反射均灵敏，双肺呼吸音粗，右下肺可闻及少许湿性啰音，左肺未闻及明显干湿性啰音，双肺未闻及胸膜摩擦音。心率 66 次 / 分，律绝对不齐，第一心音强弱不等，腹软，无压痛及反跳痛，无肌紧张，双下肢水肿。

（三）辅助检查

1. 实验室检查　血常规：白细胞计数 5.72×10^9/L，血红蛋白 162g/L，中性粒细胞百分比 76.5%，C- 反应蛋白 8mg/L。尿常规：蛋白（2+），白细胞（1+），白细胞计数 19 个 /μl。血糖：6.5mmol/L。NT-proBNP：10475pg/ml。肝功能：正

常。肾功能：肌酐 110.1μmol/L，尿酸 599μmol/L，肾小球滤过率 42.45ml/（min·1.73m^2）。血脂：低密度脂蛋白 3.1mmol/L。

2. 心电图检查 常规心电图：心房颤动。24 小时动态心电图：异位心律（最慢心律 37 次 / 分），心房颤动伴室性融合波，左后分支传导阻滞。

3. 超声检查 心脏超声：节段性室壁运动异常，全心增大，主肺动脉及左右肺动脉内径增宽，主动脉瓣钙化并反流（轻度），二尖瓣反流（中度），三尖瓣反流（中－重度），肺动脉高压（中度），左心功能减低，心包积液。射血分数 34%。腹部超声：肝实质回声稍减低、肝静脉增宽，肝淤血，脾大，腹腔少量积液。

二、诊治过程

结合患者症状、体征、辅助检查，入院诊断考虑为“①冠状动脉粥样硬化性心脏病 心功能Ⅲ级（NYHA 分级）心脏增大；②高血压 3 级 很高危组；③心律失常 心房颤动（心房纤颤）；④慢性支气管炎急性加重期；⑤肾功能不全。”患者入院后生命体征尚平稳，即刻予以半卧位体位，吸氧，心电监护，监测血压，记录 24 小时出入量。根据 2018 年中华医学会心血管病学分会发布的《中国心力衰竭诊断和治疗指南 2018》，患者系射血分数降低性心衰（HFrEF），且处于临床心力衰竭阶段，治疗目标为：缓解双下肢水肿、活动后喘憋，使患者日常生活不受限制，提高生活质量。对于 NYHA 心功能Ⅱ～Ⅲ级、有症状的 HFrEF 患者，若能够耐受 ACEI/ARB，推荐以 ARNI 替代 ACEI/ARB，以进一步降低心力衰竭的发病率及死亡率。同时，根据 2020 年国家心血管病中心（NCCD）发布的《国家基层高血压防治管理指南手册》，患者系高血压合并心力衰竭，且血压控制不达标，应使用 ACEI/ARB ＋ β 受体阻滞药＋钙离子通道阻滞药（CCB）（氨氯地平，非洛地平），本例患者处于心力衰竭急性期，故暂不加用 β 受体阻滞药，入院后调整治疗方案为单硝酸异山梨酯静脉 5mg/h 泵入，呋塞米 20mg 静脉推注，口服螺内酯 20mg、1 次 / 日，苯磺酸氨氯地平 5mg、1 次 / 日，利伐沙班片 10mg、1 次 / 日，沙库巴曲缬沙坦片 100mg、2 次 / 日，阿托伐他汀 20mg 睡前 1 次治疗。

经积极的利尿、降压、扩血管等治疗，患者症状明显减轻，血压逐渐降至正常范围并控制稳定（病例 18 表 1），出入量达平衡（病例 18 表 2），心功能逐渐好转。稳定后的治疗方案为苯磺酸氨氯地平 5mg、1 次 / 日口服，琥珀酸美托洛尔 47.5mg、1 次 / 日口服，利伐沙班片 10mg、1 次 / 日口服，螺内酯片 20mg、1 次 / 日口服，阿托伐他汀 20mg 睡前口服，沙库巴曲缬沙坦片 100mg、2 次 / 日口服，单硝酸异山梨酯 40mg、1 次 / 日口服，托拉塞米 10mg、1 次 / 日口服。

病例18表1　入院后监测血压结果　　单位：mmHg

	入院第1天	入院第2天	入院第3天	入院第4天	入院第5天	入院第6天	入院第7天	入院第8天	入院第9天
上午	155/94	140/78	140/80	157/82	129/74	140/80	130/70	133/76	119/67
下午	150/75	–	146/73	148/78	142/77	140/73	132/79	136/68	124/69

病例18表2　入院后监测出入量结果　　单位：ml

	入院第1天	入院第2天	入院第3天	入院第4天	入院第5天	入院第6天	入院第7天	入院第8天	入院第9天
总入量	2260	2450	2650	2660	2550	2450	2440	2650	2550
总出量	1250	1780	1770	1980	2200	2400	2350	2450	2400

随访：结果见病例 18 表 3、病例 18 图 1、病例 18 图 2。

病例18表3　随访结果

	随访日期	
	01-15	01-30
检测结果	NT-proBNP：4560pg/ml	NT-proBNP：3674pg/ml
其他伴随情况	双下肢水肿好转，活动后喘憋好转	双下肢水肿明显好转，活动后喘憋明显好转
用药剂量调整	降呋塞米改为托拉塞米继续利尿治疗，因患者症状好转，将静脉用单硝酸异山梨酯改为口服	因患者症状明显好转，未调整治疗方案

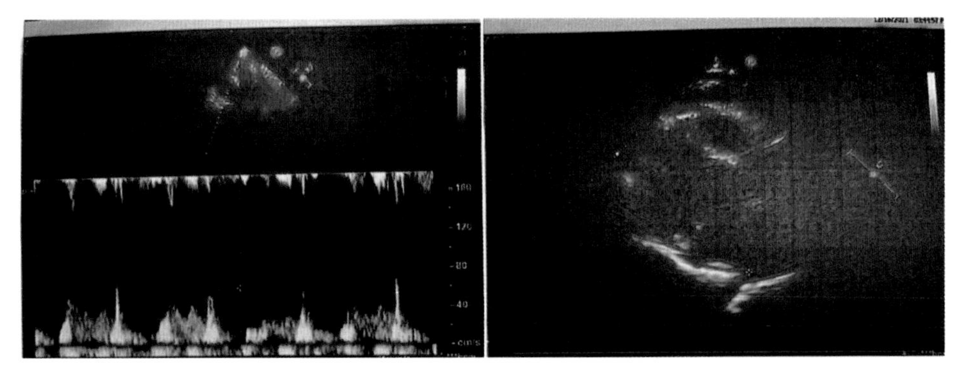

病例18图1　复查心脏彩超（2021-03-01）

心脏超声示：左心饱满，室间隔增厚，主动脉瓣钙化并反流（少量），二尖瓣反流（少量），左室舒张功能减低。射血分数 45%。

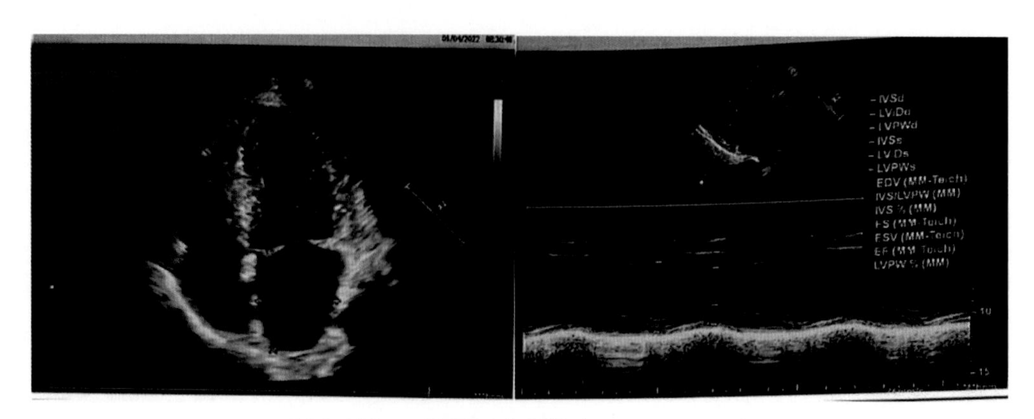

病例18图2　复查心脏彩超（2021-07-15）

心脏超声示：室间隔增厚，主动脉瓣钙化并反流（少量），二尖瓣反流（少量），左室舒张功能减低。射血分数50%。

三、病例讨论

患者系老年女性，根据中华医学会心血管病学分会发布的《中国心力衰竭诊断和治疗指南（2018）》，对心力衰竭的分类和诊断标准：① HFrEF（射血分数降低性心力衰竭）：a．症状和（或）体征；b．LVEF < 40%。② HFmrEF（射血分数中间值的心力衰竭）：a．症状和（或）体征；b．LVEF 40% ~ 49%；c．利钠肽升高，并符合以下至少1条：左心室肥厚和（或）左心房扩大；心脏舒张功能异常。③ HFpEF（射血分数保留的心力衰竭）：a．症状和（或）体征；b．LVEF ≥ 50%；c．利钠肽升高，并符合以下至少1条：左心室肥厚和（或）左心房扩大；心脏舒张功能异常。本例患者为射血分数降低性心力衰竭。

根据纽约心脏协会心功能分级：①Ⅰ级：活动不受限。日常体力活动不引起明显的气促、疲乏或心悸；②Ⅱ级：活动轻度受限。休息时无症状，日常活动可引起明显的气促、疲乏或心悸；③Ⅲ级：活动明显受限。休息时可无症状，轻于日常活动即引起显著的气促、疲乏、心悸；④Ⅳ级：休息时也有症状，任何体力活动均会引起不适。如无须静脉给药，可在室内或床边活动者为Ⅳ a级；不能下床并需静脉给药支持者为Ⅳ b级。本例患者入院时心功能为Ⅲ级。

患者入院时处于心力衰竭急性期，根据急性左心衰竭流程图：急性心力衰竭→调整体位、吸氧、镇静→维持循环和呼吸功能→评价淤血和外周灌注→湿暖→心脏型（淤血为主）→利尿剂、血管扩张药、超滤（若利尿剂抵抗）。

根据2020年国家心血管病中心发布的《国家基层高血压防治管理指南》，降压目标为：一般高血压患者，血压降至 140/90mmHg 以下；合并糖尿病、冠心病、心力衰竭、慢性肾脏疾病伴有蛋白尿的患者，如能耐受，血压应降至 130/80mmHg 以下；65 ~ 79 岁的患者血压降至 150/90mmHg 以下，如能耐受，血压可进一步降至 140/90mmHg 以下；80 岁及以上的患者血压降至 150/90mmHg 以下。

本例患者心力衰竭诊断明确，降压目标为 130/80mmHg 以下。根据该指南，患者高血压合并心力衰竭应使用 ACEI/ARB（即血管紧张素转换酶抑制剂 / 血管紧张素Ⅱ受体拮抗剂）＋ β 受体阻滞药，小剂量联用，合并水钠潴留时加用利尿剂，一般选择袢利尿剂，并补钾，可加螺内酯，仍未控制可加二氢吡啶类钙通道阻滞药（限氨氯地平、非洛地平）。合并心力衰竭患者起始联用 ACEI/ARB 和 β 受体阻滞药，主要用于改善预后，应注意血压偏低者起始剂量宜小，缓慢加量。考虑该患者存在房颤，予以单硝酸异山梨酯 5mg/h 静脉泵入扩血管；呋塞米 20mg 静脉推注，螺内酯 20mg 口服、1 次 / 日利尿；苯磺酸氨氯地平口服 5mg、1 次 / 日降压；利伐沙班片 10mg 口服、1 次 / 日抗凝；沙库巴曲缬沙坦片 100mg 口服、2 次 / 日改善心室重构；阿托伐他汀 20mg 睡前 1 次口服降脂稳斑治疗。

利尿剂，有液体潴留证据的心力衰竭患者均应使用利尿剂；ACEI，所有 HFrEF 患者均应使用，除非有禁忌证或不能耐受；β 受体阻滞药，病情相对稳定的 HFrEF 患者均应使用，除非有禁忌证或不能耐受；醛固酮受体拮抗剂，LVEF ≤ 35%、使用 ACEI/ARB/ARNI 和 β 受体阻滞药后仍有症状的慢性 HFrEF 患者，急性心肌梗死后 LVEF ≤ 40%，有心力衰竭症状或合并糖尿病的患者；ARB，不能耐受 ACEI 的 HFrEF 患者推荐用 ARB；ARNI，对于 NYHA 心功能Ⅱ ~ Ⅲ级、有症状的 HFrEF 患者，若能够耐受 ACEI/ARB，推荐以 ARNI 替代 ACEI/ARB，以进一步降低心力衰竭的发病率及死亡率；伊伐布雷定，LVEF ≤ 35% 的窦性心律患者，已使用 ACEI/ARB/ARNI、β 受体阻滞药、醛固酮受体拮抗剂，β 受体阻滞药已达到目标剂量或最大耐受剂量，心率仍≥ 70 次 / 分；窦性心律，心率≥ 70 次 / 分，对 β 受体阻滞药禁忌或不能耐受的 HFrEF 患者；地高辛，应用利尿剂 ACEI/ARB/ARNI、β 受体阻滞药、醛固酮受体拮抗剂后，仍持续有症状的 HFrEF 患者。因此，该患者治疗方案为苯磺酸氨氯地平 5mg、1 次 / 日口服，琥珀酸美托洛尔 47.5mg、1 次 / 日口服，利伐沙班片 10mg、1 次 / 日口服，螺内酯片 20mg、1 次 / 日口服，阿托伐他汀 20mg 睡前口服，沙库巴曲缬沙坦片 100mg、2 次 / 日口服，单硝酸异山梨酯 40mg、1 次 / 日口服，托拉塞米 10mg、1 次 / 日口服。

根据患者情况制订随访频率和内容，心衰患者出院后 2 ~ 3 个月内死亡率和再住院率高达 15% 和 30%，因此将出院后早期心血管事件高发这一时期称为心衰的易损期，优化慢性心衰的治疗是降低易损期心血管事件发生率的关键，因患者病情不稳定，需进行药物调整和监测，应适当增加随访频率，2 周 1 次，病情稳定后改为 1 ~ 2 个月 1 次。随访内容：①监测症状、NYHA 心功能分级、血压、心率、心律、体重、肾功能和电解质；②神经内分泌拮抗剂是否达到最大耐受或目标剂量；③调整利尿剂的种类和剂量；④经过 3 ~ 6 个月优化药物治疗后，是否有 ICD 和 CRT 指征；⑤针对病因的治疗；⑥合并症的治疗；⑦评估治疗依从性和不良反应；⑧必要时行 BNP/NT-proBNP、胸片、超声心动图、动态心电图等检查，通常在规范化治疗后 3 个月、临床状况发生变化及每 6 个月 1 次的病情评估时进行；⑨关注有无焦虑和抑郁；⑩心脏专科医生应每年与患者进行 1 次病情讨论，审查当前的治疗方案，评估预后，制订后续治疗方案或植入心脏辅助装置或进行心脏移植。病情和治疗方案稳定的慢性心衰患者可在社区或基层医院进行随访。

四、病例点评

心力衰竭是各种心脏疾病的严重表现或晚期阶段，死亡率和再住院率居高不下。该病例根据病史、体格检查、心电图、胸片判断有无心衰的可能性；然后，通过利钠肽检测和超声心动图明确是否存在心衰，再进一步确定心衰的病因和诱因；最后，还需评估病情的严重程度及预后，以及是否存在并发症及合并症。全面准确的诊断是心衰患者有效治疗的前提和基础。该患者已经明确为高血压合并心力衰竭，急性期强调利尿及扩血管治疗改善症状；慢性 HFrEF 治疗目标是改善临床症状和生活质量，预防或逆转心脏重构，减少再住院，降低死亡率。最终该患者获得痊愈出院的最佳结局。

从该病例中，可以看出不同时期，患者的病情进展不同，采取的诊疗策略也不同，系统全面的诊疗，使患者获得病情稳定的结局。

五、治疗体会

患者在药物调整后心功能较前明显好转，双下肢水肿消失，活动后喘憋也较前明显好转，嘱患者 3 个月后复查心脏超声及相关辅助检查，评估心功能情况。

高血压是心衰的主要危险因素，我国心衰患者合并高血压的比例为 50.9%，高血压伴有的慢性心衰通常早期表现为 HFpEF，晚期或合并其他病因时表现为 HFrEF。

前瞻性研究证实心衰患者中较高的基线收缩压、舒张压和脉压水平与较高的不良事件发生率相关。控制血压有助于改善心衰患者预后，预防与高血压有关的并发症。建议对所有患者进行临床评估以识别心衰危险因素，临床证据显示通过控制心衰危险因素、治疗无症状的左心室收缩功能异常等有助于延缓或预防心衰的发生。①高血压：高血压是心衰最常见、最重要的危险因素，长期有效控制血压可以使心衰风险降低 50%。根据高血压指南控制高血压以预防或延缓心衰的发生（Ⅰ，A）。对存在多种心血管疾病危险因素、靶器官损伤或心血管疾病的高血压患者，血压应控制在 130/80mmHg 以下；②血脂异常：根据血脂异常指南进行调脂治疗以降低心衰发生的风险（Ⅰ，A）。对冠心病患者或冠心病高危人群，推荐使用他汀类药物预防心衰（Ⅰ，A）。③糖尿病：糖尿病是心衰发生的独立危险因素，尤其女性患者发生心衰的风险更高。推荐根据目前糖尿病指南控制糖尿病（Ⅰ，C）。近来研究显示钠 – 葡萄糖协同转运蛋白 2 抑制剂（恩格列净或卡格列净）能够降低具有心血管高危风险的 2 型糖尿病患者的死亡率和心衰住院率。④其他危险因素：对肥胖、糖代谢异常的控制也可能有助于预防心衰发生（Ⅱa，C），戒烟和限酒有助于预防或延缓心衰的发生（Ⅰ，C）。⑤利钠肽筛查高危人群：Framingham 研究证实 BNP 可预测新发心衰的风险。心衰高危人群（高血压、糖尿病、血管疾病等）经利钠肽筛查（BNP ＞ 50ng/L），然后接受专业团队的管理和干预，可预防心衰发生。故建议检测利钠肽水平以筛查心衰高危人群（心衰 A 期），控制危险因素和干预生活方式有助于预防左心室功能障碍或新发心衰（Ⅱa，B）。

（病例撰写：王俊香　北京市经开区荣华社区卫生服务中心）

（点评专家：李　超　首都医科大学附属北京同仁医院）

参考文献

[1]国家心血管病中心，国家基本公共卫生服务项目基层高血压管理办公室，国家基层高血压管理专家委员会.国家基层高血压防治管理指南2020版[J].中国医学前沿杂志，2021，13（4）：26–37.

[2]中华医学会心血管病学分会心力衰竭学组，中国医师协会心力衰竭专业委员会，中华心血管病杂志编辑委员会.中国心力衰竭诊断和治疗指南2018[J].中华心血管病杂志，2018，46（10）：760–789.

病例19 急性心肌梗死的诊治

一、病历摘要

（一）病史简介

主诉：患者男性，66 岁。主因“胸骨后压榨性疼痛 1 小时”入院。

现病史：患者于 1 小时前因生气突发胸骨后压榨性疼痛，程度剧烈，呈持续性，向下颌、咽喉部放射，伴胸闷、出汗，持续不缓解，两次含服速效救心丸无效，遂由家属送来我院急诊。入院时无发热、呼吸困难，无咳嗽、咳痰、咯血，无胸部撕裂样疼痛，无反酸烧心，无头晕、恶心、呕吐，无四肢活动障碍及言语不利，无意识障碍、晕厥，无腹痛、腹胀。患者自发病以来，睡眠欠佳，尿量正常，偶有便秘。

既往史：高血压病史 20 年，血压最高达 180/100mmHg。否认冠心病、糖尿病、脑血管病病史，否认肝炎、结核及其他传染病病史，否认药物及食物过敏史，无手术外伤史。

个人史：吸烟史 50 年，40 支 / 日，无饮酒史，饮食偏咸。

家族史：无家族性遗传病史。

（二）体格检查

体温 36.5 ℃，脉搏 76 次 / 分，呼吸 16 次 / 分，血压 110/72mmHg（右），110/70mmHg（左），身高 169cm，体重 82kg，BMI 28.71，腰围 101cm。神清，表情痛苦，平车推入抢救室，查体合作，皮肤无红肿，双侧瞳孔正大等圆，对光反射灵敏，口唇无发绀，无颈静脉怒张，肝颈静脉回流征（–），胸壁无压痛，胸背部未闻及血管杂音，双肺呼吸音清，未闻及干湿性啰音及胸膜摩擦音。心率 76 次 / 分，律齐，各瓣膜听诊区未闻及杂音及心包摩擦音，腹平软，无压痛，肝脾肋下未触及，双下肢无水肿，双足背动脉搏动正常，生理反射正常存在，病理反射未引出。

（三）辅助检查

急查心电图示：窦性心率，Ⅱ、Ⅲ、aVF 导联 ST 段抬高约 0.2 ~ 0.4mV，V5R 抬高约 0.1mV。

二、诊治经过

（一）诊断及诊断依据

1. 急性下壁心肌梗死，右心室梗死不除外

（1）缺血性胸痛，时间长达 1 小时不缓解。

（2）心电图Ⅱ、Ⅲ、aVF 导联出现心肌损伤性改变，符合及下壁心梗改变，V5R 可疑 ST 段抬高，提示可能合并右心室梗死。

（3）虽尚无心肌坏死标志物检测结果，但根据上述两项已可诊断。

2. 心功能Ⅰ级（Killip）双侧肺底无湿性啰音。

3. 高血压 3 级（极高危）——病史提供。

4. 肥胖　腹型肥胖——体格检查。

（二）鉴别诊断

1. 心绞痛　中年男性、胸痛符合心肌缺血特点，但胸痛发作无明显诱因；疼痛时间长、用速效救心丸两次不能缓解；心电图已经出现心肌损伤改变。

2. 主动脉夹层　急性发作时以剧烈胸痛为特点，但患者胸痛非撕裂样；体检双侧血压对称；胸背部未闻及血管杂音。

（三）临床处置

1. 卧床，吸氧，监护心电、血压、心率、血氧饱和度。

2. 0.9% 氯化钠注射液 250ml 开通静脉通道。

3. 阿司匹林肠溶片 300mg 嚼服，硫酸氢氯吡格雷片 300mg 口服。

4. 向家属交代病情，呼叫 120 准备转诊。

5. 15 分钟后由 120 救护车送至我院，患者胸痛症状未见明显缓解，心率 74 次 / 分，呼吸 20 次 / 分，血压 110/68mmHg，向患者及家属再次交代病情及转诊的必要性，稳定患者情绪，绿色通道紧急转诊至上级医院。

（四）转归

急诊行 PCI，右冠近段完全闭塞，TIMI 0 级，RCA 近段支架一枚，两周后好转出院，治疗情况如下：①戒烟，限酒；②低盐、低脂饮食、加强运动、控制体重；③抗血小板治疗：阿司匹林肠溶片 100mg、1 次 / 日，硫酸氢氯吡格雷片 75mg、1 次 / 日；④降压治疗：苯磺酸氨氯地平 5mg、1 次 / 日，福辛普利钠片 10mg、1 次 / 日；⑤强化降脂治疗：阿托伐他汀钙片 20mg 每晚一次，定期复查血脂、肝功能、肌酸激酶；⑥对症支持治疗。

（五）社区管理

纳入社区冠心病慢病管理档案，按照 ABCDE 原则进行管理。

1．定期随访复诊　询问患者随访期间有无新发症状，用药情况及有无不良反应，定期检查心电图、血压、血糖、血脂、体重等。（病例 19 图 1 至病例 19 图 3、病例 19 表 1 至病例 19 表 3）

2D及M型主要测量数据（mm）：

主动脉瓣环径	26	升主动脉径	29	左房前后径	33		
室间隔厚度	10	左室舒张末径	47	左室后壁厚度	10	LVEF	70
右室前后径	19	TAPSE	22			Simpson法EF	

瓣叶（空缺为正常）

	结构	前向流速m/s	压差mmHg	反流程度	反流流速m/s	压差mmHg
二尖瓣		0.69/0.67				
三尖瓣		0.51				
主动脉瓣		1.26				
肺动脉瓣		1.24				

超声阳性所见：（空缺为正常）

各房室腔内径正常范围，室间隔及左室壁厚度正常，运动协调，收缩幅度正常。房、室间隔连续，各瓣膜形态、结构、启闭运动未见明显异常。大动脉关系、内径正常。心包腔未见异常。

彩色多普勒检查：心内各部未见异常血流信号。

多普勒超声检查：二尖瓣口舒张期血流频谱E峰>A峰。TDI法测：e<a。

超声印象：

左室舒张功能减低

病例19图1　超声心动图复查结果

左侧					
CCA-IMT(MM)					
近段	0.7	中段	0.8	远段	0.9
斑块（单位mm，空缺为正常）					
数量（1=单发，2=多发）	1	最大者长度	9.6	最大者厚度	2.7
形态（1=规则性，2=不规则性）	1	是否溃疡型（0=否，1=是）			0
质地（A1=均质低回声，A2=均质等回声，A3=均质强回声，B=不均质）					B
管腔直径狭窄率%		狭窄部位			
右侧					
CCA-IMT(MM)					
近段	0.8	中段	0.8	远段	0.9
斑块（单位mm，空缺为正常）					
数量（1=单发，2=多发）	2	最大者长度	15.9	最大者厚度	2.3
形态（1=规则性，2=不规则性）	1	是否溃疡型（0=否，1=是）			0
质地（A1=均质低回声，A2=均质等回声，A3=均质强回声，B=不均质）					A3
管腔直径狭窄率%		狭窄部位			

超声印象：
左颈总动脉分叉处延续至颈内动脉起始混合斑形成
右颈总动脉分叉处混合斑形成
右颈内动脉起始处强回声斑形成

病例19图2　颈动脉超声复查结果

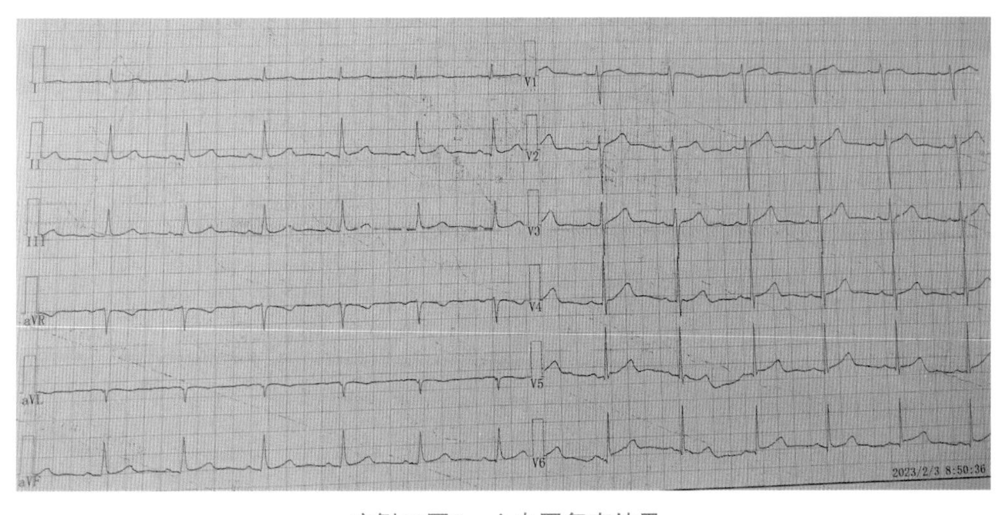

病例19图3　心电图复查结果

病例19表1 血液生化复查结果

检验项目	检测结果	单位	参考区间
ALB（白蛋白）	43.1	g/L	40.1 ~ 55.0
GLU（葡萄糖）	6.33 ↑	mmol/L	3.61 ~ 6.11
ALT（丙氨酸氨基转移酶）	24.8	U/L	9 ~ 50
AST（门冬氨酸氨基转移酶）	25.8	U/L	15.0 ~ 40.0
TBIL（总胆红素）	10.32	μmol/L	0 ~ 26.0
DBIL（直接胆红素）	3.90	μmol/L	0.00 ~ 8.00
CREA（肌酐）	80.0	μmol/L	57.00 ~ 111.0
UREA（尿素）	4.71	mmol/L	3.6 ~ 9.5
CHO（总胆固醇）	4.89	mmol/L	0.00 ~ 5.17
TG（甘油三酯）	1.18	mmol/L	0.00 ~ 1.71
LDL-C（低密度脂蛋白胆固醇）	1.55	mmol/L	0.00 ~ 3.12
HDL-C（高密度脂蛋白胆固醇）	1.80	mmol/L	≥ 0.9
APO-A1（载脂蛋白 A1）	1.62 ↑	g/L	1.00 ~ 1.60
APO-B（载脂蛋白 B）	0.60	g/L	0.60 ~ 1.10
CK（肌酸激酶）	140.7	U/L	50.0 ~ 310.0
CK=MB（肌酸激酶 -MB 同工酶）	11.1	U/L	0.0 ~ 25.0

病例19表2 尿常规复查结果

检验项目	检测结果	单位	参考区间
WBC（白细胞）	阴性（-）	cell/μl	阴性
KET（尿酮体）	阴性（-）	mmol/L	阴性
NIT（亚硝酸盐）	阴性（-）		阴性
URO（尿胆原）	阴性（-）	μmmol/L	阴性
BIL（胆红素）	阴性（-）	μmmol/L	阴性
PRO（蛋白质）	阴性（-）	g/L	阴性
GLU（葡萄糖）	阴性（-）	μmmol/L	阴性
SG（比重）	1.020		1.015 ~ 1.025
BLD（隐血）	阴性（-）	cell/μl	阴性
pH（酸碱度）	6.0		4.5 ~ 8.0
VC（维生素 C）	阴性（-）	mmol/L	阴性

病例19表3　糖化血红蛋白复查结果

检验项目	检测结果	单位	参考区间
HbAlc（糖化血红蛋白测定）	5.31	%	4.00 ~ 6.00

2. 生活方式指导　日常饮食要保持清淡，多食新鲜的瓜果蔬菜，不食油腻、高脂肪食物，预防便秘，制订戒烟计划、减重。

3. 心脏康复锻炼　活动尽量选早晨 5 ~ 11 时，晚上 7 ~ 9 时。运动前应避免出现紧张、激动的情绪。运动后不能立刻洗热水澡，避免因回心血量骤减，加重心脏负担而诱发心绞痛及心力衰竭。特别提醒冠心病患者不推荐进行游泳运动，因游泳时上肢大幅度运动掩盖心绞痛症状加大患者猝死的概率。运动一定要遵循循序渐进的原则，运动前做放松活动、运动后做整理运动，注意保持心情放松，避免阳光直射与迎风锻炼，建议携带急救药盒，若运动过程中突发异常，如胸痛、心慌等，立即停止运动，口服有关药物，以减少意外情况发生。

4. 心理疏导　介绍疾病治疗成功的病例，鼓励患者在群内相互交流，分享自己的疾病管理经验和心得体会，鼓励患者积极参与娱乐社交活动，缓解恐惧、焦虑情绪，降低再发风险。

5. 用药管理　向患者介绍冠心病药物治疗的必要性，详细讲解各类药物的用法、用量，告服药过程中可能发生的不良反应，并告知各种不良反应的对应处理措施，减轻患者不必要的担心，采用写日记、设置服药闹钟、做记号等方式，督促患者坚持按时服药。

（六）心得体会

1. 胸痛的早期识别和快速转运是关键，首次医疗接触应在 10 分钟内完成心电图。

2. 注意胸痛的鉴别诊断　心绞痛、气胸、主动脉夹层、急性肺栓塞等。

3. 疑似下壁心肌梗死患者，应加做 V_7 ~ V_9 导联及右心前导联，排除右心室梗死。

4. 当确诊为急性心肌梗死时，应及时给予双联抗血小板治疗，及时再灌注治疗，进行科学合理的二级预防管理。

三、疾病介绍

（一）定义及分型

第 4 版“心肌梗死全球统一定义”指出，心肌梗死指的是急性心肌损伤［血清心脏肌钙蛋白（cardiac troponin，cTn）升高和（或）回落，并且至少 1 次高于正常值上限（参考值上限值的 99 百分位值）]，同时具有急性心肌缺血的临床证据，包括：①急性心肌缺血症状；②新的缺血性心电图改变；③新发病理性 Q 波；④新的存活心肌丢失或室壁节段运动异常的影像学证据；⑤冠状动脉造影或腔内影像学检查或尸检证实冠状动脉血栓[1]。根据第 4 版“心肌梗死全球统一定义”标准，将心肌梗死分为了 5 型[1]（病例 19 表 4）。

病例19表4　心肌梗死分型

分型	第四次定义	诊断细节
1 型	cTn 升高和（或）降低，至少一次超过正常值上限第 99 百分位数，并至少符合右列中一项	心肌缺血的症状；新发缺血性心电图改变；新出现的病理性 Q 波；影像学提示与缺血一致的新出现存活心肌的缺失或节段性室壁运动异常；冠状动脉造影或尸检证实冠状动脉血栓
2 型	cTn 升高和（或）降低，至少一次超过正常值上限第 99 百分位数，与冠状动脉血栓无关的心肌需养 – 供养失衡，并至少符合右列中一项	心肌缺血的症状；新发缺血性心电图改变；新出现的病理性 Q 波；影像学提示与缺血一致的新出现存活心肌的缺失或节段性室壁运动异常
3 型	心源性死亡的患者，伴有提示心肌缺血的症状和新出现的缺血性心电图改变或心室颤动，但患者在可取得血标本前或血清生物标志物升高前死亡	–
4 型	4a 型经皮冠状动脉介入治疗相关的心肌梗死（术后≤ 48h）：cTn 升高＞正常值上限第 99 百分位数的 5 倍；术前 cTn 即升高的患者，术后较基线升高＞ 20%，并至少符合右列中一项	新发缺血性心电图改变；新出现的病理性 Q 波；影像学提示与缺血一致的新出现存活心肌的缺失或节段性室壁运动异常；造影发现与操作相关的血流受限的并发症，如冠状动脉夹层、主要血管或边支闭塞 / 血栓，远端栓塞等
	4b 型支架内血栓	根据支架内血栓的发生距离经皮冠状动脉介入治疗的时间分为：急性（0 ~ 24h）、亚急性（24h ~ 30 日）、晚期（＞ 30 日 ~ 1 年）、级晚期（＞ 1 年）
	4c 型支架内再狭窄	–
5 型	冠状动脉旁路移植术患者相关的心肌梗死（术后≤ 48h）：cTn 升高＞正常值上限第 99 百分位数的 10 倍；术前 cTn 即升高的患者，术后较基线升高＞ 20%，并至少符合右列中一项	新出现的病理性 Q 波；造影提示新的桥血管闭塞或新出现自身冠状动脉闭塞；影像学提示与缺血一致的新出现存活心肌的缺失或节段性室壁运动异常

注：cTn：肌钙蛋白

为便于确定立即治疗策略（如再灌注治疗），在临床实践中通常依据有缺血症状时心电图是否存在相邻并且至少 2 个导联 ST 段抬高，将心肌梗死分为 ST 段抬高型心肌梗死（ST-segment elevation myocardial infarction，STEMI）和非 ST 段抬高型心肌梗死（non-ST-segment elevation myocardial infarction，NSTEMI）。绝大多数的 STEMI 属于 1 型心肌梗死 [2]。

（二）诊断流程

STEMI 的诊断基于症状、心电图和心肌损伤标志物（病例 19 图 4）。对于可疑诊断为 STEMI 的患者，需要详细询问患者的症状，在患者就诊后 10 分钟内记录 12 导联心电图（推荐记录 18 导联心电图，尤其是下壁心肌梗死时需要加做 V3R ~ V5R 和 V_7 ~ V_9 导联），在急性期常规检测心肌损伤标志物水平（优选 cTn），且应该动态观察心肌损伤标志物水平的变化。

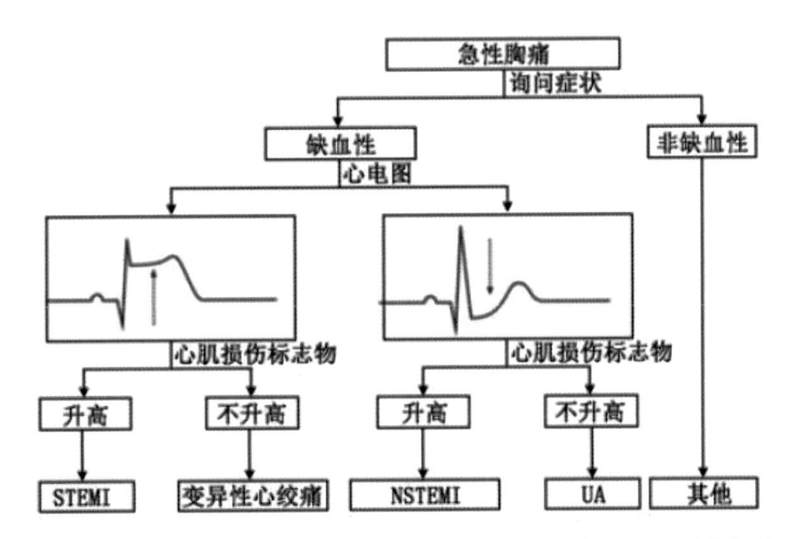

注：STEMI ST段抬高型心肌梗死；NSTEMI非ST段抬高型心肌梗死；UA不稳定型心绞痛

病例19图4　STEMI的诊断流程

（三）诊断方法

冠心病的危险因素是导致冠状动脉粥样硬化的重要原因。详细询问冠心病的危险因素有助于 STEMI 的诊断。STEMI 的典型症状是急性缺血性胸痛，其表现为胸骨后或心前区剧烈的压榨性疼痛（持续时间通常超过 10 ~ 20 分钟），可向左上臂、下颌、颈部或肩部放射；通常伴有恶心、呕吐、大汗和呼吸困难等，一部分患者可发生晕厥。含服硝酸甘油后症状不能完全缓解。

STEMI 的特征性心电图表现为：ST 段弓背向上型抬高（呈单相曲线）伴或不伴

病理性 Q 波、R 波减低（在正后壁心肌梗死时，ST 段变化可不明显），常伴对应导联镜像性 ST 段压低。但 STEMI 的早期多不出现这种特征性改变，而表现为超急性 T 波（异常高大且两支不对称）改变和（或）ST 段斜直型升高，并发展为 ST–T 融合，伴对应的导联的镜像性 ST 段压低。因此，对有持续性胸痛症状但首份心电图不能明确诊断的患者，需要在 30 分钟内复查心电图；对症状发生变化的患者随时复查心电图；与既往心电图进行比较会有助于诊断。当出现 6 个或以上的导联 ST 段压低≥ 1mm（下侧壁导联 ST 段压低）伴 aVR/V_1 导联 ST 段抬高时，提示存在了多支血管病变或冠状动脉左主干阻塞。

血清 cTn 是诊断心肌坏死最特异和敏感的心肌损伤标志物，其升高和（或）回落支持了急性心肌梗死的诊断。对于依据典型症状和心电图即可明确诊断为 STEMI 的患者，应尽早期给予再灌注及其他相关治疗，不需要等待心肌损伤标志物的检查结果。

（四）鉴别诊断

STEMI 应与主动脉夹层、急性心包炎、急性肺栓塞、气胸和消化道疾病（如反流性食管炎）等这些疾病引起的胸痛相鉴别。

1. 向背部放射的严重的撕裂样疼痛并伴有呼吸困难或晕厥，但无典型的 STEMI 的心电图变化者，应警惕主动脉夹层。

2. 急性心包炎表现为发热、胸膜刺激性疼痛，同时向肩部放射，前倾坐位时减轻，有部分患者可闻及心包摩擦音，心电图表现为 PR 段压低、ST 段呈弓背向下型抬高，且无镜像改变。

3. 肺栓塞常表现为呼吸困难、血压降低和低氧血症。

4. 气胸可表现为急性呼吸困难、胸痛及患侧呼吸音减弱。

5. 消化性溃疡可有胸部或上腹部疼痛，有时会向后背放射，可伴有晕厥、呕血或黑便。

6. 急性胆囊炎可有类似 STEMI 的症状，但会有右上腹触痛。

但是这些疾病均不会出现 STEMI 的心电图特征性改变和演变过程。

（五）转诊建议

在确诊 STEMI 后，应即刻确定再灌注治疗的方式并且及时启动再灌注治疗，以及确定是否和怎样进行转诊（病例 19 图 5）。

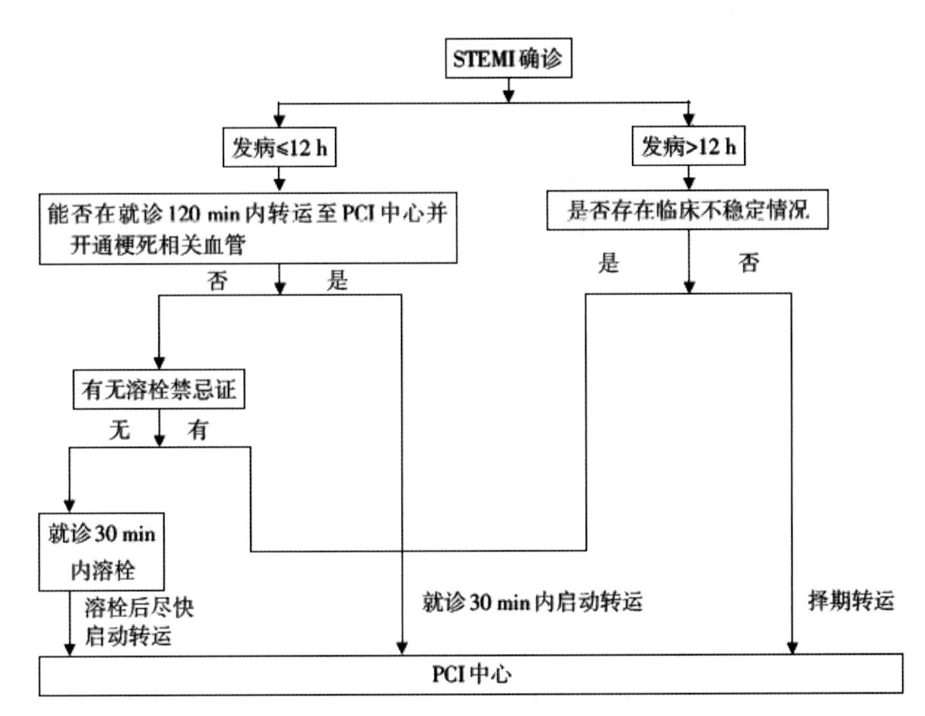

注：STEMI ST段抬高型心肌梗死；PCI经皮冠状动脉介入治疗；临床不稳定情况包括进行性心肌缺血症状、心力衰竭、心源性休克、恶性心律失常等。

病例19图5　STEMI患者再灌注治疗策略的选择和转诊流程

（六）治疗方案的选择及依据

依据中国《急性ST段抬高型心肌梗死诊断和治疗指南》（中华医学会心血管病分会，2015年）[2]、《冠心病合理用药指南（第2版）》（国家卫生计生委合理用药专家委员会和中国药师协会，人民卫生出版社，2018年）[3]、《急性ST段抬高型心肌梗死溶栓治疗的合理用药指南》（国家卫生计生委合理用药专家委员会和中国药师协会，2016年）[4]。

1．一般治疗　心电监护、血压和血氧饱和度监测、有效镇痛等。

2．再灌注治疗

（1）直接PCI（以下为优先选择指征）：①发病时间在12小时内并且具有持续性的ST段抬高的患者均推荐再灌注治疗。②在无ST抬高但疑有进行性缺血心肌梗死的患者并且满足以下至少一条均推荐进行血运重建：血流动力学不稳定或心源性休克；反复或进行性药物难以控制的胸痛；危及生命的心律失常及心搏骤停；MI的机械性并发症；急性心力衰竭；间歇性的ST段抬高。③发病时间虽已大于12小时，但是患者仍有进行性缺血症状或血流动力学不稳定或危及生命的心律失常通常推荐进行血运重建。④发病 12 ~ 48 小时患者可以考虑常规行急诊 PCI。⑤发病超过 48 小时，并且无心肌缺血表现、血液动力学和心电稳定的患者不推荐行直接 PCI。

（2）溶栓治疗（以下为优先选择指征）：急性胸痛发病并未超过 12 小时，预期 FMC（首次医疗接触时间）至导丝通过梗死相关血管时间大于 120 分钟，无溶栓禁忌证；虽然发病 12 ~ 24 小时，但仍有进行性缺血性胸痛和心电图至少相邻两个或两个以上导联 ST 段抬高大于 0.1mV，或血液动力学不稳定的患者，如果没有直接 PCI 条件并且无溶栓禁忌证，应考虑溶栓治疗。溶栓后应该尽早将患者转运到有 PCI 条件的医院，特别是溶栓成功的患者应该在溶栓后 2 ~ 23 小时内常规进行血运重建治疗。溶栓剂优先采用特异性纤溶酶原激活剂。

（3）CABG：当 STEMI 患者出现了持续或反复缺血、心源性休克、严重心力衰竭，但是冠状动脉解剖特点不适合行 PCI 或出现心肌梗死机械并发症需要外科手术修复时可选择进行急诊 CABG。

3. 药物治疗　抗栓治疗同时包括双联抗血小板治疗和抗凝治疗、抗心肌缺血治疗、调脂治疗等。

4. 并发症的处理。

5. 选择用药

（1）抗心肌缺血药物：硝酸酯类药物、β 受体阻滞药、钙通道阻滞药等。

（2）抗血小板药物：常规服用阿司匹林肠溶片和 P2Y12 受体拮抗剂联合应用（DAPT），对于阿司匹林肠溶片不耐受或胃肠道反应较大者，可考虑其他抗血小板药物替代。直接 PCI 患者首选强效的 P2Y12 受体拮抗剂（替格瑞洛），如果不耐受，可应用硫酸氢氯吡格雷片。DAPT 一般需要服用 12 个月以上，缺血高危及出血风险低的患者可以适当延长（替格瑞洛剂量可减至 60mg，2 次 / 日）。有无复流或有栓塞并发症，应使用糖蛋白（GP）Ⅱ b/ Ⅲ a 抑制剂。

（3）抗凝药物：可使用普通肝素或低分子肝素或比伐芦定。

（4）调脂药物：若无禁忌证，应该早期开始服用高强度的他汀治疗，并且长时间维持，效果不佳时需加用其他种类的调脂药物。

（5）ACEI 或 ARB 类：若无禁忌证，所有患者均应使用 ACEI，不耐受者可用 ARB 替代。

（6）盐皮质激素受体拮抗剂：已接受 ACEI 和 β 受体阻滞药治疗的患者，若 LVEF ≤ 40% 并且合并心力衰竭或糖尿病，应该使用盐皮质激素受体拮抗剂。

（7）镇静镇痛药：可静脉使用吗啡，如果有极度焦虑患者应该考虑中度镇静药物（一般为苯二氮䓬类）。

（8）质子泵抑制剂（PPI）：DAPT 时尤其是有高危消化道出血者，应联合应用 PPI，优先选择服用泮托拉唑或雷贝拉唑。

四、病例点评

中国的急性心肌梗死死亡率呈整体上升趋势，从 2005 年开始上升的速度加快，同时从 2012 年起农村地区的急性心肌梗死死亡率也逐渐升高，以 ST 段抬高型心肌梗死（STEMI）最为突出[5]。STEMI 的治疗原则是最大程度地缩短救治时间的延迟，及时挽救梗死心肌、缩小梗死心肌的范围，从而起到保护心功能的作用。早期、快速及完全的开通梗死相关动脉（IRA）是改善 STEMI 患者预后的关键[6]。因此，对于基层医生来说，药物保守治疗是常用的治疗策略，但效果有限。介入手术治疗和溶栓治疗可以更迅速地恢复心肌的血液供应，但需要一定的设备和技术支持，对于基层医院来说可能存在一定的难度[7]。基层医生能够快速对胸痛进行早期识别和快速转运，以此来挽救患者的生命是重中之重。

（病例撰写：李　婧　北京市昌平区崔村社区卫生服务中心）
（点评专家：周　琦　首都医科大学附属北京中医医院）

参考文献

[1]Thygesen K，Alpert JS，Jaffe AS，et al.Forth universal definition of myocardial infarction[J].European heart journal，2018，138（20）：618-651.

[2]中华医学会心血管病学分会，中华心血管病杂志编辑委员会.急性ST段抬高型心肌梗死诊断和治疗指南[J].中华心血管病杂志，2015，43（5）：380.

[3]国家卫生计生委合理用药专家委员会，中国药师协会.冠心病合理用药指南（第2版）[J].中国医学前沿杂志，2018，10（6）：1-130.

[4]国家卫生计生委合理用药专家委员会.急性ST段抬高型心肌梗死溶栓治疗的合理用药指南[J].中国医学前沿杂志，2016，8（8）：25-41.

[5]陈伟伟，高润霖，刘力生，等.《中国心血管病报告2015》概要[J].中国循环杂志，2016，31（6）：521-528.

[6]杨艳敏，朱俊，谭慧琼，等.中国ST段抬高的急性心肌梗死临床特征及治疗现状

[J].中华医学杂志，2005，85（31）：2176-2182.
[7]陈新东.基层医院急性ST段抬高性心肌梗死再灌注治疗的策略[J].中国循证心血管医学杂志，2016，8（8）：922-927.

病例20 社区治疗原发性高血压

一、病历摘要

（一）病史简介

主诉：患者男性，46岁。主因“阵发性头晕、头痛6个月，加重1周”入院。

现病史：患者6个月前无明显诱因出现阵发性头晕、头痛，头重脚轻，无视物旋转，无恶心呕吐，无言语不清及肢体活动不利，无心悸、面色潮红、晕厥，无呼吸困难、无耳鸣。每次发作时间不固定，持续时间数小时不等，休息后可部分缓解，家庭自测血压波动于150～160/90～100mmHg，未予治疗。近1周来夜班后头痛加重，无其他不适，为进一步治疗遂来我院。患者自发病来精神可，饮食、睡眠可，二便正常。

既往史：既往体健。

个人史：职业为公交司机，16岁开始吸烟每天1包，偶尔饮啤酒每次2～3瓶，口味偏咸，睡眠打鼾。否认结核、肝炎等传染病病史，无手术、外伤史，无食物、药物过敏史。

家族史：父亲高血压病史，母亲糖尿病病史。无其他家族遗传病史。

（二）体格检查

体温36.3℃，呼吸18次/分，心率77次/分，血压160/96mmHg（左上肢）、160/100mmHg（右上肢）。身高176cm，体重87kg，BMI 28.09，腰围94cm。精神状态可，神清，自主体位，查体合作。心肺腹未见异常，双下肢无水肿。四肢肌力、肌张力正常。神经系统生理反射存在，病理反射未引出。

（三）实验室检查

血常规：白细胞6.9×10^9/L，红细胞5.35×10^{12}/L，血红蛋白132g/L。尿常规：未见异常。肝功能：谷丙转氨酶32U/L，谷草转氨酶28U/L，总胆红素15μmol/L。尿微量白蛋白测定：未见异常。血液生化：空腹血糖6.6mmol/L，总胆固醇5.9mmol/L，甘油三酯4.1mmol/L，低密度脂蛋白胆固醇3.4mmol/L，高密度脂蛋白胆固醇1.8mmol/L。

心电图：未见异常。

颈动脉彩超：未发现斑块。

二、诊治经过

1．诊断　结合患者症状、体征、辅助检查初步诊断考虑为：高血压 2 级 高危；高脂血症；肥胖 腹型肥胖；空腹血糖调节受损。

2．治疗

（1）为患者建立健康档案，根据居住地签约家庭医生，纳入慢病管理。给予运动饮食处方，建议低盐、低脂饮食，戒烟限酒，关于戒烟建议到戒烟门诊进行戒烟。增加有氧及无氧运动减轻体重。建议上级医院完善继发性高血压相关检查。建议做口服葡萄糖耐量实验并定期监测血糖。针对睡眠打鼾建议上级医院就诊排除是否存在睡眠呼吸暂停综合征。

（2）厄贝沙坦氢氯噻嗪片：150/12.5mg，1 次 / 日口服。

（3）瑞舒伐他汀钙片：10mg，1 次 / 日口服。

（4）阿司匹林肠溶片：0.1g，1 次 / 日口服。

3．复查　4 周后门诊复查时患者头晕、头痛症状减轻，体重 85kg，血压 150/90mmHg。上级医院其他检查结果：血管紧张素Ⅰ 1.44ng/ml，血管紧张素Ⅱ（卧位）69.47ng/ml，醛固酮（卧位）30.82ng/ml，肾素活性（卧位）2.23ng/ml。彩超显示：双侧肾动脉未见异常。OGTT 实验结果：空腹血糖 7.1mmol/L，餐后 1 小时血糖 8.86mmol/L，餐后 2 小时血糖 7.74mmol/L，餐后 3 小时血糖 5.91mmol/L，糖化血红蛋白 6.8%。原治疗方案加用苯磺酸氨氯地平片 5mg、1 次 / 日口服，盐酸二甲双胍片 0.5g、3 次 / 日口服。

8 周后门诊复查头晕、头痛症状消失，体重 82kg，血压 130/86mmHg，空腹血糖 5.6mmol/L，餐后 2 小时血糖 7.0mmol/L，总胆固醇 5.1mmol/L，甘油三酯 3.6mmol/L，低密度脂蛋白胆固醇 2.9mmol/L，高密度脂蛋白胆固醇 1.8mmol/L。嘱继续当前治疗 3 个月后复查肝功能及血脂。

三、疾病介绍

1．高血压定义及诊断　在未使用降压药物的情况下，非同日 3 次测量血压，收缩压≥ 140mmHg 和（或）舒张压≥ 90mmHg。收缩压≥ 140mmHg 和舒张压 90mmHg 为单纯性收缩期高血压。如患者既往有高血压史，目前正在使用降压药物，血压虽然低于 140/90mmHg，也应诊断为高血压。

根据血压升高水平，又进一步将高血压分为 1 级、2 级和 3 级（病例 20 表 1）[1]。

病例20表1　血压水平分类和定义

分类	收缩压（mmHg）	舒张压（mmHg）
正常血压	< 120 和	< 80
正常高值	120 ~ 139 和（或）	80 ~ 89
高血压：	≥ 140 和（或）	≥ 90
1 级高血压（轻度）	140 ~ 159 和（或）	90 ~ 99
2 级高血压（中度）	160 ~ 179 和（或）	100 ~ 109
3 级高血压（重度）	≥ 180 和（或）	≥ 110
单纯收缩期高血压	≥ 140 和	< 90

注：当收缩压和舒张压分属于不同级别时，以较高的分级为准。

高血压患者按心血管风险水平分为低危、中危、高危和很高危四个层次（病例 20 表 2）。影响风险分层的具体危险内容见病例 20 表 3[2]。

病例20表2　高血压患者心血管风险水平分层

其他危险因素和病史	血压（mmHg）		
	1 级高血压 SBP 140 ~ 159 或 DBP 90 ~ 99	2 级高血压 SBP 160 ~ 179 或 DBP 100 ~ 109	3 级高血压 SBP ≥ 180 或 DBP ≥ 110
无	低危	中危	高危
1 ~ 2 个其他危险因素	中危	中危	很高危
≥ 3 个其他危险因素，或靶器官损害	高危	高危	很高危
临床并发症或合并糖尿病	很高危	很高危	很高危

病例20表3　影响高血压患者心血管预后的重要因素

心血管危险因素	靶器官损害（TOD）	伴临床疾患
高血压（1 ~ 3 级） 男性 > 55 岁，女性 > 65 岁 吸烟	左心室肥厚 心电图：Sokolow-Lyons > 3.8mV 或 Cornell > 2.440mV 超声心动图 LVMI：男 ≥ 125g/m^2，女 ≥ 120g/m^2	脑血管病： 脑出血 缺血性脑卒中 短暂性脑缺血发作

续表

心血管危险因素	靶器官损害（TOD）	伴临床疾患
糖耐量受损（餐后2小时血糖7.8 ~ 11.0mmol/L）和（或）空腹血糖异常（6.1 ~ 6.9mmol/L）	颈动脉超声IMT＞0.9mm或动脉粥样斑块 颈－股动脉脉搏波速度＞12m/s（*选择使用）	心脏疾病： 心肌梗死史 心绞痛 冠状动脉血运重建史 充血性心力衰竭
血脂异常：TC≥5.7mmol/L（220mg/dl）或LDL-C＞3.3mmol/L（130mg/dl）或HDL-C＜1.0mmol/L（40mg/dl）	踝/臂血压指数＜0.9（*选择使用）	肾脏疾病： 糖尿病肾病 肾功能受损 血肌酐： 男性＞133μmol/L（1.5mg/dl） 女性＞124μmol/L（1.4mg/dl） 蛋白尿（＞300mg/24h）
早发心血管病家族史（一级亲属发病年龄＜50岁）	估算的肾小球滤过率降低[eGFR＜60ml/（min·$1.73m^2$）]或血清肌酐轻度升高：男性115 ~ 133μmol/L（1.3 ~ 1.5mg/dl），女性107 ~ 124μmol/L（1.2 ~ 1.4mg/dl）	外周血管疾病
腹型肥胖（腰围：男性≥90cm，女性≥85cm）或肥胖（BMI≥28）	微量白蛋白尿：30 ~ 300mg/24h或白蛋白/肌酐比：≥30mg/g（3.5mg/mmol）	视网膜病变： 出血或渗出 视乳头水肿
高同型半胱氨酸（＞10μmol/L）		糖尿病 空腹血糖≥7.0mmol/L（126mg/dl） 餐后血糖≥11.1mmol/L（200mg/dl） 糖化血红蛋白（HbA1c）≥6.5%

TC：总胆固醇；LDL-C：低密度脂蛋白胆固醇；HDL-C：高密度脂蛋白胆固醇；LVMI：左心室质量指数；IMT：颈动脉内膜中层厚度；BMI：体质量指数。

2．原发性高血压

（1）概述：原发性高血压是在高血压患者中，原因不明的高血压（即原发性高血压约占99%，继发性者仅占1%）。原发性高血压的病因和发病机制十分复杂[3]，目前认为是一种由遗传因素和环境因素共同作用引起的疾病。

（2）高血压危害：近年来我国高血压患病率呈持续增加趋势，根据部分省市调查，目前成人患病率已达25%左右，也就是说全国至少有高血压患者2亿。高血压是我国心脑血管病的主要危险因素，70% 的脑卒中和 50% 的心肌梗死的发病与高血压有关[1]。

（3）原发性高血压的病因和发病机制：关于原发性高血压的病因和发病机制目前研究证据发现可能与遗传、高钠少钾高脂的饮食习惯、不良的精神刺激、精神紧张等因素有关[3, 4]，此外也与年龄、性别、地区、职业、文化素质、经济条件及吸烟等有关。

（4）原发性高血压的治疗：由于原发性高血压的病因尚不明确，所以针对原发性高血压的治疗，主要是非药物治疗和药物治疗。其中非药物治疗主要指生活方式的改善，目前也包括一些中医适宜技术方面的治疗和心理学方面的干预等。关于原发性高血压中又包含特殊类型的高血压治疗[2]，比如老年高血压、儿童与青少年高血压、妊娠高血压、高血压伴脑卒中、高血压伴冠心病、高血压伴心房颤动、高血压合并心力衰竭、高血压伴慢性肾脏疾病、高血压合并糖尿病、代谢综合征、外周血管病的降压治疗、难治性高血压的处理、高血压急症和亚急症及围术期高血压的处理。其中与社区关系密切的有老年高血压、高血压伴脑卒中、高血压伴冠心病、高血压伴心力衰竭、高血压伴慢性肾病、高血压合并糖尿病等。结合社区目前开展的健康档案、慢病管理、家庭医生服务、医联体等社区综合管理可以有效提高高血压的知晓率、管理率和控制率[5, 6]。

（5）原发性高血压的非药物治疗：WHO《成人高血压药物治疗指南（2021 版）》指出，防治高血压的非药物疗法包括减少盐的摄入量、多吃水果和蔬菜、限制饱和脂肪含量高的食物的摄入量、消除 / 减少饮食中的反式脂肪、定期进行体育锻炼、避免吸烟及饮酒等[7]。近些年来关于传统医学在治疗高血压的过程中起到的作用也逐渐受到重视，例如太极拳、八段锦等中医运动方式，以及按摩、推拿等中医适宜技术的运用[9]，都被证实有部分缓解高血压症状的效果。原发性高血压的药物治疗[2]：常用降压药物包括钙通道阻滞药、血管紧张素转换酶抑制剂（ACEI）、血管紧张素受体阻滞药（ARB）、利尿剂和受体阻滞药五类，以及由上述药物组成的固定配比复方制剂。此外，β 受体阻滞药或其他种类降压药有时亦可应用于某些高血压人群。降压治疗药物应用应遵循以下四项原则，即小剂量开始，优先选择长效制剂，联合应用及个体化。

关于确诊原发性高血压需要首先排除继发性高血压的可能，一般来说继发性高血压有其特定的发病特点，如年龄较小、血压水平偏高、有的还有忽高忽低的特点，本例患者根据已经完善的检查初步可排除原发性醛固酮增多症、肾上腺瘤、肾动脉狭窄等继发性高血压。选择的降压药物也考虑到患者嗜盐、血糖升高、血脂升高等特点。在降压的同时还需综合管理患者血脂、肥胖等代谢综合征的问题。

四、病例点评

我国高血压患者人口基数大，患病人数众多，随着近年来我国高血压人群患病年龄低龄化，目前在基层社区医院中往往会遇到年轻的高血压患者，在基层社区医疗机构中应充分利用有限的检查设备和项目，根据患者病史中的症状、体征及实验室检查初步排除继发性高血压，而后尽快选择适合患者的个性化的治疗方案给予及时的干预和健康管理，并同时利用社区管理中的优势，对患者进行尽早的规范化的健康管理，降低高血压的致死率和致残率，是未来我国高血压治疗中的重中之重。

（病例撰写：张　军　北京市昌平区兴寿社区卫生服务中心）
（点评专家：周博达　北京清华长庚医院）

参考文献

[1]中国高血压防治指南修订委员会.中国高血压防治指南2010[J].中华高血压杂志，2011，19（8）：前插1，701-743.

[2]《中国高血压防治指南》修订委员会.中国高血压防治指南（2018年修订版）[J].心脑血管病防治，2019，19（1）：1-44.

[3]于洋杰，潘俊杰.原发性高血压中枢交感神经系统发病机制的研究进展[J].中国心血管杂志，2022，27（5）：503-506.

[4]于汇民，王兵，刘国仗.原发性高血压的病因及发病机制[J].新医学，2003，34（3）：135-136.

[5]毛柳东，廖全菊，叶科.医联体管理模式对社区原发性高血压患者血压控制及健康行为的影响[J].深圳中西医结合杂志，2023，33（5）：125-128.

[6]贾小婷，吴润怡，刘博轩，等.高血压患者社区精细化管理研究[J].中国临床医生杂志，2023，51（2）：168-171.

[7]Cook NR，Cutler JA，Obarzan ek E，et al.Long term effects of dietary sodium reduction on cardiovascular disease outcomes： observational follow-up of the trials of hypertension

prevention （TOHP）[J].BMJ：British Medical Journal，2007，334（7599）：885.
[8]白晓旭，王海芳，杨勋超.原发性高血压非药物疗法研究进展[J].中国医药导报，2022，19（36）：45-48.

病例21　糖尿病合并高血压、高脂血症病例

一、病历摘要

（一）病史介绍

主诉：患者女性，61岁，主因“血糖升高半年”来诊。

现病史：患者于半年前体检时发现血糖升高，当时空腹血糖7.6mmol/L，后就诊于区医院，经口服葡萄糖耐量试验（OGTT）确诊为“2型糖尿病”。后服用“盐酸二甲双胍片0.25g、2次/日”至今。无头晕头痛，无多饮多食多尿消瘦，无恶心呕吐、反酸烧心，无饮食后及夜间上腹痛。患者自发病以来，精神状态良好，体力情况一般，食欲一般，二便正常，睡眠情况一般，体重无明显变化。

既往史：高血压病史5年，血压最高156/96mmHg，平时口服苯磺酸氨氯地平5mg、1次/日，血压控制在136～146/88～96mmHg。高脂血症4年，曾服用阿托伐他汀，因肌肉疼痛停药，后一直口服匹伐他汀钙片1mg每晚一次。胆囊结石病史。曾于1年前接受双眼白内障手术，复查眼底未见异常。否认肝炎、结核等传染病病史，预防接种史不详。否认过敏史。

个人史：不吸烟，其配偶吸烟，被动吸烟史40年；不饮酒，摄盐10～12g/d，喜食面食。每周运动2次，每次快走60分钟。夫妻共同居住，子女在城里居住，夫妻关系、亲子关系及邻里关系良好。余无特殊。

家族史：母亲脑梗死。兄弟姐妹及子女均健康。家族中无遗传性及传染性疾病。无其他家族遗传病史。

（二）体格检查

体温36.3℃，脉搏65次/分，呼吸16次/分，血压140/90mmHg（左）、140/88mmHg（右）。身高159cm，体重66kg，BMI 26.1，腰围89cm。自动体位，发育正常，营养良好。神志清楚，对答流利。心肺未见异常。腹软，无压痛、反跳痛及肌紧张。四肢肌力、肌张力正常，双下肢无水肿，双足背动脉搏动未见异常。无肢体远端感觉异常及感觉减退，神经系统生理反射存在，病理反射未引出。

（三）辅助检查

血尿常规、肝肾功能未见异常，空腹血糖6.9mmol/L，血清总胆固醇6.5mmol/

L，甘油三酯 3.6mmol/L，低密度脂蛋白胆固醇 4.8mmol/L，高密度脂蛋白胆固醇 1.7mmol/L，心电图未见异常。糖化血红蛋白 6.8%。B 超检查示轻度脂肪肝，胆囊结石。

二、诊治经过

结合患者症状、体征、辅助检查、现病史及既往病史，初步诊断为：① 2 型糖尿病；②高血压病 1 级（很高危）；③高脂血症；④轻度脂肪肝；⑤胆囊结石。

1. 健康评价　①超重、腹型肥胖。② 2 型糖尿病，血糖控制不良。③高血压，血压控制不良。④高脂血症：甘油三酯、低密度脂蛋白胆固醇升高、血脂控制不良。⑤脂肪肝、胆囊结石。⑥ ASCVD 危险度评估 13%。

2. 治疗

（1）药物治疗：调整口服用药方案：盐酸二甲双胍片 0.25g，3 次 / 日；苯磺酸氨氯地平片 5mg，1 次 / 日；厄贝沙坦片 75mg，1 次 / 日；匹伐他汀钙片 2mg，每晚一次；阿司匹林肠溶片 0.1g，1 次 / 日。

（2）非药物治疗：①签约家庭医生，添加微信，纳入慢病管理。②慢病教育和健康指导：控制饮食。严格控制每日总热量摄入（1620kcal），主食每餐 80g（不超过二两），控制糖类及高热量、高脂食物摄入，适量饮水；食物多样化，低盐、低脂、清淡饮食，多吃蔬菜。③制订运动计划：增加运动量，每天快走一小时。

3. 家庭慢病防治计划　防治原则是消除慢病危险因素。

（1）找出家庭慢病危险因素：①吸烟：配偶长期吸烟，全家都有主动或被动吸烟史。②不良饮食习惯：嗜盐，喜食面食。③家族史：患者本人有脑梗死家族史；因患者患病，其子代有高血压、糖尿病、高脂血症家族史。

（2）制订个性化方案：①戒烟：为患者配偶签约家庭医生，添加微信。讲解烟草危害，预约戒烟门诊，签订戒烟协议，提供免费戒烟服务。②全家饮食结构科学调整：充分宣传讲解慢病家族遗传及饮食习惯对慢性病的影响，指导患者买菜多样化，强调做饭时控盐，赠调料盒、盐勺。③心理支持：充分肯定患者在家庭中的作用及付出，鼓励其在家庭健康管理中“管住全家人的嘴”。表扬家属为了家人健康而戒烟。

4. 慢病防治计划的实施　采用线上线下配合的方式进行慢病健康教育及健康促进。具体实施如下：

（1）建立线上微信群：组织患者及家属参加慢病健康教育微信群，定期推送慢病防控知识、科普视频，随时交流互动。

（2）共同参与线下活动：①利用门诊及健康小屋，为患者及家属普及健康知识、建立健康档案，发放宣传手册和折页。②利用健康大课堂普及相关慢病知识，发病特征、危险因素、高血压急症知识、低血糖的预防、服药注意事项等。③提前线上通知，预留交流互动时间，发放小礼品，增强其互动积极性。

5. 效果评估

（1）治疗效果：防治2个月后，患者血压130/80mmHg，体重64kg，减2kg，BMI 25.3，腰围85cm，减4cm。复查空腹血糖6.1mmol/L，总胆固醇5.84mmol/L，甘油三酯0.64mmol/L，低密度脂蛋白胆固醇3.1mmol/L，高密度脂蛋白胆固醇1.4mmol/L。家属吸烟次数明显减少，减为每日5支。颈动脉彩超示：左颈总动脉分叉处内中膜增厚，厚约0.13cm，右总颈动脉分叉处内中膜增厚，厚约0.12cm，右侧颈动脉分叉处可见多个强回声及混合回声，大约1.0cm×0.15cm，延及右颈外动脉。斑块处彩色血流信号可见充盈缺损。右侧颈总动脉斑块形成，双侧颈动脉内中膜增厚。

（2）社会心理效果评估：患者及家属主观感受和满意度提高，患者身心健康收效良好，提高了自控力、自信心，体会到配偶的支持和关心；家属满意度提升；对戒烟充满信心。

6. 新目标制订

（1）新问题：新发现颈动脉斑块形成，因为新发，需考虑斑块稳定性及其危险性，按照极高心血管风险，进一步降血脂，目标低密度脂蛋白胆固醇< 1.8mmol/L。血脂控制不达标分析：近期儿子回家，进食烧烤次数增多。

（2）下一步计划：在原治疗方案基础上加用依折麦布10mg，每晚一次。建议其转上级医院查Lp（a）。向患者及家属强调血脂控制的重要性，加患者儿子微信，告知危险因素，进行线上健康教育。家属戒烟。

7. 阶段成果　防治2个月后，患者血压126/80mmHg，体重63kg，腰围84cm，已到目标范围。BMI 24.9，有所下降。血清总胆固醇3.96mmol/L，甘油三酯1.02mmol/L，低密度脂蛋白胆固醇1.67mmol/L，高密度脂蛋白胆固醇1.16mmol/L，空腹血糖6.0mmol/L，糖化血红蛋白5.80%。家属戒烟成功。

三、疾病介绍及病例讨论

随着我国人民生活水平的提高和人口结构老龄化趋势的加剧，慢性病的发病率逐年增高，基层医务人员数量相对不足。基层全科医生承担的慢病防治工作越来越重，基层全科医生如何在有限的时间内高效地进行诊疗和慢病管理，为社区居民提供可持续的高质量服务成为一个问题。作者带领团队负责 3900 余名签约居民的健康管理工作（按照《国家公共卫生服务规范第三版》签约饱和人数为 2000 人），在多年的慢病管理工作中结合 PDCA 管理循环，总结出了一套以家庭为单位的慢病防治结合的工作方法：首先进行诊断，健康评价，制订目标，以家庭为单位制订个人及家庭慢病防治计划，计划实施，效果评估；再进入新一轮目标计划，如此循环。

现以本病例分析如下：

1. 糖尿病的定义及诊断

（1）糖尿病定义：糖尿病是一组由多种病因引起以慢性高血糖为特征的代谢性疾病，是由于胰岛素分泌和（或）利用缺陷引起。长期糖类及脂肪、蛋白质代谢紊乱。可以引起多系统损害，导致眼肾、神经、心脏、血管等组织器官慢性进行性病变，功能减退及衰竭。

（2）糖尿病诊断标准：糖尿病症状加随机血糖≥ 11.1mmol/L 或空腹血糖（FPG）≥ 7.0mmol/L 或 OGTT 2 小时血糖（2hPG）≥ 11.1mmol/L。若无典型“三多一少”的症状，需再测一次予证实（以上均为静脉血浆葡萄糖水平），诊断才能成立。随机血糖不能用来诊断空腹血糖受损（IFG）或葡萄糖耐量异常（IGT）。

该患者在就诊时已经由上级医院确诊了 2 型糖尿病。

（3）健康评价：患者为中老年女性，慢性病程，既往高血压、糖尿病病史，且有脑梗死家族史。超重，腹型肥胖；血脂升高，血压、血糖控制不佳；脂肪肝和胆囊结石病史；嗜盐、喜面食的不良生活方式，被动吸烟史。10 年 ASCVD 风险 13%，心脑血管风险较高，应联合药物与非药物治疗进行综合管理。

2. 目标制订　根据《中国 2 型糖尿病防治指南（2021 年版）》，对该患者血糖控制的风险与获益，可行性和社会因素综合评估，患者病程短、尚无心脑血管并发症，预期寿命长，未发生低血糖，考虑更严格的血糖和糖化血红蛋白控制目标，近正常值范围。另外需降血压到 130/80mmHg 以下，血脂低密度脂蛋白胆固醇 2.6mmol/L 以下，BMI 24 以下。总胆固醇降到 4.5mmol/L 以下，按照《国家基本公共卫生服务规范（第三版）》腰围应减到 85cm 以下（病例 21 表 1）。

病例21表1　糖尿病综合控制目标

检测指标	目标值
毛细血管血糖（mmol/L）	
空腹	4.4 ~ 7.0
非空腹	＜ 10.0
糖化血红蛋白（%）	＜ 7.0
血压（mmHg）	＜ 130/80
总胆固醇（mmol/L）	＜ 4.5
高密度脂蛋白胆固醇（mmol/L）	
男	＞ 1.0
女	＞ 1.3
低密度脂蛋白胆固醇（mmol/L）	
未合并动脉粥样硬化性心血管疾病	＜ 2.6
合并动脉粥样硬化性心血管疾病	＜ 1.8
体重指数（kg/m^2）	＜ 24.0

注：1mmHg ＝ 0.133kPa

患者血压控制不理想，根据《国家基层糖尿病防治管理指南（2022 年）》，推荐应用 ACEI/ARB 类降压药物，与患者沟通后，患者不愿更换原用药，后家用厄贝沙坦片 75mg，1 次 / 日。血脂控制不理想，故根据指南在原小剂量基础上加量匹伐他汀钙片为 2mg，每晚 1 次。

3. 以家庭为单位制订慢病计划和实施　糖尿病属于长期慢病疾病，患者的自我管理能力和日常行为及饮食习惯生活方式是影响糖尿病控制的重要因素。延伸下来，患者的生活习惯和饮食习惯是慢病控制的重要影响因素，而多数患者在常年的家庭生活中，早已形成以家庭为单位的固定生活模式和饮食模式，不易改变。如果在患者的饮食控制、生活习惯等方面能得到家人的支持和帮助，以家庭为单位的进行慢病管理有助于患者慢病知识掌握，提高依从性[1]。

家庭是构成社会的最基本单位，家人间亲密关系和近距离生活使各成员间相互影响。患者与家属共同参与慢病防治、互相督促、共同进步，依从性好。此法更能创造良好的健康氛围，建立良好的生活方式，为患者提供家庭支持，同时对其他家庭成员进行慢病一级预防。

线上与线下相结合的慢病管理方式能提高慢病管理的可行性与时效性。线上交流更便捷。患者可在线与医方互动留言、提问。医务人员能及时了解患方情况，答疑，给出指导。通过互联网远程医疗提供在线糖尿病教育管理，相较传统的健康教育更具有时效性，能惠及更多的人群，减少患者的就医成本，让远距离患者也能享受到及时的服务。在疫情期间，线上慢性病管理发挥了重要作用，通过线上咨询和及时的健康信息推送，健康问题的及时解决，极大的避免了慢病患者就医时与呼吸道感染病患者交叉感染的发生，保护了易感人群。但其仍不能替代线下的管理。线下管理中，能够实现医患面对面交流，尤其是医患及家属共同讨论交流，能增强患者慢病防控信心，提高医患慢病防控能力。线下活动能高效传播慢病知识。医方利用与患方面对面的机会，针对其健康问题与家庭问题现场解决，还可在健康宣传日及宣传月更换不同主题，提供更丰富的健康教育内容。总之，糖尿病的控制不仅仅是单纯的治疗，而是对慢病患者乃至整个家庭的系统的管理。医务人员应尽早为慢性病患者提供尽可能全面的慢病自我管理教育和支持。

定期随访评估，调整目标和用药，在经过两个阶段的努力后，该患者整体血糖、血压、血脂及体重、饮食等情况得到了控制。慢性病的控制多需要医患双方长期的坚持和不懈的努力，除了前期的正确健康教育和用药及运动指导，更需要具有坚持不懈的精神，持之以恒的长期管理。

四、病例点评

2 型糖尿病患者常合并高血压、高脂血症、超重或肥胖等情况，使得其并发症的发生风险、病情进展速度及靶器官的危害显著增加。对此类患者进行科学合理的个体化管理和采取综合治疗策略非常重要。对患者的血压、血糖、血脂、尿酸、体重进行管理，预防远期心脑血管疾病的发生，适时启用 SGLT2 抑制剂，并适时进行抗血小板治疗，在指导其改善生活方式基础上制订合理用药计划。采用评估、目标制订、方案制订和实施、阶段性评估、调整、再实施、再评估等方法，逐渐找到最适合患者的方案。其中，血压、血糖、血脂、体重、腰围等目标的制订需要根据每一位患者的具体情况综合制定。

本病例中以家庭为单位对患者及其配偶进行了综合干预，实现了慢性病的三级预防。2 型糖尿病的一级预防，目标是控制危险因素，预防糖尿病的发生。对于患者家人所做的戒烟，以及与患者同样的相关饮食及生活方式的共同干预属于对其家人进行的 2 型糖尿病的一级预防。二级预防的目标是“三早”，即早发现、早诊断、早治疗 2 型糖尿病患者，对已经确诊的患者预防糖尿病相关并发症的发生。对于患者所做的干预及治疗属于二级预防。

本病例实现了医防融合，既是对患者本人的医防结合，又是对健康人群与患者的医防融合，在慢病的管理中，医防融合的方法能够提高管理效率，同时预防新发患病增高。

2 型糖尿病患者在诊断时还应做神经病变和眼底检查、踝反射、痛觉、温度觉、震动觉及压力感觉测定，如有异常需转上级医院专科进一步诊治。实验室检查方面还需做尿白蛋白 / 肌酐比值，并根据血肌酐水平计算肾小球滤过率，评估其有无肾损害及肾功能状况。胰岛素及 C 肽水平测定等。

复诊时对患者进行评估，明确患者血糖、血脂、血压及体重等控制的情况及并发症和伴发疾病的情况。询问患者自我血糖监测情况，膳食控制及是否出现低血糖等。重新检查血压、心率、血糖、足背动脉及双下肢情况。根据评估结果和患者的主观感受等反馈适时调整药物。生活方式干预和双胍类药物作为糖尿病患者的首要治疗，如无禁忌应贯彻始终。

糖尿病患者特别是有合并症、并发症者往往有心理方面的压力，及时给予糖尿病相关知识的指导和教育，使其加入小组活动，多维度的社会心理支持能够帮助患者应对心理压力，提高其心理弹性，降低疾病相关的痛苦、焦虑及抑郁等情绪的发生，使患者获得更好的适应能力。如发现患者伴有精神心理问题还需及时转上级专科医院就诊。

以家庭为单位的慢病防治工作方法依托以家庭为单位的全生命周期健康管理思想及社区慢病管理经验，结合 PDCA 管理循环，总结得出。此方法能充分利用家庭成员间相互支持、督促和协管作用。此方法以社区家医团队为主导，进行慢病患者及其家庭成员健康信息收集、健康档案建立以及家庭健康档案完善[2]；不但对慢病患者及家庭成员进行疾病诊断、健康评估与干预、还对亚健康人员以及健康人员进行管理；进而实现居民群体健康促进。

糖尿病的预防防控也不是单单医务人员努力就能彻底解决的问题，需要患者、家属、政府乃至全社会的共同参与。

（病例撰写：高世茹：北京市昌平区沙河高教园区社区卫生服务中心）
（点评专家：周　琦　首都医科大学附属北京中医医院）

参考文献

[1]张亚梅，王露亚.以家庭为单位的健康管理对脑卒中高危人群知信行的影响[J].中国当代医药，2021，28（20）：83-85，88.

[2]张敏莉，唐厚梅，陈兰波，等.以家庭为单位的家庭-社区-医院联动全生命周期健康管理模式探讨[J].中华健康管理学杂志，2023，17（5）：392-394.

[3]朱大龙，陆菊明.中国2型糖尿病防治指南（2020年版）[J].中华糖尿病杂志，2021，13（4）：315-350.

病例22　一波三折的心梗

一、病历摘要

（一）病史简介

主诉：患者男性，52 岁，因“突发胸闷、胸痛及右侧肢体活动不利 4 天”入院。

现病史：患者约于 2.5 小时前剧烈运动后突发胸闷、胸痛，位于胸骨后，呈中度闷痛，范围约手掌大小，无放射，伴乏力。症状呈持续性发作，休息 30 分钟后仍未缓解。遂就诊于外院，完善心电图提示 V_1 ~ V_6 导联、Ⅱ、Ⅲ、aVF 导联 ST 段抬高 0.1 ~ 0.5mV，T 波高尖，Ⅰ、aVL 导联 ST 段压低 0.1mV。后予“阿司匹林、硫酸氢氯吡格雷各 300mg，阿托伐他汀 40mg”口服治疗后转至我院急诊。完善心肌酶 hsTnI 154.600pg/ml，考虑“急性心肌梗死”，于 2023 年 7 月 3 日收入我科。予患者急行冠脉造影检查，提示 LAD 100% 闭塞，RCA 及 LCX 轻微斑块，于 LAD 植入支架 1 枚。过程顺利，术后安返病房。复查心电图提示相关导联 ST 段存在动态变化，合并频发室早、短阵室速等，予胺碘酮抗心律失常。术后当日夜间，自觉右侧肢体感觉异常，查体右侧肌肉稍松弛，右侧肢体感觉减弱，心率 80 次 / 分，血压 135/76mmHg，立刻停用抗栓治疗，此后对话过程中患者突发言语不清、四肢抽搐，伴喷射样呕吐，心率下降至 45 次 / 分，血压升至 156/117mmHg，遂行急诊 CT 检查提示左侧新发脑出血，给予味塞米利尿、甘露醇降颅压、阿托品升心率、爱倍注射液扩张冠状动脉等治疗，心率恢复至 60 次 / 分，血压 135/86mmHg，联系神经外科，结合病情，明确有新发脑出血，转至外院进一步行手术治疗。患者术后仍有右侧肢体活动及感觉障碍，言语欠清。无明显胸闷、胸痛表现，2023 年 7 月 7 日为进一步评估心脏情况，再次收入至我科治疗。患者自患病以来食欲、睡眠差，大小便失禁，体重无明显变化。

既往史：高血压病史 10 年，血压最高 160/110mmHg，曾口服非洛地平 5mg、1 次 / 日，平素血压控制欠佳，为 150/90 ~ 100mmHg，现口服沙库巴曲缬沙坦 50mg、2 次 / 日，琥珀酸美托洛尔缓释片 6.25mg、2 次 / 日进一步控压治疗。多囊肾、肾功能不全，曾口服金水宝 4 粒、1 次 / 日治疗，未规律监测肾功能。否认糖尿病、慢性肺部疾病等慢性疾病病史。无药物及食物过敏史，无输血史。否认肝炎、结核等传染病病史。

（二）体格检查

体温 36.2℃，脉搏 74/ 分，呼吸 18/ 分，血压 116/82mmHg，患者一般情况可，自主体位，神志清楚，言语不利，双肺呼吸音粗，未闻及干湿性啰音，心律齐，未闻及期前收缩，心脏听诊未闻及瓣膜及其他病理性杂音，未闻及心包摩擦音，腹软无压痛及反跳痛，腹部平坦，双下肢无水肿。右侧肢体肌力 0 级，右侧巴宾斯基征（+）。

（三）辅助检查

入院后检查：血常规（–）；肝功能、电解质（–）；肾功能：血肌酐 196μmol/L，肾小球滤过率约 35ml/（min·1.72m^2）；凝血功能（–）；心电图见病例 22 图 1。

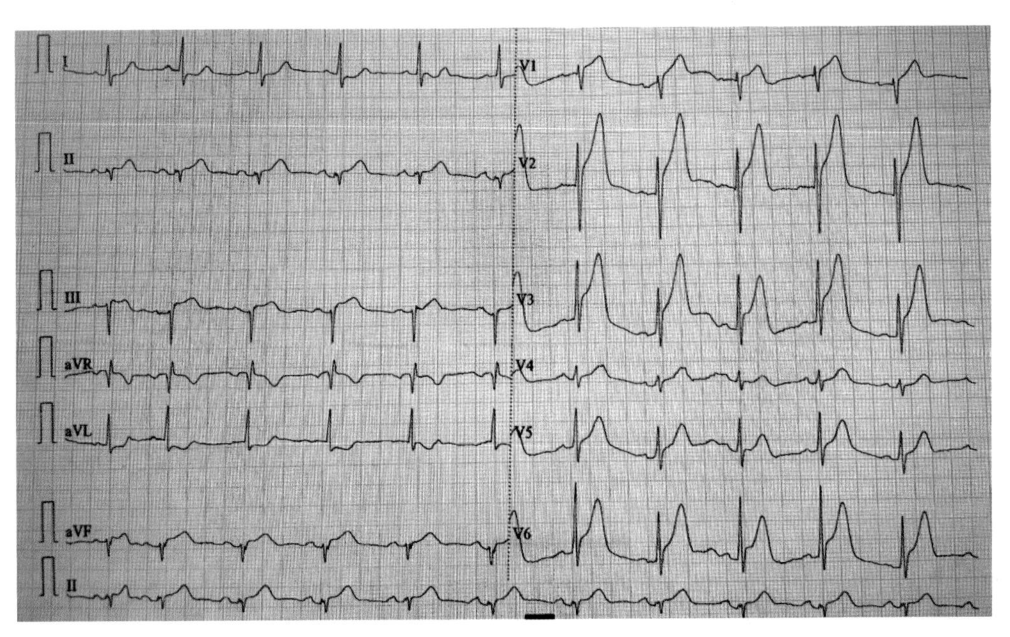

病例22图1　入院时心电图（2023-07-03外院带入）

（四）入院诊断

结合患者病史、查体及实验室检查，2023 年 7 月 3 日入院初步为诊断为：

1. 冠状动脉性心脏病

   急性广泛前壁

   下壁心肌梗死

   窦性心律

   心功能 Killip Ⅰ级

2. 多囊肾 肾功能不全

3. 高血压 3 级 极高危

二、诊治经过

（一）第一次入院

入院后给予阿司匹林肠溶片 100mg、1 次 / 日，替格瑞洛 90mg、2 次 / 日，阿托伐他汀 20mg、每晚一次，单硝酸异山梨酯 50mg、1 次 / 日口服治疗。行经皮冠状动脉介入（PCI），LAD 100% 闭塞，植入支架 1 枚。术后给予依替巴肽 6ml/h，术后心电图示频发室早，短阵室速（病例 22 图 2），予胺碘酮治疗。术后当日夜间自觉右侧肢体感觉异常，查体提示肌张力下降，心率 80 次 / 分、血压 135/76mmHg，出现言语不清、四肢抽搐、喷射样呕吐，立即停用抗栓药物，心率 45 次 / 分、血压 156/117mmHg。急查颅脑 CT 示：左侧大脑半球出血，中线右偏（病例 22 图 3）。遂给予呋塞米利尿，甘露醇脱水，降低颅内压，阿托品维持心率，硝酸酯降低血压。急请神经外科急会诊，转至外院行手术治疗。

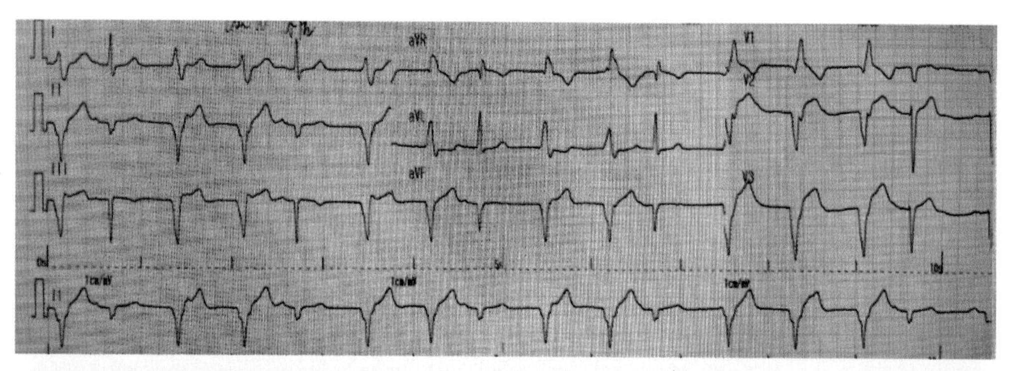

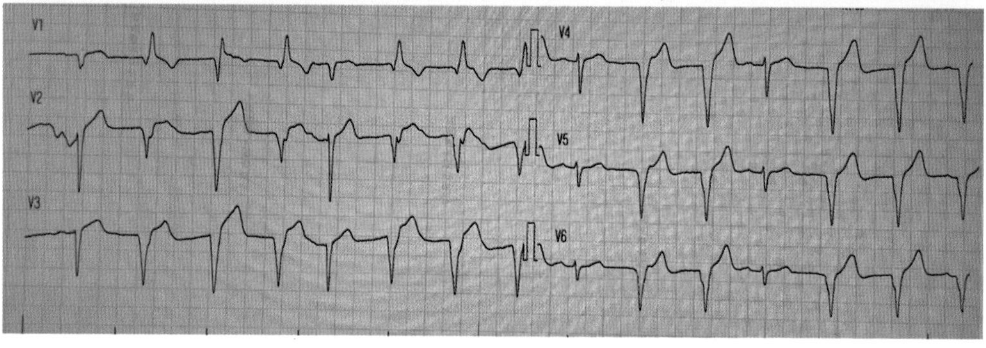

病例22图2 PCI术后心电图（2023-07-03）

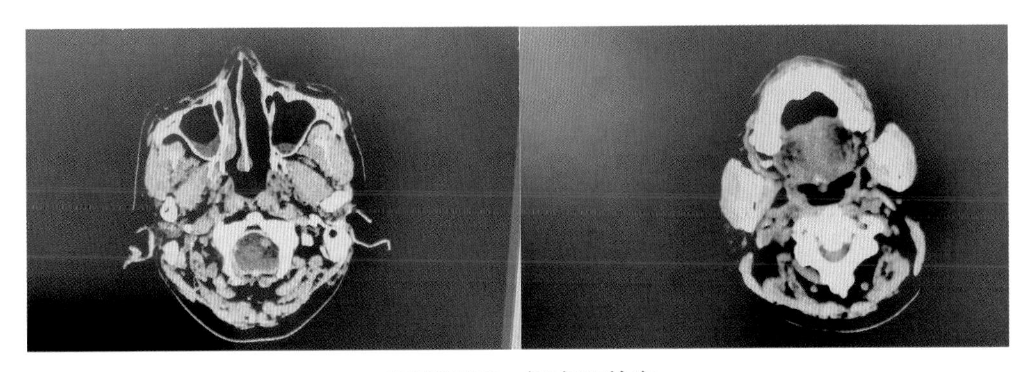

病例22图3 颅脑CT检查

A．7月3日颅脑CT示左侧大脑半球出血，中线右偏；B．7月25日颅脑CT

（二）第二次入院

外院诊断为自发性脑出血，颅内血肿（额顶，左），血肿破入脑室系统。行左额顶开颅、显微镜下脑内血肿清除、置管引流术。术后 3 日，由外院出院再次转至我科 CCU。入院时患者无明显胸闷、胸痛、呼吸困难等不适。查体见生命体征平稳，神清，双肺呼吸音粗，右侧闻及少量湿性啰音，心律齐，腹部查体（–）。右侧肢体肌张力降低，肌力 0 级，左侧肢体肌张力正常，肌力 V –。双侧感觉减退，本体感觉失调，右侧巴宾斯基征阳性。实验室检查（2023–07–07）：血常规（–），肝功能、电解质（–），D– 二聚体＞ 20mg/L，肌酐 169 μ mol/L，肾小球滤过率 40ml/（min · 1.72m^2），hsTnI 16574.3ng/ml（病例 22 图 4），NT–proBNP 8201pg/ml（病例 22 图 5）。心电图（病例 21 图 6）：窦性心律，下壁、广泛前壁心肌梗死。超声心动图示（TTE，病例 22 图 7）：节段性室壁运动异常，左室增大，左室附壁血栓（5.4cm × 2.0cm），左室射血分数（LVEF）35%。

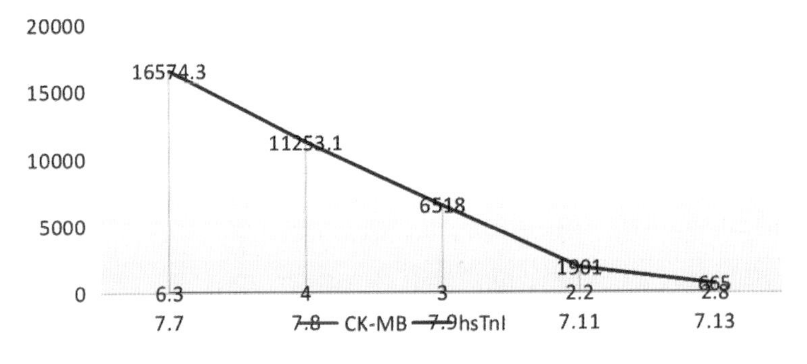

病例22图4 心肌酶谱（hsTnI）动态变化指标

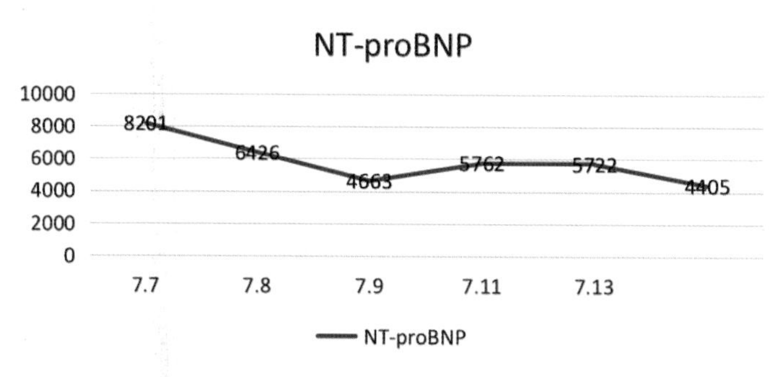

病例22图5 NT-proBNP动态变化指标

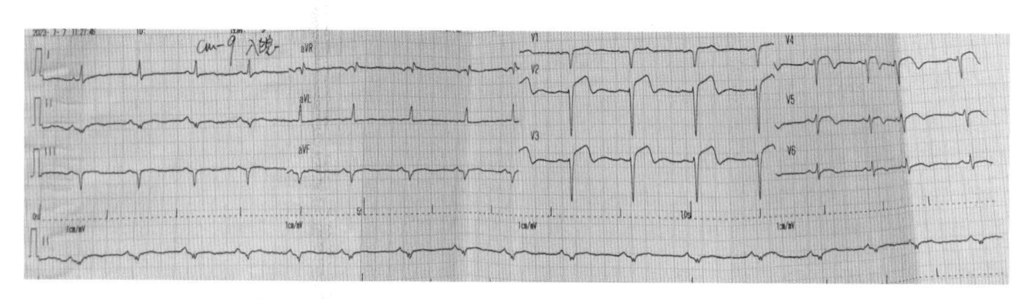

病例22图6 再入院心电图检查（2023年7月7日）

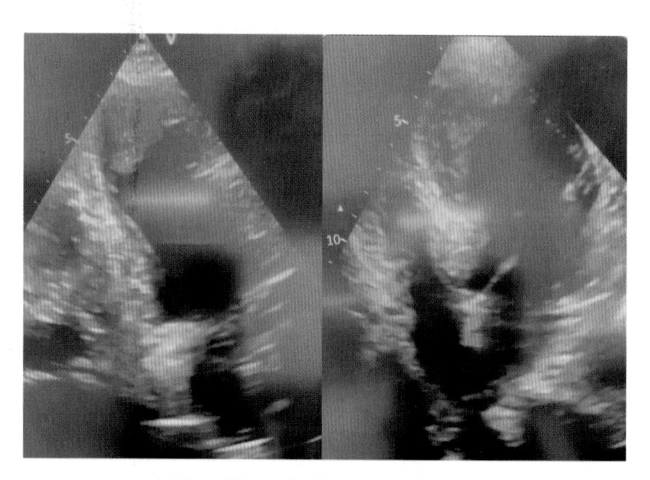

病例22图7 超声心动图（TTE）

A. 7月7日；B. 7月15日

治疗给予：①抗栓：低分子肝素钠 40mg 皮下注射、1 次 / 日；②调脂：阿托伐他汀钙 20mg、每晚一次；③延缓重构：酒石美托洛尔 6.25mg、2 次 / 日，沙库巴曲缬沙坦 50mg、1 次 / 日；④降颅压：甘露醇 250ml、1 次 / 日 ×8 天，呋塞米 20 ~ 40mg、1 次 / 日，头孢曲松钠 1g/qd、1 次 / 日 ×8 天；⑤降尿酸：碳酸氢钠 1g、3 次 / 日，非布司他 40mg、1 次 / 日；⑥其他：泮托拉唑 40m、2 次 / 日，益生菌、莫沙必利。

2023 年 7 月 14 日凌晨患者突发轻度胸闷，无明显胸痛、呼吸困难。复查 hsTnI 481ng/ml（较前下降），CK-MB 2.9ng/ml（较前下降）。复查 ECG 见病例 22 图 8。复查冠状动脉造影（CAG）（病例 22 图 9）示：LAD 支架内闭塞，行血栓抽吸，可吸出大量血栓。超声心动图（TTE，病例 22 图 7）示：节段性室壁运动异常，附壁血栓 5.2cm × 4.8cm × 2cm，LVEF 44%。7 月 15 日 -16 日患者出现间断发热，体温最高 37.4℃，无咳嗽、咳痰、腹泻、排尿不适等症状，复查 ECG 见病例 22 图 10。停用 ARNI 药物，给予莫西沙星 400mg、1 次 / 日，美罗培南 0.5g、1 次 /8 小时。用药后患者无明显不适主诉。实验室检查：hsTnI 382ng/ml，NT-proBNP 6330pg/ml。血常规大致正常（病例 22 图 11），血肌酐波动于 140 ～ 150μmol/L（病例 22 图 12），ECG 见病例 22 图 13。于 7 月 31 日顺利出院，在康复医院进一步康复治疗。

出院带药：硫酸氢氯吡格雷 75mg、1 次 / 日；华法林 3mg、隔日一次（双日），1.5mg、隔日一次（双日）（近期 INR 2.4）；普伐他汀 40mg、每晚一次；阿利西尤单抗隔周一次；单硝酸异山梨酯 50mg、1 次 / 日；酒石酸美托洛尔 6.25mg、2 次 / 日；呋塞米 20mg、1 次 / 日；其他：PPI，碳酸氢钠，非布司他，莫沙必利等。

出院诊断：

1. 冠状动脉性心脏病

　急性广泛前壁

　下壁心肌梗死

　窦性心律

　心功能 Killip Ⅱ级

2. 高血压病 3 级 很高危

3. 多囊肾

　慢性肾脏病 3 期

4. 脑出血术后

　动脉粥样硬化伴高脂血症（他汀控制不佳）

5. 反流性食管炎

6. 高尿酸血症

　痛风（别嘌醇过敏）

7. 电解质紊乱

　高钾血症

8．肺部感染

9．肝功能异常

10．失眠

11．便秘

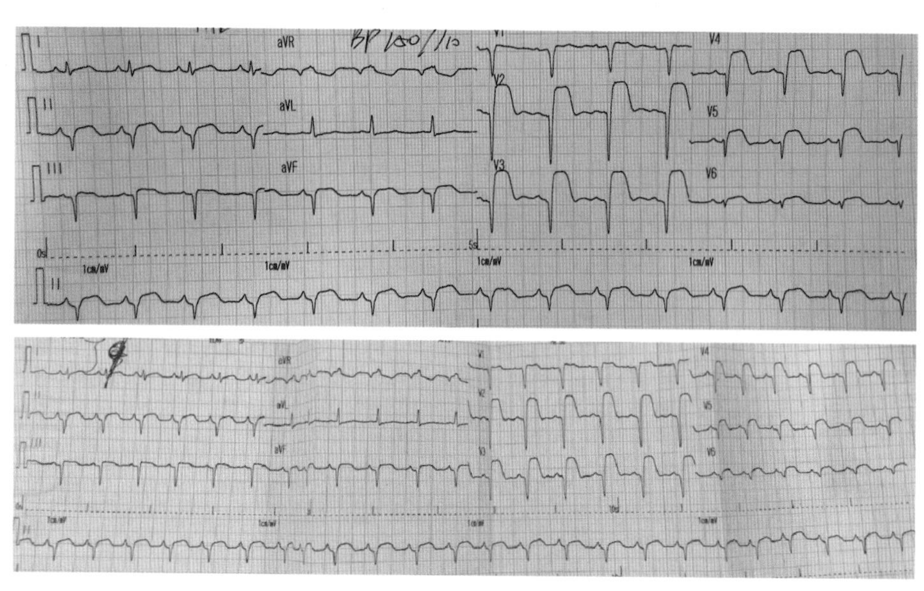

病例22图8　术后复查心电图（2023-07-14）

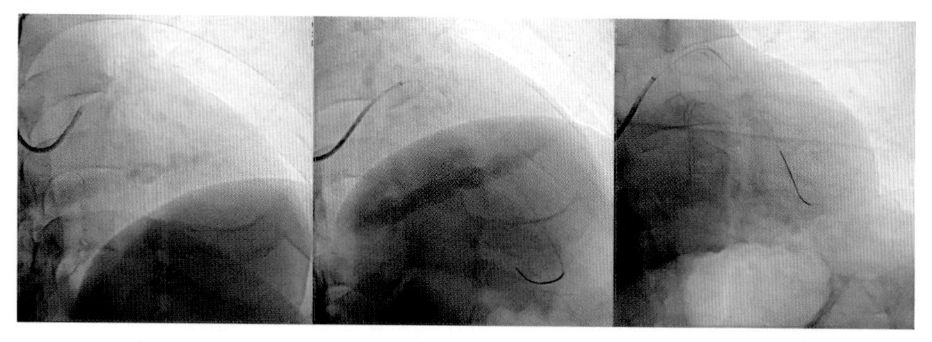

病例22图9　复查冠状动脉造影（CAG，2023-07-14）

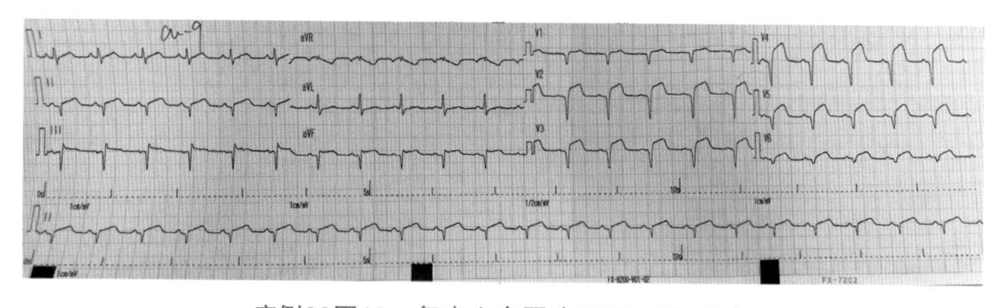

病例22图10　复查心电图（2023-07-15）

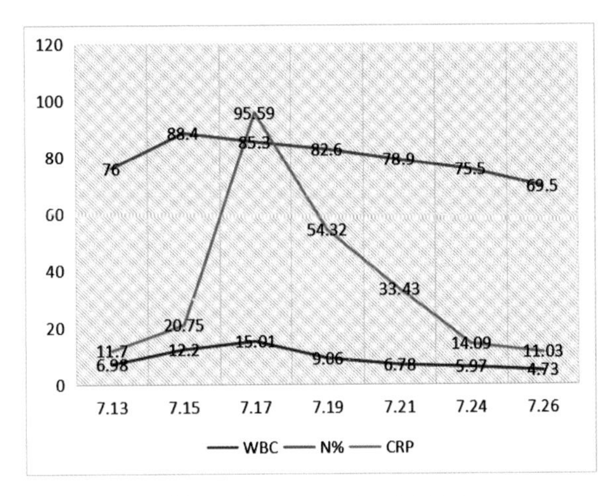

病例22图11　血常规动态变化

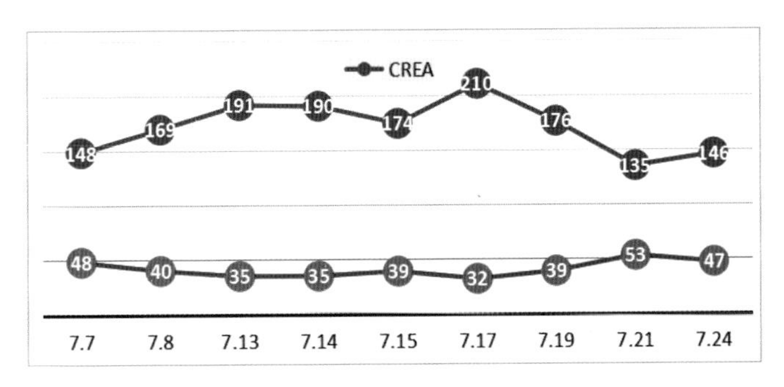

病例22图12　血肌酐动态变化

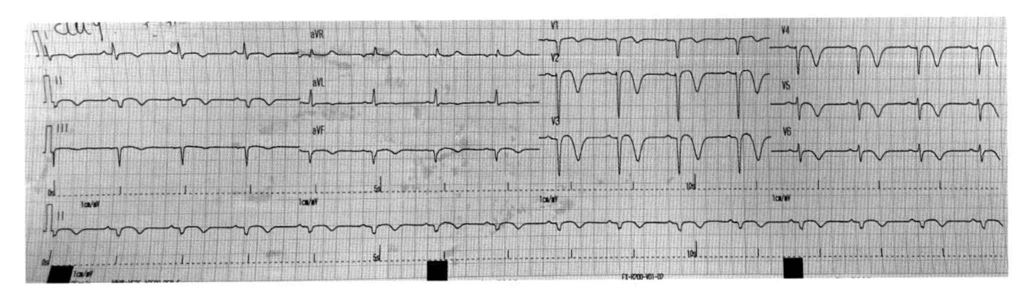

病例22图13　复查心电图（2023-07-25）

三、疾病介绍及病例讨论

患者系中年男性，初诊确诊为急性心肌梗死，基础病多囊肾，慢性肾功能不全，高血压病，冠脉PCI手术后出现脑出血，神经外科手术处理后，因心脏血栓负荷重，心内科住院期间又出现再发心梗。

在该病例中有几个关注点值得讨论：

（一）该心肌梗死合并脑出血再发心肌梗死患者的诊治特别是抗凝、抗血小板方案是什么？

患有心肌梗死和脑出血两种疾病，根据发病的先后分两种情况：脑心综合征；急性心肌梗死后合并脑出血（0.2% ~ 0.4%）。

1. 脑心综合征　1947 年由拜耳等人率先提出，急性脑血管病患者可继发心血管功能障碍，出现类似急性心肌梗死、心肌缺血、心律失常和心力衰竭的症状，常伴有心电图及心肌酶学的改变，称为脑心综合征。Mayo Clinic 标准：由于脑实质的损伤，导致心脏在极短时间里表现出的心室壁收缩与舒张功能显著减低，而上述的异常症状在疾病后期复原的一组临床综合征。脑心综合征心电图：大多表现在波型的变化，在切除神经节后，心电图变化会迅速恢复。广泛的 T 波倒置与延长的 Q-T 间期，以及波形的改变。上述的这些改变大概都会持续 1 ~ 2 周。心电图的变化程度和脑梗死的部位有很大关联，例如丘脑的损伤多会有窦性心动过缓，而脑干（中脑、脑桥、延髓）的损伤多会有心房颤动。心肌酶谱（LDH，CK，CK-MB）：主要体现在以下三个数值上升：乳酸脱氢酶（LDH）、肌酸激酶（CK）、肌酸激酶同工酶（CK-MB），通常情况下心肌酶谱的变化会与患者病情呈现正相关趋势。

脑心综合征的治疗积极处理原发病积极保护心脏功能：合理应用脱水剂，避免电解质紊乱。药物：β 受体阻滞剂，改善心肌细胞活性；尼可地尔，修复心肌损伤。硝酸酯类，可使部分患者的梗死面积缩小，但有严重的室性心动过缓或心动过速，特别是有相对血容量不足低血压或休克时，应避免应用硝酸脂类药物。其他：抗心力衰竭、抗心律失常等。

2. AMI后合并自发性脑出血临床评估　患者生命体征（如意识障碍、瞳孔改变、颅神经麻痹症状、局灶性神经功能损害表现、病理征等），GCS 量表、NIHSS 量表、脑出血评分量表等影像学评估：CT 平扫（金标准）、MRI、DSA 等。出血量评估：CT 值 75 ~ 80HU，血肿量＝ 0.5 最大面积长轴（cm）× 最大面积短轴（cm）层面数。

AMI 后合并自发性脑出血抗凝治疗：一律停用，适时恢复。脑出血时应停用任何抗凝药物，并采取相应措施中和或对抗抗凝药物活性。恢复时机：脑出血发生 1 ~ 4 天后，若出血已明确停止，可考虑加用肝素或低分子肝素（Ⅱ b，B）；对于 Af 且卒中风险高，机械瓣换瓣术后，已发生 DVT 或 PE，在综合考虑脑出血发生时间、血肿稳定性及脑出血原因的前提下，允许全身抗凝或放置静脉滤器（Ⅱ a，C）；Af 抗凝导致的颅内出血，在出血原因及危险因素可控制下，4 ~ 8 周后重启抗凝，否则考虑左心耳封堵。目前文献认为脑出血发生 10 周后恢复抗凝为最佳时间节点。

血栓栓塞风险：根据不同的评估工具和评分标准，如 CHA2DS2-VASc 评分及 HAS-BLED 评分，可以预测患者的血栓栓塞风险。在高风险患者中，抗凝治疗的重启时间可能会提前[1]。

AMI 后合并自发性脑出血抗血小板治疗：安全性优于抗凝。任何类型的脑出血，均可考虑适时给予抗血小板单药治疗，尤其在用药指征强烈的基础下（Ⅱ b，B）。若需要，可在脑出血数天后，恢复阿司匹林单抗（Ⅱ a，B），建议 CT 动态观察（发病 3 小时、8 小时、24 小时复查）。出血量小且无继续出血，或仅影像学发现新发出血，对预后影响不大，可考虑：停用双联抗血小板治疗 7 ~ 10 天，再考虑恢复；停用阿司匹林，维持氯吡格雷；密切监测下继续口服双联抗血小板治疗。脑出血大量，死亡风险极大，或极有可能致残，应立即停用所有抗血小板治疗。脑出血合并消化道出血，立即停用阿司匹林。

AMI 后合并自发性脑出血 PCI 时机：小量脑出血：STEMI 极危重，发病后 12 小时内，急诊 PCI。STEMI 相对稳定，7 天后 PCI。中量以上脑出血：多学科团队共同决策，尽量选择 BMS 或单纯球囊扩张。最佳节点：发病后至少 1 个月。发病后 10 周（观察性研究结果）。

AMI 后合并自发性脑出血其他治疗：内科治疗：在神经内科指导下，给予脑出血相关治疗（控制血压、降低颅压等），外科治疗：幕上出血≥ 30ml，幕下出血≥ 10ml，合并一下任意一条：脑中线结构移位≥ 1cm；脑室、脑池受压变形或消失，尤其以环池、第四脑室更需注意；出现双侧瞳孔不等大，瞳孔对光反射迟钝，甚至瞳孔散大、发射消失；患者出现意识状态转差，如躁动不安、嗜睡，甚至昏迷。

3．急性心肌梗死溶栓后脑出血并发症

背景：为了解决急性心肌梗死（AMI）后，关于颅内出血（ICH）的长期风险知识的缺乏；本研究的目的是：①调查急性心肌梗死出院后 1 年，ICH 的发病率，随时间变化的趋势及预测因子；②调查并比较对照组和 AMI 患者的 ICH 发生风险；③研究缺血性脑卒中对进行各种抗凝治疗患者的出血风险的影响。

方法和结果：从瑞典心脏 ICU 入院的登记信息中，收集 1998—2010 年首发 AMI 的患者的数据。在国家患者登记记录中收集出院后发生 ICH 的患者。评估比较对照组和患者组间发生 ICH 的风险。在 386 187 例患者中，590 例患者有脑出血。1 年的累计发生率（0.35%）约是对照组的两倍，随着时间的推移，没有显著改变。高龄、缺血性或出血性卒中史、肾小球滤过率降低都与脑出血风险增加相关，而女性与风险降低相关。缺血性卒中史并没有增加单用或联合抗血小板治疗相关的 ICH 风险，但能增加抗凝血治疗患者的 ICH 风险。

结论：在研究期间，急性心肌梗死后 1 年，ICH 的发病率保持稳定，≈ 0.35%。高龄、肾功能下降、缺血性或出血性卒中史是脑出血风险增加的预测因子[2]。

急性心肌梗死溶栓后脑出血并发症，颅内出血是抗栓治疗严重的并发症，严重者可致残甚至致命。

（二）多囊肾与血管事件特别是脑出血的关系？

多囊肾在血管事件特别是脑血管事件在中国脑血管病临床管理指南（第 2 版）询问家族史有助于识别卒中风险高的个体（Ⅱ a 类推荐，A 级证据）。对于有罕见的卒中遗传病因（如 CADASIL、Fabry 病、COL4A1 基因相关的脑出血、常染色体显性遗传性多囊肾病、关节松弛皮肤脆弱综合征Ⅳ型等）的患者，进行遗传咨询可能是合理的（Ⅱ b 类推荐，C 级证据）。

不建议在人群中为预防首次卒中进行常规遗传筛查（Ⅲ类推荐，C 级证据）。对于一级亲属中有大于等于 2 例患蛛网膜下隙出血或颅内动脉瘤的患者，考虑应用 CTA 或 MRA 等非侵袭性方法筛查未破裂的颅内动脉瘤可能是合理的（Ⅱ b 类推荐，C 级证据）。对于常染色体显性遗传多囊肾病患者，≥ 1 名亲属罹患常染色体显性遗传多囊肾病合并蛛网膜下隙出血，或≥ 1 名亲属罹患常染色体显性遗传多囊肾病合并颅内动脉瘤的患者，考虑应用 CTA 或 MRA 等非侵袭性方法筛查未破裂颅内动脉瘤可能是合理的：对于纤维肌发育不良的患者，考虑应用 CTA 或 MRA 等非侵袭性方法筛查未破裂颅内动脉瘤可能是合理的（Ⅱ b 类推荐，C 级证）[3]。

患者肌酐清除率小于 30ml/min 时血小板糖蛋白受体拮抗剂（GPI）剂量建议减半。

（三）他汀的量与脑出血事件有无关系？

他汀类药物，即 3– 羟基 –3– 甲基戊二酰辅酶 A 还原酶抑制剂，由于其在心脑血管缺血性疾病防治方面的有效性，已成为目前应用最广泛的降脂药之一。但一些临床数据表明，他汀类药物可能会增加脑出血风险，如 2006 年 SPARCL 研究，2021Stroke 杂志的一项 Meta 分析；也有研究得出了相反的结论：他汀不仅不会增加出血风险，相反，脑出血患者继续应用他汀类药物还可以改善预后，降低病死率。因此，他汀应用与脑出血的关系，以及既往服用他汀药物的脑出血患者是否继续应用本类药物，还需要进一步的随机对照实验进行验证。对他汀药物应用与自发性脑出血相关性的研究进展进行综述。他汀药物分水溶性和脂溶性两类，前者包括瑞舒伐他汀、普伐他汀等，后者包括阿托伐他汀、辛伐他汀等。其中脂溶性他汀因为更容易透过血脑屏障而被质疑增加出血风险。Tai 等发现服用水溶性他汀的脑出血患者复发风险确实更低（调整后 $HR = 0.69$，95% CI0.48 ~ 0.99）。而一项病例对照研究却并未发现服用脂溶性他汀增加脑出血风险（调整后 $OR = 1.07$，95% CI 0.97 ~ 1.19）。因此，目前并无充分证据表明他汀药物种类与脑出血风险有关。而 PCSK9 抑制剂。作为降低胆固醇的“新型武器”，若能证明其不会增加卒中人群的脑出血风险，则有望广泛用于脑血管病市场。目前根据他汀类药物降低 LDL-C 和总胆固醇的程度将其分为低、中、高 3 种剂量。通常 40 ~ 80mg/d 阿托伐他汀、20mg/d 瑞舒伐他汀被认为是高剂量，10 ~ 20mg/d 阿托伐他汀、5 ~ 10mg/d 瑞舒伐他汀、20 ~ 40mg/d 辛伐他汀是中等剂量。由于 HPS 和 SPARCL 试验均应用了高剂量他汀，人们对出血风险增加是否与之相关存在疑问。一项纳入 7 项随机对照研究的荟萃分析确实表明高剂量他汀组脑出血风险更高（$RR = 1.53$，95% CI 1.16 ~ 2.01，$P = 0.002$），而来自中国台湾地区 NHIRD 数据库的队列研究却得出了不同的结论：服用较高剂量的他汀降低而非增加脑出血风险。为了进一步明确，Saliba 等通过计算阿托伐他汀每日同等平均剂量，发现与低剂量相比，中高剂量他汀脑出血风险均降低（$HR = 0.68$，95% CI 0.58 ~ 0.79；$HR = 0.62$，95% CI 0.47 ~ 0.81），故该研究认为他汀剂量与脑出血风险呈负相关。尽管人们目前可能仍对他汀增加脑出血风险表示担忧，但近年来多项大型研究也表明脑出血患者继续服用他汀的获益远远要大于其风险。同时，脑出血急性期是否停止他汀治疗应该根据患者个体情况决定。最后，根据 Endres 等的推荐意见及血脂异常管理指南，对脑出血患者应用他汀药物的建议总结如下。

1. 脑出血患者急性期不应该停止既往的他汀治疗。

2. 脑出血急性期过后，根据患者个体情况决定是继续还是停止他汀治疗。

3. 目前没有充分证据表明脑出血后应该启动他汀治疗，除非患者存在动脉粥样硬化高危因素。

4. 心脑血管动脉粥样硬化高危患者应根据指南推荐考虑是否继续他汀治疗，脑叶出血、多发出血、严重小血管病如多发微出血等应考虑中止他汀治疗。

5. 亟需随机对照试验来进一步验证他汀类服用和脑出血发病和预后的关系[4]。

四、病例点评

抗凝抗血小板治疗和出血是心脑血管患者管理中重要的一对矛盾，治疗的选择要基于梗死与出血风险的平衡。

该患者是一例较特殊的一波三折的心肌梗死患者，有多囊肾基础病，突发急性心肌梗死行常规双抗介入治疗，患者出现脑出血，神经外科处理后患者后继心内科治疗又再发了心肌梗死，再次行 PCI 及抗凝治疗，后期患者生命体征稳定，好转出院后进行康复治疗。

从该病例可看出，多学科团队合作（MDT）的重要性，复习更新心、脑、肾多学科指南及文献综合治疗的策略。通过这例病例的总结回顾也得出，对于出血高危的合并临床疾病较多的患者，在接受介入治疗的抗栓过程中还是要尽量选择保险一些的方案。

（病例撰写：卢　娟　北京市昌平区龙泽园社区卫生服务中心国风美唐分中心）
（点评专家：周博达　北京清华长庚医院）

参考文献

[1]Greenberg SM，Ziai WC，Cordonnier C.2022 Guideline for the management of patients with spontaneous intracerbral hemorrhage：a Guideline from the American Heart Association/American Stroke Association[J].Stroke：A Journal of Cerebral Circulation，2022，53（7）：282-361.

[2]Graipe A，Binsell-Gerdin E，et al.Incidence，time trends，and predictors of intracranial hemorrhage during long-term follow-up after acute myocardial infarction[J].J Am Heart Assoc，2015，4（12）：e002290.

[3]王伊龙，陈玮琪，刘欣如，等.中国脑血管病临床管理指南（第2版）（节选）——第3章 脑血管病高危人群管理[J].中国卒中杂志，2023，18（8）：898-909.

[4]王锦锦，陆菁菁.他汀药物应用与脑出血相关性的研究进展[J].中华神经科杂志，2019，52（9）：770-775.

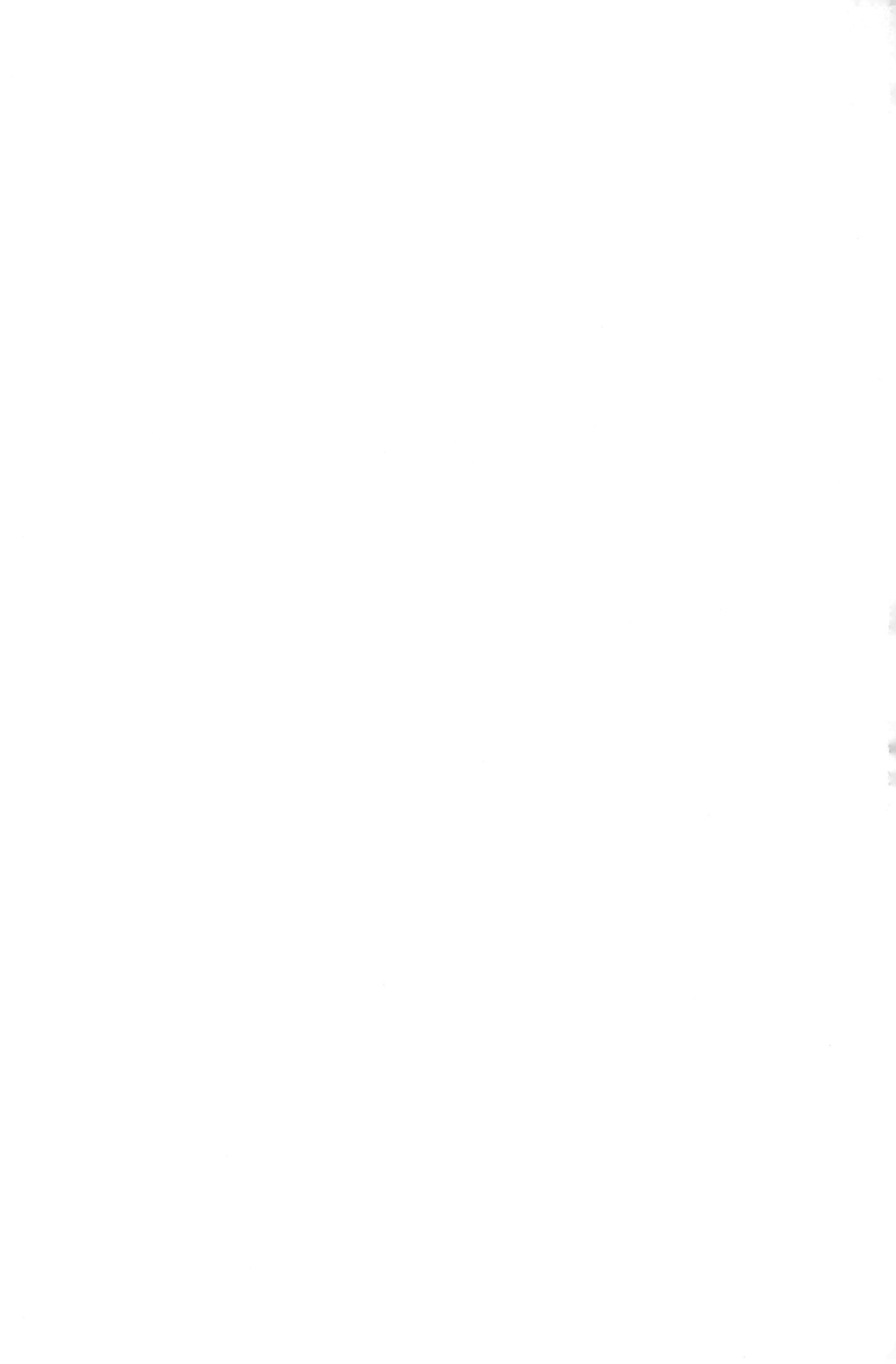